全国中医药行业高等教育“十四五”规划教材

全国高等中医药院校规划教材（第十一版）

中药安全与合理应用导论

（新世纪第二版）

（供中药学、中医学、中西医临床医学、临床药学、
药事管理等专业用）

主　审　颜正华
主　编　张　冰

中国中医药出版社
·北 京·

图书在版编目（CIP）数据

中药安全与合理应用导论 / 张冰主编 .—2 版 .—北京：
中国中医药出版社，2023.7（2024.10 重印）
全国中医药行业高等教育"十四五"规划教材
ISBN 978-7-5132-8171-3

Ⅰ . ①中… Ⅱ . ①张… Ⅲ . ①中药材—用药法—中医
学院—教材 Ⅳ . ① R282

中国版本图书馆 CIP 数据核字（2023）第 089924 号

融合出版数字化资源服务说明

全国中医药行业高等教育"十四五"规划教材为融合教材，各教材相关数字化资源（电子教材、PPT 课件、
视频、复习思考题等）在全国中医药行业教育云平台"医开讲"发布。

资源访问说明

扫描右方二维码下载"医开讲 APP"或到"医开讲网站"（网址：www.e-lesson.cn）注
册登录，输入封底"序列号"进行账号绑定后即可访问相关数字化资源（注意：序列号
只可绑定一个账号，为避免不必要的损失，请您刮开序列号立即进行账号绑定激活）。

资源下载说明

本书有配套 PPT 课件，供教师下载使用，请到"医开讲网站"（网址：www.e-lesson.cn）认证教师身份
后，搜索书名进入具体图书页面实现下载。

中国中医药出版社出版

北京经济技术开发区科创十三街 31 号院二区 8 号楼
邮政编码　100176
传真　010-64405721
山东润声印务有限公司印刷
各地新华书店经销

开本 889×1194　1/16　印张 15　字数 391 千字
2023 年 7 月第 2 版　2024 年 10 月第 2 次印刷
书号　ISBN 978-7-5132-8171-3

定价　58.00 元
网址　www.cptcm.com

服 务 热 线　010-64405510　　微信服务号　zgzyycbs
购 书 热 线　010-89535836　　微商城网址　https://kdt.im/LIdUGr
维 权 打 假　010-64405753　　天猫旗舰店网址　https://zgzyycbs.tmall.com

全国中医药行业高等教育"十四五"规划教材

全国高等中医药院校规划教材（第十一版）

中药安全与合理应用导论
编 委 会

全国中医药行业高等教育"十四五"规划教材
全国高等中医药院校规划教材（第十一版）

专家指导委员会

名誉主任委员

余艳红（国家卫生健康委员会党组成员，国家中医药管理局党组书记、局长）

王永炎（中国中医科学院名誉院长、中国工程院院士）

陈可冀（中国中医科学院研究员、中国科学院院士、国医大师）

主任委员

张伯礼（天津中医药大学教授、中国工程院院士、国医大师）

秦怀金（国家中医药管理局副局长、党组成员）

副主任委员

王　琦（北京中医药大学教授、中国工程院院士、国医大师）

黄璐琦（中国中医科学院院长、中国工程院院士）

严世芸（上海中医药大学教授、国医大师）

高　斌（教育部高等教育司副司长）

陆建伟（国家中医药管理局人事教育司司长）

委　员（以姓氏笔画为序）

丁中涛（云南中医药大学校长）

王　伟（广州中医药大学校长）

王东生（中南大学中西医结合研究所所长）

王维民（北京大学医学部副主任、教育部临床医学专业认证工作委员会主任委员）

王耀献（河南中医药大学校长）

牛　阳（宁夏医科大学党委副书记）

方祝元（江苏省中医院党委书记）

石学敏（天津中医药大学教授、中国工程院院士）

田金洲（北京中医药大学教授、中国工程院院士）

仝小林（中国中医科学院研究员、中国科学院院士）

宁　光（上海交通大学医学院附属瑞金医院院长、中国工程院院士）

匡海学（黑龙江中医药大学教授、教育部高等学校中药学类专业教学指导委员会主任委员）

吕志平（南方医科大学教授、全国名中医）

吕晓东（辽宁中医药大学党委书记）

朱卫丰（江西中医药大学校长）

朱兆云（云南中医药大学教授、中国工程院院士）

刘　良（广州中医药大学教授、中国工程院院士）

刘松林（湖北中医药大学校长）

刘叔文（南方医科大学副校长）

刘清泉（首都医科大学附属北京中医医院院长）

李可建（山东中医药大学校长）

李灿东（福建中医药大学校长）

杨　柱（贵州中医药大学党委书记）

杨晓航（陕西中医药大学校长）

肖　伟（南京中医药大学教授、中国工程院院士）

吴以岭（河北中医药大学名誉校长、中国工程院院士）

余曙光（成都中医药大学校长）

谷晓红（北京中医药大学教授、教育部高等学校中医学类专业教学指导委员会主任委员）

冷向阳（长春中医药大学校长）

张忠德（广东省中医院院长）

陆付耳（华中科技大学同济医学院教授）

阿吉艾克拜尔·艾萨（新疆医科大学校长）

陈　忠（浙江中医药大学校长）

陈凯先（中国科学院上海药物研究所研究员、中国科学院院士）

陈香美（解放军总医院教授、中国工程院院士）

易刚强（湖南中医药大学校长）

季　光（上海中医药大学校长）

周建军（重庆中医药学院院长）

赵继荣（甘肃中医药大学校长）

郝慧琴（山西中医药大学党委书记）

胡　刚（江苏省政协副主席、南京中医药大学教授）

侯卫伟（中国中医药出版社有限公司董事长）

姚　春（广西中医药大学校长）

徐安龙（北京中医药大学校长、教育部高等学校中西医结合类专业教学指导委员会主任委员）

高秀梅（天津中医药大学校长）

高维娟（河北中医药大学校长）

郭宏伟（黑龙江中医药大学校长）

唐志书（中国中医科学院副院长、研究生院院长）

彭代银（安徽中医药大学校长）

董竞成（复旦大学中西医结合研究院院长）

韩晶岩（北京大学医学部基础医学院中西医结合教研室主任）

程海波（南京中医药大学校长）

鲁海文（内蒙古医科大学副校长）

翟理祥（广东药科大学校长）

秘书长（兼）

陆建伟（国家中医药管理局人事教育司司长）

侯卫伟（中国中医药出版社有限公司董事长）

办公室主任

周景玉（国家中医药管理局人事教育司副司长）

李秀明（中国中医药出版社有限公司总编辑）

办公室成员

陈令轩（国家中医药管理局人事教育司综合协调处处长）

李占永（中国中医药出版社有限公司副总编辑）

张峘宇（中国中医药出版社有限公司副总经理）

芮立新（中国中医药出版社有限公司副总编辑）

沈承玲（中国中医药出版社有限公司教材中心主任）

编审专家组

全国中医药行业高等教育"十四五"规划教材
全国高等中医药院校规划教材（第十一版）

组　长

余艳红（国家卫生健康委员会党组成员，国家中医药管理局党组书记、局长）

副组长

张伯礼（天津中医药大学教授、中国工程院院士、国医大师）

秦怀金（国家中医药管理局副局长、党组成员）

组　员

陆建伟（国家中医药管理局人事教育司司长）

严世芸（上海中医药大学教授、国医大师）

吴勉华（南京中医药大学教授）

匡海学（黑龙江中医药大学教授）

刘红宁（江西中医药大学教授）

翟双庆（北京中医药大学教授）

胡鸿毅（上海中医药大学教授）

余曙光（成都中医药大学教授）

周桂桐（天津中医药大学教授）

石　岩（辽宁中医药大学教授）

黄必胜（湖北中医药大学教授）

前 言

为全面贯彻《中共中央 国务院关于促进中医药传承创新发展的意见》和全国中医药大会精神，落实《国务院办公厅关于加快医学教育创新发展的指导意见》《教育部 国家卫生健康委 国家中医药管理局关于深化医教协同进一步推动中医药教育改革与高质量发展的实施意见》，紧密对接新医科建设对中医药教育改革的新要求和中医药传承创新发展对人才培养的新需求，国家中医药管理局教材办公室（以下简称"教材办"）、中国中医药出版社在国家中医药管理局领导下，在教育部高等学校中医学类、中药学类、中西医结合类专业教学指导委员会及全国中医药行业高等教育规划教材专家指导委员会指导下，对全国中医药行业高等教育"十三五"规划教材进行综合评价，研究制定《全国中医药行业高等教育"十四五"规划教材建设方案》，并全面组织实施。鉴于全国中医药行业主管部门主持编写的全国高等中医药院校规划教材目前已出版十版，为体现其系统性和传承性，本套教材称为第十一版。

本套教材建设，坚持问题导向、目标导向、需求导向，结合"十三五"规划教材综合评价中发现的问题和收集的意见建议，对教材建设知识体系、结构安排等进行系统整体优化，进一步加强顶层设计和组织管理，坚持立德树人根本任务，力求构建适应中医药教育教学改革需求的教材体系，更好地服务院校人才培养和学科专业建设，促进中医药教育创新发展。

本套教材建设过程中，教材办聘请中医学、中药学、针灸推拿学三个专业的权威专家组成编审专家组，参与主编确定，提出指导意见，审查编写质量。特别是对核心示范教材建设加强了组织管理，成立了专门评价专家组，全程指导教材建设，确保教材质量。

本套教材具有以下特点：

1.坚持立德树人，融入课程思政内容

将党的二十大精神进教材，把立德树人贯穿教材建设全过程、各方面，体现课程思政建设新要求，发挥中医药文化育人优势，促进中医药人文教育与专业教育有机融合，指导学生树立正确世界观、人生观、价值观，帮助学生立大志、明大德、成大才、担大任，坚定信念信心，努力成为堪当民族复兴重任的时代新人。

2.优化知识结构，强化中医思维培养

在"十三五"规划教材知识架构基础上，进一步整合优化学科知识结构体系，减少不同学科教材间相同知识内容交叉重复，增强教材知识结构的系统性、完整性。强化中医思维培养，突出中医思维在教材编写中的主导作用，注重中医经典内容编写，在《内经》《伤寒论》等经典课程中更加突出重点，同时更加强化经典与临床的融合，增强中医经典的临床运用，帮助学生筑牢中医经典基础，逐步形成中医思维。

3.突出"三基五性"，注重内容严谨准确

坚持"以本为本"，更加突出教材的"三基五性"，即基本知识、基本理论、基本技能，思想性、科学性、先进性、启发性、适用性。注重名词术语统一，概念准确，表述科学严谨，知识点结合完备，内容精炼完整。教材编写综合考虑学科的分化、交叉，既充分体现不同学科自身特点，又注意各学科之间的有机衔接；注重理论与临床实践结合，与医师规范化培训、医师资格考试接轨。

4.强化精品意识，建设行业示范教材

遴选行业权威专家，吸纳一线优秀教师，组建经验丰富、专业精湛、治学严谨、作风扎实的高水平编写团队，将精品意识和质量意识贯穿教材建设始终，严格编审把关，确保教材编写质量。特别是对32门核心示范教材建设，更加强调知识体系架构建设，紧密结合国家精品课程、一流学科、一流专业建设，提高编写标准和要求，着力推出一批高质量的核心示范教材。

5.加强数字化建设，丰富拓展教材内容

为适应新型出版业态，充分借助现代信息技术，在纸质教材基础上，强化数字化教材开发建设，对全国中医药行业教育云平台"医开讲"进行了升级改造，融入了更多更实用的数字化教学素材，如精品视频、复习思考题、AR/VR等，对纸质教材内容进行拓展和延伸，更好地服务教师线上教学和学生线下自主学习，满足中医药教育教学需要。

本套教材的建设，凝聚了全国中医药行业高等教育工作者的集体智慧，体现了中医药行业齐心协力、求真务实、精益求精的工作作风，谨此向有关单位和个人致以衷心的感谢！

尽管所有组织者与编写者竭尽心智，精益求精，本套教材仍有进一步提升空间，敬请广大师生提出宝贵意见和建议，以便不断修订完善。

国家中医药管理局教材办公室

中国中医药出版社有限公司

2023年6月

编写说明

中药安全、有效地使用是新时期大健康理念的重要一环。随着药物警戒制度正式立法，安全和合理使用中药已成为临床医师、药师共同关注的热点问题。《中药安全与合理应用导论》作为全国中医药行业高等教育"十三五"规划教材、北京市优质本科教材，在教学一线使用五年来受到广大师生的高度好评。本次再版之际，我们重点收集来自全国二十余所医药院校的教学反馈，与全国22所高校、医院的教授、药师、医师共同编写修订，旨在更好地为教学服务，为"健康中国"战略贡献力量。

本教材基于北京市高等教育精品教材、北京中医药大学特色教材《中药不良反应概论》《中药不良反应与警戒概论》及《中药安全与合理应用导论》近30年的教学积淀，以全生命周期的中药安全用药管理为指导，在全国中医药行业高等教育"十三五"规划教材的基础上修订完善而成。修订过程突出课程的基础性、科学性、实践性、创新性和时代性，注重课程思政，旨在通过系统阐释中药安全与合理应用的理论、知识和技能，促进安全、有效、经济、适当地使用中药。本教材具有如下特点。

1. 紧跟时代前沿

《中药安全与合理应用导论》再版时追踪并吸纳国内外相关领域前沿内容，及时吸纳最新的研究成果与规范要求，进一步贯彻落实《中华人民共和国药品管理法》中的药物警戒制度，具有鲜明的时代特色。

2. 重视"三基"结合

本教材修订进一步强化"三基"结合，系统介绍中药安全性与合理用药的基本知识，注重培养学生认识和辨析中药安全相关因素的基本技能，使学生掌握中药安全问题警戒防范及合理用药的策略。以临床实例带动理论知识学习，重点突出各系统的中药安全用药管理，以及特殊人群、中西药复方制剂、含毒性药材中成药等临床合理用药指导，实施全程化药学服务。

3. 注重引导学生实战

本教材修订中融入中药安全应用的临床实例，强化以实例带动理论知识学习，培养学生分析中药不良反应的影响因素、监测管理、预警和防范措施的实践技能，以及各系统中药安全用药，特殊人群用药，中药饮片、含西药成分中成药、含毒性药材中成药的用药管理与警戒实践的能力。本教材充分结合中药安全用药的知识点、创新点、监管措施和执业需求，既可作为中药学、中医学、中西医临床医学等专业的教材，也可作为研究生教学和执业医师、执业药师的参考用书。

4.创新形式，思政育人

本次修订创新性地开发数字增值服务内容，各章节配有PPT课件、思考题，并为了适应新形势教学发展需求，编写团队精心制作微视频，加深学生感性认知，激发学习兴趣。此外，教材修订新增思政元素，培养学生传承中药安全用药思想，创新中药安全与警戒用药新知，培育学生尊重生命关爱健康的人文精神等，全面促进学生综合素质的发展。

本教材由主编张冰教授负责全书的修订策划、设计及统稿，副主编张一昕、刘明平、秦华珍、秦旭华、王辉负责相关章节的修订及全书交叉审稿，国医大师颜正华教授审定。本教材编写分工：第一章由张冰、林志健编写修订；第二章由云雪林、张冰编写修订；第三章由刘明平、刘仁慧、李敏编写修订；第四章由刘明平、李丽静、颜冬梅、林志健编写修订；第五章由秦旭华、李敏、张冰编写；第六章由秦旭华、廖广辉、冯秀芝编写；第七章由冯秀芝、张一昕、兰卫、王英豪、刘洋、王加锋编写；第八章由关子赫、秦华珍、袁颖、刘仁慧、颜冬梅编写；第九章由王辉、李连珍、颜冬梅编写；第十章由樊凯芳、杨磊、林志健、王辉编写；附录由张一昕、林志健、冯秀芝编写。全体编写老师及张晓朦参与数字化资源编创，学术秘书林志健参与全书统稿与沟通联络。

本教材修订得到了国家中医药管理局教材办公室、中国中医药出版社、北京中医药大学，以及各编写单位的大力支持。本教材引用了大量中药临床应用案例，在此向文献报道者致谢。本书引用病例的目的为举例说明中药安全问题的临床现象，不作为医疗纠纷判断的佐证与依据。对所用病例的分析和认识，随着科学的发展，将得到不断深化和完善，在此并未作定论。另外，科学发展日新月异，中药学技术和知识不断丰富发展更新，新的法规政策会不断出台。因此，采用或参照本书有关资料时应遵循当时的有关法规、药品标准和药品说明书。

诚恳希望广大读者、专家及各院校老师提出宝贵意见，以便再版时修订提高。教材即将付梓，特别致谢国医大师颜正华教授审阅教材。

《中药安全与合理应用导论》编委会

2023年6月

目　录

第一章

中药安全与合理应用概述

扫一扫，查阅
本章数字资源，
含 PPT、音视
频、图片等

【学习要求】

1. 掌握药品不良反应、中药不良反应、药品不良事件、药品群体不良事件、药源性疾病、药物警戒、中药药物警戒的基本概念。

2. 熟悉新的不良反应、严重不良反应、合理用药的概念；安全与合理用药的基本原则。

中药是中医治疗和预防疾病的重要手段，在中华民族的繁衍昌盛、健康保障中发挥着重要且不可替代的作用。近年来，中药的安全性越来越受到重视。中药的应用有着系统的理论指导，整体安全性好。2021 年全国药品不良反应监测网络收到"药品不良反应 / 事件报告表"196.2 万份，其中中药占 13.0%；2021 年严重不良反应 / 事件报告涉及怀疑药品 27.8 万例次，其中中药占 5.1%。

世界卫生组织（World Health Organization，WHO）倡导的合理用药原则为"安全、有效、经济、适当地使用药物"，中药的安全与合理应用已引起广大医药工作者、政府及社会公众的广泛关注。

通过学习中药安全应用的理论与技能，以护卫人民健康为己任，落实人民至上、生命至上的价值理念，弘扬医者仁心的优良传统与人文底蕴，秉持尊重生命、敬畏生命的精神，为"健康中国战略"做贡献。

第一节　中药安全相关概念与原则

药品是指用于预防、治疗、诊断人的疾病，有目的地调节人的生理机能并规定有适应证或者功能主治、用法和用量的物质，包括中药材、中药饮片、中成药、化学原料药及其制剂、抗生素、生化药品、血清、疫苗、血液制品和诊断药品。中药是在中医药理论指导下，用于防病、治病及养生保健的药物，根据来源不同可分为植物药、动物药及矿物药等。药品的使用直接关系着人民群众的身体健康和生命安全。保障用药安全是促进人类健康可持续发展的重要手段，关系到人民群众的切身利益。

一、概念

（一）药品安全性与药品安全突发事件

1. 药品安全性　目前对于药品安全性有不同的认知和表述。药品安全性是指按规定的适应证和用法、用量，使用药品后对人体产生毒副反应的程度；亦指药品使用过程中或使用后可能对人体带来的非期望损害的性质和程度，是药物"安全、有效、质量可控"的基本属性之一。药品的安全性是相对的，任何药品在有效治疗疾病的同时不可避免地会带来一定的安全风险，故任何药品都存在治疗效益与安全风险的两面性。

为实现药品的安全应用需要进行患者用药的效益与风险评价，目的是为了获得最大的治疗效果及最低程度的伤害。具体可根据患者个人的病情、证候情况、病因病机、体质、家族遗传史和药物特点等做全面的综合判断，辨证论治，同时以适当的方法、适当的剂量、适当的时间准确用药。

2. 药品安全突发事件　国家食品药品监督管理局印发的《药品和医疗器械安全突发事件应急预案（试行）》（国食药监办〔2011〕370号）中定义的药品安全突发事件是指突然发生，对社会公众健康造成或可能造成严重损害，需要采取应急处置措施予以应对的药品群体不良事件、重大药品质量事件，以及其他严重影响公众健康的药品安全事件。

（二）药物毒性与药品安全风险

药物是一把双刃剑，合理、有效而安全地使用药物可以防治疾病，用药失当则可能对人体造成伤害。中药同样有两面性。对中药毒性与药害的认识可上溯到远古时期。《淮南子·修务训》云："神农乃教民播种五谷……尝百草之滋味，水泉之甘苦，令民知所避就。当此之时，一日而遇七十毒。"《素问·汤液醪醴论》言："必齐毒药攻其中"，《素问·移精变气论》中有"毒药治其内"的论述。虽然所论述的"毒"未必专指对人体有毒害作用的药害，但说明当时的医药学家已认识到药物的有效性与毒性的密切联系，具备朴素的药品风险意识。

1. 药物毒性　经过长期的医学实践，"毒"或"毒性"已经成为中药的一种性能概念，为认识中药的性质、功能、毒性等提供了理论依据。综合历代本草医籍中有关中药"毒"的阐释，中药的"毒"有狭义与广义之分。

狭义的"毒"是指药物的毒副作用，可对人体造成伤害的性质。

广义的"毒"主要有四种含义：①药物的总称，即"毒"与"药"通义，"毒"即是"药"。如《周礼·天官冢宰第一》云："医师掌医之政令，聚毒药以供医事。"明代《类经·卷十二》云："毒药者，总括药饵而言，凡能除病者，皆可称之为毒药。"《类经·卷十四》又云："凡可避邪安正者，皆可称之为毒药。"②药物的偏性。中医学认为，药物之所以能治疗疾病，就在于它具有某种偏性。临床用药每取其偏性，以祛除病邪，调节脏腑功能，纠正阴阳的偏盛偏衰，调整气血紊乱，最终达到愈病蠲疾、强身健体之目的。古人常将药物的这种偏性称之为"毒"。如金代《儒门事亲·卷二》云："凡药有毒也，非止大毒小毒谓之毒，甘草、苦参不可不谓之毒，久服必有偏胜。"明代张景岳云："药以治病，因毒为能。所谓毒者，以气味之有偏也……气味之偏者，药饵之属是也，所以去人之邪气。其为故也，正以人之为病，病在阴阳偏胜耳。欲救其偏，则惟气味之偏者能之，正者不及也。"可见，每种药物都具有各自的偏性，中药理论将这些偏性统称为"毒"。③药物作用的强弱。如《普济方·卷五·方脉药性总论》云："有无毒治病之缓方，盖药性无毒，则攻自缓也。""有药有毒之急方者，如上涌下泄。夺其病之大势者是也。"一般来说，在常规剂量下，应用有毒特别是有大毒的药物，如马钱子、巴豆等对人体作用强烈；而无毒或毒性极小的药物，如麦芽、龙眼肉等，对人体作用较缓。④指药物可对人体造成伤害的性质，即狭义的毒，如砒霜、雄黄等引起的急性中毒。

中药"毒"有着丰富的内涵，受药物、临床使用、患者体质等因素的影响。随着对"毒"认识的不断深入，医家辨证看待中药的"毒"，对中药"毒"的应用及防范都愈发完整，形成了传统中医药"识毒 – 用毒 – 防毒 – 解毒"的警戒思想理论框架，全面地反映了中药安全用药的学术特征。

2. 药品安全风险 是指药品在使用过程中可能存在的风险，是指人们使用药品后产生能引起人体生理与生化功能紊乱等有害反应的可能性，以及损害发生的严重性的结合。药品具有两重性，一方面可以防病治病，另一方面也可能引起不良反应等损伤，甚至危害人体健康。根据风险来源，药品风险可分为自然风险和人为风险。其中，自然风险又称必然风险、固有风险，是药品的内在属性，属于药品本身风险。人为风险属于偶然风险，是指人为有意或无意违反法律、法规而造成的药品安全风险，属于药品制造和使用风险，主要来源于不合理用药、用药差错、药品质量问题、政策制度设计及管理导致的风险。

（三）不良反应的相关概念

1. 药品不良反应 广义的药品不良反应，是指因用药引起的任何对机体的不良作用。狭义的药品不良反应，即世界卫生组织对药品不良反应（adverse drug reaction，ADR）的定义："A response to a drug which is noxious or unintended and which occurs at doses normally used in man for prophylaxis，diagnosis，or therapy of diseases，or for the modification of physiological functions." 即"为了预防、诊断或治疗人的疾病、改善人的生理功能，而给予正常剂量的药品时所出现的任何有害且非预期的反应"。

《药品不良反应报告与监测管理办法》（卫生部令第81号）将药品不良反应定义为："药品不良反应，是指合格药品在正常用法用量下出现的与用药目的无关的或意外的有害反应。"

2. 中药不良反应 中药不良反应的概念有广义和狭义之分。广义的中药不良反应为：中药在临床应用中所出现的一切对机体的不良作用。狭义上则是指在中医药理论指导下，应用中药治疗、预防疾病或养生保健时出现的与用药目的不符，且给患者带来不适或痛苦的有害且非预期的反应，主要是指合格中药在正常用量、用法条件下所产生的有害且非预期的反应。但由于中药临床应用灵活，实际应用时剂量差异大、给药途径多样，自行用药现象普遍，以及中药成分复杂、作用靶点多等特点，中药不良反应的概念界定较化学药物更加困难，临床报道大多涉及了较为宽广的范围，不可一概而论。

鉴于中药临床应用特点，本教材提及的中药不良反应有广义与狭义两种含义，旨在全面警戒中药应用中的安全问题，更好地发挥中药临床治疗作用。

3. 药品不良事件 是指药物治疗期间所发生的任何不利的医疗事件，但该事件并非一定与用药有因果关系。这一概念在药品安全性评价中具有实际意义。因为在很多情况下，药品不良事件与用药虽然在时间上相关联，但是因果关系并不能认定。为了最大限度地减低人群的用药风险，本着"可疑即报"的原则，对不良事件也进行监测和上报，为进一步评价提供资料。

4. 药品群体不良事件 是指同一药品在使用过程中，在相对集中的时间、区域内，对一定数量人群的身体健康或者生命安全造成损害或者威胁，需要予以紧急处置的事件。同一药品是指同一生产企业生产的同一药品名称、同一剂型、同一规格的药品。

5. 药品不良反应聚集性事件 是指同一批号（或相邻批号）的同一药品在短期内集中出现多例临床表现相似的疑似不良反应，呈现聚集性特点，且怀疑与质量相关或可能存在其他安全风险的事件。

6. 新的药品不良反应 是指药品说明书中未载明的不良反应。说明书中已有描述，但不良反应发生的性质、程度、后果或者频率与说明书描述不一致或者更严重的，按照新的药品不良反应处理。

7. 严重药品不良反应 是指因使用药品引起以下损害情形之一的反应：①导致死亡。②危及生命。③致癌、致畸、致出生缺陷。④导致显著的或者永久的人体伤残或者器官功能的损伤。⑤导致住院或者住院时间延长。⑥导致其他重要医学事件，如不进行治疗可能出现上述所列情况的。

8. 药源性疾病 是药物在用于疾病的诊断、治疗、预防等过程中又成为致病因素所导致的疾病的总称。一般来说，当药品引起的不良反应程度严重或持续时间比较长，并造成某种疾病状态或组织器官发生持续的功能性、器质性损害，即称为药源性疾病，亦即药品不良反应是从药品角度出发对不良作用的表述，药源性疾病则是从患者机体角度出发对药品不良作用的表述。

（四）药物警戒的概念

1. 药物警戒 20 世纪 70 年代，法国医药学家首先提出药物警戒（pharmacovigilance）的概念，并将其解释为"监视、守卫、时刻准备应付可能来自药物的危害"。1992 年，法国药物流行病学家 Begaud 进一步将药物警戒解释为："防止和监测药品不良反应的所有方法。它不仅仅限于上市后的药品，还包括上市前的临床试验甚至于临床前试验研究阶段。药物警戒可以采用药物流行病学的方法，也可以在实验室里进行。"2001 年 WHO 将药物警戒定义为"The science and activities relating to the detection, assessment, understanding and prevention of adverse effects or any other drug-related problems"，即"与发现、评价、理解和预防不良反应或其他任何可能与药物有关问题的科学研究与活动"。药物警戒不仅包含对合格药品在正常用法用量下所出现不良反应的监测，还包括对药品质量问题、药物滥用及用药错误等的监测；既包含药品上市前的临床试验和毒理学研究，也包含上市后的不良反应监测和药品安全性再评价。药物警戒涵盖了从药品研发到药品上市后使用的全过程，贯穿于药品的整个生命周期。因此，药物警戒是对药品不良反应监测的进一步发展与完善，是全新的药物安全性理念。

目前，药物警戒理念已被各国广泛采纳与应用，为药物安全性监测与评价提供了更加广阔的平台与空间。根据 WHO 的指南文件，药物警戒涉及的范围已经扩展到草药、传统用药和辅助用药、血液制品、生物制品、医疗器械及疫苗等。2019 年我国颁布的《中华人民共和国药品管理法》（以下简称《药品管理法》）首次从国家立法角度提出建立药物警戒制度，随后又相继颁发《药物警戒质量管理规范》及《药物警戒检查指导原则》等相关的政策法规。我国药物警戒管理进入新的历史阶段。

2. 中药药物警戒 中医药学历来重视药物毒性和用药安全，古代本草医籍中蕴含着大量与安全用药相关的论述，体现中医学在药物应用中的"警示"与"戒备"思想，统称为中国传统药物警戒思想，主要涉及服药禁忌（配伍禁忌、妊娠禁忌、服药食忌、证候禁忌），配伍、炮制等减毒方法，有毒中药的剂量控制原则，中药毒性分级，以及药物中毒解救等。这些警戒思想是历代中医药学家临床经验的积累与结晶，是中医药安全用药理论和实践的集中体现。

中药药物警戒是与中药安全用药相关的一切科学与活动。其中"科学"主要包括中药临床安全用药理论、中药不良反应相关的理论和中药毒理学等学术内容；"活动"则主要包括中药上市前与上市后的安全性监测与评价，中药安全性基础研究和中药临床安全问题发现、评估、认识与防范，实现合理用药指导及宣传等内容。

中药药物警戒是在中药安全性日益引起关注的背景下，应运而生的新概念，是西方药物警戒理念与中医药特色相结合的产物，是集中体现中医药传统安全用药思想一脉相承的理论体系。中药药物警戒理论内涵的提出与明确，有助于更好地在中医药理论指导下合理使用中药，有助于更好地开展中药安全性监测及更加准确地认识与评价中药安全性。

3. 药物警戒活动　《药物警戒质量管理规范》中明确了药物警戒活动是指对药品不良反应及其他与用药有关的有害反应进行监测、识别、评估和控制的活动。药品上市许可持有人（以下简称持有人）和获准开展药物临床试验的药品注册申请人（以下简称申办者）应当建立药物警戒体系，基于药品安全性特征开展药物警戒活动，并通过体系的有效运行和维护，监测、识别、评估和控制药品不良反应及其他与用药有关的有害反应，最大限度地降低药品安全风险，保护和促进公众健康。

中药药物警戒活动应当考虑中药的"药性"认知，体现中药"毒－效"应用特点，构建中药特色的药物警戒模式，促使药性理论更好地为临床合理用药服务，为中药药物警戒实践的开展提供新思路。

二、基本原则

安全的意义在于使患者承受最小的治疗风险，获得最大的治疗效果。为了获得最大治疗效果，同时使患者承受最小的风险是临床用药的出发点，实现安全、有效地用药需遵循以下原则。

1. 明确诊断　在使用药物前，要分析清楚病情，明确病证诊断，了解患者药物过敏史及近期的用药情况，做到辨病辨证用药。随便用药会掩盖症状，造成诊断困难，甚至误诊。所以在明确诊断之前，应避免随意用药。用药过程中如有不适要及时咨询医生或药师。

2. 了解药物性能　用药前要详细掌握药物的功能、主治、适应证、用药方法、药物用量、疗程注意事项、慎用情况、禁用情况、不良反应等，不可随意使用药物。如有些药物可产生嗜睡、困倦、头痛、头昏等不良反应，或服药后注意力不集中，故服用后应避免从事危险性工作，如驾车、开机床、操作精密仪器及高空作业等。如有疑问要及时咨询药师或医师。

3. 关注特殊人群　针对老年人、孕妇、哺乳期妇女、肝肾功能不全患者及儿童等特殊人群的用药要特别慎重。用药前一定要征询医生或药师的建议。

妊娠期妇女服用有些药物后不但对自己有影响，还可透过胎盘影响胎儿。原则上孕妇在妊娠期间应当尽量少用或不用药物，包括内服及外用中药。哺乳期妇女用药后，某些药物可以影响乳汁分泌或通过乳汁进入婴儿体内，可能产生相关的不良反应。

儿童正处于生长发育阶段，机体尚未发育成熟，对药物的耐受性和反应与成人有所不同。因此，儿童用药的选择从品种、剂型和剂量都需考虑不同年龄段人体发育的特点，不能随意使用成人药物。如有儿童专用品种宜选择儿童专用品种。

老年人各组织器官功能都有不同程度的退化，从而影响了药物在体内的吸收、分布、代谢和排泄；同时老年人往往伴有多种疾病，用药品种多。因此，要针对病情优化治疗方案（包括品种选择和剂量调整），联合用药时要注意规避药物的不良相互作用。

4. 合理选药　要遵循能不用就不用、能少用就少用、能口服不肌注、能肌注不输液的用药原则。

（1）少用药原则　用一种药能取得治疗效果的就不用两种药，更要避免数种药同时使用。药物不同成分之间往往会发生相互作用，有些药物还会因此而失效，不仅影响原有药物的疗效，还有可能危害身体健康。

（2）能口服不肌注、能肌注不输液　不同的给药方式各有其优缺点。输液的优点在于见效快，主要用于危重患者、不能口服或特殊患者的治疗；缺点是不良反应的发生率和严重程度要高于其他给药途径。肌内注射药物吸收比输液慢，比口服快；缺点是易引起局部疼痛等。口服是最常用也是较安全、较方便、较经济的给药方法；缺点是起效相对较慢，有些药品还会引起胃肠道不适等。选择给药途径时要遵循国际公认的原则，即根据病情能口服的就不注射、可以皮下或肌内注射的就不静脉注射或静脉滴注。

（3）合理选用处方药与非处方药　注意区分处方药和非处方药，处方药必须凭执业医师或执业助理医师处方才可购买或使用。处方药要严格遵医嘱，切勿擅自使用。非处方药虽然具有较高的安全性，严重不良反应发生率比较低，但长期、大量使用也会引起不良反应。应根据病情或医生、药师建议合理选用处方药或非处方药。用药过程中也要严格按照说明书的规定使用，并需密切观察用药后的反应。一旦出现不适，要高度重视，立即停药并及时咨询医生或药师。

5.保障质量，科学存放　药品存放要科学、妥善，防止因存放不当导致药物变质或失效。①中药存放不当，会出现霉变、虫蛀、走油、酸败甚至产生毒性物质。如种子类药物容易发生霉变，产生黄曲霉素，误服容易发生不良反应。②忌服过期药品。某些药品存放过期后会使毒性增加，轻者会引起不良反应，重者会危及人的生命。

第二节　中药合理应用的概念与基本原则

一、概念

（一）合理用药的概念

合理用药是指根据疾病特点、患者状况和药物基础研究结果等，选择最佳的药物及其制剂，制定或调整给药方案，以期有效、安全、经济地预防和治疗疾病的措施。中药合理用药的目的：一是要最大限度地发挥药物治疗效能，获得最好的治疗效果；二是将中药的不良反应降到最低，冒最小的风险；三是使患者用最少的支出，有效地利用卫生资源，减少浪费，减轻患者的经济负担；四是方便患者使用所选药物，恰当地应用药物。

中药合理用药是指运用中医药学综合知识及管理学知识指导临床用药，也就是以中医药理论为指导，在充分辨析疾病和掌握中药性能特点的基础上，安全、有效、简便、经济地使用中药或中成药，达到以最小的投入，取得最大的医疗和社会效益之目的。

（二）合理用药的途径

1.选择合适药物　用药合理与否，关系到治疗的成败。在选择用药时，必须考虑以下几点。

（1）是否有用药的必要　可用可不用的情况下无需用药。

（2）若必须用药，要考虑疗效　为了尽快治愈患者，在可供选择的同类药物中，要首选疗效最好的药。

（3）药物疗效与用药风险的权衡　由于药物因素、患者因素及用药是否得当，用药过程中或多或少会有一些与治疗目的无关的副作用或其他不良反应，以及耐药、成瘾等。一般来说，要尽可能选择对患者有益无害或益多害少的药物，用药时必须严格掌握药物的适应证，防止滥用药物。

（4）联合用药问题　联合用药后使原有药物作用增加，称为协同作用；使原有药物作用减弱，称为拮抗作用。提高治疗效应、减弱毒副作用是联合用药的目的。如果治疗效应降低、毒副反应加大则是由于联合用药不当所致，会对患者产生有害反应。

2. 选择合适的剂型与给药途径

（1）药物剂型　相同的药物、相同的剂量，可因制剂不同而引起不同的药物效应；也可因制造工艺不同导致药物生物利用度不同。因此，选择适宜的剂型是合理用药的重要环节。

（2）给药途径　不同的给药途径影响药物在体内的有效浓度及药理效应，与疗效关系密切。如陈皮提取物对羟福林及陈皮素注射给药可产生升血压作用，口服给药则健脾燥湿，祛痰止咳。各种给药方法都有其特点，临床要根据患者情况和药物特点进行选择。

①口服：口服是最常用的给药方法，具有方便、经济、安全等优点，适用于大多数药物和患者；主要缺点是吸收缓慢而不规则，药物可刺激胃肠道，在到达全身循环之前又可在肝内部分破坏，生物利用度较低，不适用于昏迷、呕吐、精神病等患者及婴幼儿。

②直肠给药：主要适用于易受胃肠液破坏或口服易引起恶心、呕吐的药物或经直肠局部治疗的药物，如化瘀散结灌肠液、尿毒灵灌肠液等。但直肠给药存在使用不方便、吸收不规律等限制。

③舌下给药：只适合于少数用量较小、舌下静脉吸收好的药物，如丹参滴丸、速效救心丸舌下给药治疗心绞痛，可避免胃肠道酸、碱或酶的破坏，吸收迅速，奏效快。

④注射给药：具有用量精确、吸收迅速而完全、疗效确实可靠等优点。

⑤吸入法给药：适用于挥发性或气体药物，如咳喘平气雾剂等。

⑥局部表面给药：如擦涂、外贴、滴眼、喷雾、湿敷等，主要目的是在局部发挥作用。

3. 选择合适的剂量　为保证用药安全、有效，通常采用最小有效量与最大治疗量之间的剂量作为常用量。临床常用量以《中华人民共和国药典》（以下简称《药典》）为参考，并根据年龄、性别、营养状况、遗传因素等影响，需进行相应的调整。儿童所需剂量较小，可根据年龄、体重、体表面积或按药品说明书折算。老人使用的药物可按成人剂量酌减。体弱、营养差、肝肾功能不全者的用药量也应相应减少。

4. 选择适当的给药时间间隔、用药时间　给药时间间隔是维持血药浓度稳定、保证药物无毒而有效的必要条件。给药时间间隔太长，不能维持有效的血药浓度；给药时间间隔过短会使药物在体内蓄积过量，甚至引起中毒。要根据药物在体内的代谢规律，以药物血浆半衰期为间隔恒速恒量给药，4～6个半衰期后血药浓度可达稳态。实际应用中大多数药物是每日给药2～4次。

5. 选择适当的药物服用时间　根据疾病治疗需要及药物作用特点，选择适当的用药时间，以达到满意疗效并减少不良反应的发生。易受胃酸影响的药物宜饭前服，易对胃肠道有刺激的药物宜饭后服；安神药宜睡前服，以利其发挥药效，适时入睡。

6. 选择合适的疗程　疗程的长短视病情而定，一般症状或体征消失后即可停药。慢性疾病需长期用药者，要根据规定疗程给药，如抗结核药。部分药物疗程长短要根据药物毒性大小而定，如抗癌药等。

7. 关注患者的机体状态　影响药物作用的机体因素主要有年龄、性别、病理状态、精神因素、遗传因素和营养状态等。有些患者对某种药物特别敏感，称为高敏性；反之，对药物敏感性低则称为耐受性；有些患者对药物产生的反应与其他人有质的不同，如特异质反应。临床用药既要根据药物的药理作用，也要考虑患者的实际情况，做到因人施治。

二、基本原则

安全、有效、经济、适当地使用药物，是 WHO 倡导的合理用药的基本原则，也是医学界与药学界对合理用药的共识。

1. 安全　安全用药即保证用药安全。药师或医师在指导患者使用中药或中成药时，必须把保证患者用药安全放在首位。无论所使用的药物是否有毒性，药性是否峻烈，均要首先考虑所用药物是否会对患者造成不良反应。同时在用药过程中，还要监测所用药物可能出现的意外情况，并采取相应措施，以达到消除或减少药物不良反应的目的。

2. 有效　有效用药即确保用药有效。在用药安全的前提下，保证所用药物对所防治的疾病有效，力争做到在药学服务中所推荐的中药或中成药对患者既不会造成严重伤害，又有较好的疗效，使患者用药后能快速达到预期目的，解除患者的病痛或提高使用者的健康水平。有效是治愈或缓解患者病痛或强健身体的用药目标。

3. 经济　经济用药即倡导用药要经济实用。在用药安全、有效的前提下，除力争做到所推荐的药物用法简便外，还必须做到经济实惠，并有利于环境保护，最大限度地减轻患者的经济负担，降低中药材等卫生资源的消耗。尤其是濒危动植物来源中药的使用。

4. 适当　适当用药是指遵照医嘱或药品说明书上的用法、用量来使用药物，以保证用药的安全和有效。适当包括适当的用药对象、适当的药物、适当的时间、适当的剂量、适当的途径、适当的疗程、适当的治疗目标等个体化治疗特征。

安全、有效、经济、适当是合理用药的基本原则，四者缺一不可。临床用药时既要权衡患者使用药物所获得的益处，又要考虑用药后对患者可能造成的伤害，还要顾及患者的经济承受能力及保护卫生资源与生态环境。以此为宗旨制定出最适当的药物治疗方案，最大限度地发挥药物的治疗效果，减少药物不良反应的发生，有效地防治疾病，提高患者的生命质量，控制医疗保健费用的过度增长，使社会和患者都获得最佳效益。

中药合理用药宗旨是运用中医药学基本理论和综合知识指导临床用药。中药合理用药的核心是以中医药理论为指导，遵循 WHO 提出的合理用药原则，在充分辨证辨病和掌握中药性能特点的基础上，安全、有效、经济、适当地使用中药，达到以最小的投入，取得最大的医疗和社会效益的目的，使药效得到充分发挥，不良反应降至最低，药品费用更为合理。合理用药与广大群众的切身利益息息相关，是执业医师与执业药师必须遵循的准则。

第三节　中药安全与合理应用的认知

安全与合理用药是相对的、动态的，以某种中药或中成药治疗某种病证，在选用时认为其合理是与同类药物相比较而言的。随着中医药学、医学理论及其他相关科学技术的发展，中药安全与合理应用的认识在不断深化。

一、中医学安全与合理用药思想

中医学关于中药安全与合理用药的思想源远流长，内容丰富。早在《淮南子·修务训》就云："神农乃教民播种五谷……尝百草之滋味，水泉之甘苦……一日而遇七十毒。"神农尝百草的传说反映了古代医家对药物疗效和毒性的认识，即疗效与毒性是相伴而生的。这是一种朴素的辩证思维的表述。历代医药学家对用药安全都十分重视，从古代医药文献中可以看到大量与用药安全及合理用药相关的论述，包括毒性认识与分级、用药禁忌、剂量与疗程控制、减毒与中毒解救、辨证施救等多个方面。

（一）毒性认识与分级

1. 毒性认识 中药"毒"的认识可以追溯到两千余年前，从《淮南子》首先记载中药作用于人体后的毒性反应，到《神农本草经》提出药物的三品分类，为药物选用提供了依据。后世医药学家对"毒"的概念不断扩充，形成了广泛内涵，可以概括为药物的总称、药物的峻烈之性、药物的偏性、药物对人体的伤害等，亦被称为广义的"毒"。其中偏性、峻烈之性及毒性都是药性的一部分。目前对于中药毒性更倾向于狭义的描述，即药物对人体造成的伤害。

2. 毒性分级 《黄帝内经》《神农本草经》等多部古典医籍都将药物分为有毒和无毒两大类。历代本草未标明"毒性"字样的药物，多将其归为无毒。随着认识的深入，人们将有毒中药的毒性进行标识并加以分级，如大毒、小毒等。《名医别录》首次将有毒药物分为大毒、有毒和小毒三个等级。五代时期，《日华子本草》在此基础上增加了"微毒"。明代李时珍在《本草纲目》中标出 300 余种有毒药物，亦按大毒、有毒、小毒或微毒进行分级。清代汪昂《本草易读》进一步细化药物的毒性分级，将有毒药物分为大毒、毒、小毒、微毒和微有小毒五个等级。现代医药专著《中华本草》将毒性药物分为极毒、大毒、有毒、小毒。这反映出中医药学对药物毒性的认识在不断深入。

（二）用药禁忌

历代医药学家根据长期的临床经验，总结了配伍禁忌、证候用药禁忌、妊娠用药禁忌和服药饮食禁忌等用药注意事项，以确保临床安全、有效用药。

1. 配伍禁忌 凡药物合用后会减弱或丧失药效，增强原有毒副作用及产生新的毒副作用者均属于配伍禁忌，原则上应当避免合用，即《神农本草经·序例》指出的"勿用相恶、相反者"。"相恶"减效，"相反"增毒，两者导致的后果不同。"相反为害，甚于相恶"。"相反"会危害患者健康，甚至危及生命，故应更重视"相反"的配伍内容。金元时期已将重要的配伍禁忌药物具体加以总结，列出其名称，亦即后世所遵循的"十八反""十九畏"。

2. 证候用药禁忌 是用药禁忌中涉及面最广的，除药性较为平和的药物无明显禁忌外，一般药物大都有证候用药禁忌。凡用药与病证不符，均属于证候用药禁忌。某些药物对某种病证不宜，使用不当，反助病势或产生新的病理损害而加重病情，故要避免使用。通常情况下，寒证忌用寒药，热证忌用热药，出血证忌用破血药，体虚汗多者忌用发汗药，邪实正不虚者忌用补虚药，正虚邪不实者忌用攻邪药等。

3. 妊娠用药禁忌 是中医学特殊人群用药禁忌思想的代表。早在《素问·六元正纪大论》中就有"妇人重身，毒之何如"之记载，说明当时的医药学家已经认识到妊娠期药物使用的安全问题。汉代《神农本草经》中记载了若干堕胎药物，如牛膝、瞿麦等，此后很多经典著作或专科用书也对此有所阐述。《本草经集注》专设堕胎药项，唐《产经》中列举了82种妊娠期间禁忌服用的药物，宋代《卫生家宝产科备要》《妇人大全良方》《胎产救急方》等开始收录妊娠禁忌歌，明清时期的《神农本草经疏》和《本草纲目》等本草学专著中均有妊娠禁忌药的记载。根据药物对孕妇的损害程度不同，妊娠禁忌药可分为禁用药和慎用药两类。禁用药大多是毒性强或药性峻猛或堕胎作用强的药物，如水银、马钱子、虻虫等，妊娠期禁止使用；慎用药包括化瘀通经、行气破滞、攻下导滞及具有辛热或滑利之性的药物，如桃仁、红花等，可根据孕妇病情，酌情使用，但强调准确辨证，把握好剂量和疗程，尽量减少药物对孕妇造成的伤害。国内有学者借鉴美国FDA妊娠药物分级法，根据中药特点提出了中药妊娠用药的分级，并对常用中药进行了分级归类，有助于指导临床孕妇安全用药。

4. 服药饮食禁忌　中医自古就有"药食同源"之说，药有药性，食有食性。在治疗疾病过程中，食性可助药性，有利于治疗疾病；反之，若食性不合药性，则反助病势。服药期间，凡是会降低药效或增强毒性或与病情不符，反助病势的食物要避免食用，属于服药食忌，又称"忌口"。古代文献中有不少有关服药食忌的记载，如土茯苓、使君子忌茶等，这些记载大都源于临床用药经验的总结。

（三）剂量与疗程控制

中医学历来强调临床用药中病即止，控制用药量及用药时间。《神农本草经·序例》云："若用毒药疗病，先起如黍粟，病去即止，不去倍之，不去十之，取去为度。"提出了用药小量渐增的服药方式。其后，《本草经集注·序录上》进一步详细阐述说："一物一毒，服一丸如细麻；二物一毒，服二丸如大麻；三物一毒，服三丸如胡豆；四物一毒，服四丸如小豆；五物一毒，服五丸如大豆；六物一毒，服六丸如梧子；从此至十，皆如梧子，以数为丸。"意思是说，使用毒药治病时，要具体情况具体分析，斟酌药物中的含毒量而决定服药剂量的大小，不可一概而论。唐代王冰《重广补注黄帝内经素问》云："大毒治病十去其六，常毒治病十去其七，小毒治病十去其八，无毒治病十去其九，谷肉果菜，食养尽之，无使过之，伤其正也。"强调根据药物毒性的大小决定其疗程。《备急千金要方·服饵第八》云："凡人五十以上大虚者，服三石更生，慎勿用五石也。"是说老人气血虚衰，用药剂量宜少。由此可见，剂量与疗程控制也是中药安全应用思想的重要体现。

（四）减毒与中毒解救

中医临床重视减毒和解毒，总结了炮制、配伍减毒和中毒解救的相关认识。如《神农本草经》曰"若有毒宜制，可用相畏相杀者"，提出利用"相畏""相杀"的配伍关系来控制毒性。如南北朝时期我国炮制专书《雷公炮炙论》记载了诸多药物通过适宜的炮制，可以提高药效，减轻毒性。再如李时珍的《本草纲目·草部第十七卷》也有炮制减毒的论述："芫花留数年陈旧者良。用时以好醋煮十数沸，去醋，以水浸一宿晒干用，则毒灭也，或以醋炒者次之。"

中毒解救方面，陶弘景在《本草经集注·卷一》中记载："半夏毒，用生姜汁，煮干姜汁并解之。"晋代葛洪《肘后备急方·卷七》有"治卒服药过剂烦闷方""治卒中诸药毒救解方"等记载。隋代巢元方《诸病源候论·卷二十六》专列"解诸药毒候"，谓："凡药物云有毒及大毒者，皆能变乱，于人为害，亦能杀人。"这种认识已经接近现代对毒药的认识。并指出，"因食得者易愈，言食与药俱入胃，胃能容杂毒，又逐大便泻毒气，毒气未流入血脉，故易治"，为后世及时采用灌胃洗肠治疗中毒提供了有益参考。此后历代本草医籍中均有中毒解救的相关论述，如《备急千金要方》中的"甘草解百药毒"、《千金翼方》中的"解野葛毒方"和"一切解毒方"等。这些记载反映了当时古代医家的用药实践，也是中医学安全用药理论探索的体现。

二、中药药物警戒的内涵与特色

中药药物警戒是在中医学传统安全用药理论的基础上进一步发展而形成的，是中医学传统安全用药理论与现代药物警戒理论相互融合而形成的新理论体系。

1. 中药药物警戒的内涵 中药药物警戒是在中药安全性日益引起关注的背景下应运而生的新概念，是现代药物警戒理念与中医药特色相结合的产物，也是与中医药传统安全用药思想一脉相承的理论体系。中药药物警戒与中医学上千年的安全用药思想，有着丰富的中医药理论底蕴与实践经验。其内涵主要包括用药禁忌（配伍禁忌、妊娠禁忌、服药食忌、证候禁忌），炮制、煎煮等安全用药方法，有毒中药的剂量与疗程控制原则，中药毒性分级及药物中毒解救等。这些警戒思想是历代中医药学家临床经验的积累与结晶，是中医药安全用药理论的集中体现。

中药药物警戒逐渐发展，并形成和完善了自身的理论体系与实践方法。《药物警戒质量管理规范》第六十三条指出，中药、民族药持有人应当根据中医药、民族医药相关理论，分析处方特点（如炮制方式、配伍等）、临床使用（如功能主治、剂量、疗程、禁忌等）、患者机体等影响因素。

随着时代的变迁与发展，中药药物警戒开始融入新的内涵与理念。中药药物警戒的内涵更为丰富，包括中药临床应用前后整个过程中对安全性问题的发现、对原因和机制的分析、对风险和效益的评估，以及干预防范措施的实施。中药药物警戒理论的提出，更好地推动了在中医药理论指导下合理使用中药，同时有助于开展中药安全性监测，准确认识与评价中药安全性。

2. 中药药物警戒的特色 中药药物警戒是中药安全性研究的指导性理论，既具有自身的特色，也对其他传统医药的安全性监测与使用具有借鉴意义。①中药药物警戒与中华民族数千年的安全用药思想一脉相承，有着丰富的中医药理论底蕴。②中药药物警戒是我国历代医药学家行医用药经验的精华浓缩，强调中医整体观念与辨证、辨病论治思想，有着鲜明的中医药实践特色。③中药药物警戒不仅关注中药应用后安全性监测，而且承袭了中医"治未病"思想，具有丰富的前瞻性预防理念，强调从药材的种植、采收、加工和贮存等源头进行警戒和防范，将中药的潜在危害性降至最低。④中药药物警戒的工作内容涵盖了中医临床诊疗的全过程。基于中药特点，《药物警戒质量管理》第六十三条亦提出根据中药、民族药特点的药物警戒防范原则与指导。

三、中药药物警戒的工作内容

中药药物警戒是对药物整个生命周期的安全警戒，涉及药材、饮片和中成药，包括从中药材的品种、产地、采收、加工，到中药饮片的炮制、处方、煎煮及临床用药全过程，也包括中成药上市前及上市后的安全管理工作。对于中药药物警戒而言，其主要涉及的工作内容包括：

1. 上市前药品研发中的药物警戒管理 ①对临床前安全性试验结果的分析和再评价，早期发现未知的药品不良反应及药物之间的相互作用，研究药品不良反应的可能机制。②中药新药临床期间不良反应的分析和评估，在上市前发现和评估药品的风险效益。③药品上市许可持有人和申办者应当与医疗机构、药品生产企业、药品经营企业、药物临床试验机构等协同开展药物警戒活动。鼓励持有人和申办者与科研院所、行业协会等相关方合作，推动药物警戒活动深入开展。基于药品安全性特征开展药物警戒活动，最大限度地降低药品安全风险，保护和促进公众健康。

2. 生产过程中的药物警戒管理 ①药品上市许可持有人（持有人）应当以防控风险为目的，将药物警戒的关键活动纳入质量保证系统中。②持有人应当明确其他相关部门在药物警戒活动中的职责，如药物研发、注册、生产、质量、销售、市场等部门，确保药物警戒活动顺利开展。

③在生产过程中规范药品生产质量管理，杜绝不合格药品，尽量规避药品因素带来的安全风险。④持有人应当通过药品生产企业、药品经营企业收集疑似药品不良反应信息，保证药品生产、经营企业向其报告药品不良反应的途径畅通。

3. 上市后临床应用中的药物警戒管理 ①应当主动开展药品上市后监测，建立并不断完善信息收集途径，主动、全面、有效地收集药品使用过程中的疑似药品不良反应信息，包括来源于自发报告、上市后相关研究及其他有组织的数据收集项目、学术文献和相关网站等涉及的信息。②临床应用过程中，医、药、护多学科协作，规范诊疗活动，开展药学服务，综合药物治疗方案，降低医疗错误及药品的滥用和误用。③开展处方审核、处方点评，评估药品风险效益，对风险／效益评价进行定量分析，减少无充分科学依据且未被认可的适应证用药。④对风险／效益评价进行定量分析，特别需要关注急慢性中毒的病例报告案例，与药品相关的病死率的评价，关注临床应用过程中与其他药品和食品的不良相互作用。⑤持有人应当及时对临床应用过程中发现的新的药品安全风险开展评估，分析影响因素，描述风险特征，判定风险类型，评估是否需要采取风险控制措施等，综合考虑药品的获益–风险平衡。

四、中药药物警戒与中药不良反应监测

中药不良反应监测是对中药不良信息的收集分析与监测的工作，中药药物警戒主要围绕中药不良反应监测展开各项工作，涉及药品全生命周期的安全管理，也是中药不良反应监测发展的客观需要和必然趋势，两者的区别主要体现在五个方面。

1. 本质属性不同 中药不良反应监测，其本质是实现中药安全监管的一种制度工具，在药品使用时对不良反应信息的收集与分析，是一种相对被动的工作。中药药物警戒是积极主动地开展与中药安全相关的各项工作，属于未雨绸缪。

2. 工作时段不同 中药药物警戒的时间延伸到中药整个生命周期，不良反应监测则仅指中药上市应用过程中的监测。

3. 工作对象不同 不良反应监测的对象是质量合格的药品，药物警戒涉及的对象则包括药材、饮片、中成药，包括上市前及上市后的药品。

4. 工作范围不同 中药不良反应监测是中药药物警戒工作范围中不可分割的一部分。中药药物警戒体现了对中药问题的全方位控制，不再局限于不良反应，也关注用药错误、缺少药物疗效的报告、不合理用药、药品用于无充分科学依据并未经核准的适应证、急慢性中毒病例报告、药物相关死亡率的评价、药物滥用与误用，以及中药与其他药品或食品间相互作用等。

5. 工作目标不同 中药不良反应监测工作主要是尽早发现中药使用时各种类型的不良反应，判断中药与不良反应之间的因果关系和诱发因素，以使医务人员和患者及时了解有关不良反应的情况，从而指导临床的合理使用。中药药物警戒体现了中药整个生命周期的全程监管，其工作目标是全方位加强中药研发的科学性、生产质量体系的完备性、药品上市审批的严谨性、临床用药的合理性、药品再评价的全面性和行政监管决策的有效性等，客观评价中药的效益风险，识别、评估与控制药品安全风险。

中药药物警戒是对中药不良反应监测的进一步完善和发展，也是药学监测的前沿及发展趋势，更多的属于研究和学术领域，从中药不良反应监测到中药药物警戒，可使人们对中药的安全应用有更系统、更全面、更科学的认识。

【复习思考题】

1. 中药传统药物警戒思想对中药安全合理应用有何指导意义？
2. 安全与合理用药的基本内容有哪些？

第二章
中医药临床应用指导

【学习要求】

　　1. 掌握中医治疗基本原则、中药安全与合理应用的理论依据。

　　2. 熟悉中药的常用治法与合理用药的关系。

　　3. 理解中药治疗的基本过程。

　　4. 熟悉中医临床诊疗思维，指导安全合理用药。

　　中药是中医治疗疾病的主要手段。掌握并运用中医治疗疾病的原则与方法，将"治病求本"与"辨证施治"贯穿于中医药诊疗的全过程，是保障安全与合理应用中药的关键，以实现临床"有毒观念、无毒用药"的目标。医药工作者应当传承中医药传统理论之正，把握中医治疗原则与治法，创新安全合理用药的科学认知。

第一节　中医治疗基本原则

一、标本先后

　　1. 标本先后的概念　标与本是相对的概念。标本先后是指疾病发生、发展、诊疗过程中标本两方面先后轻重缓急的关系。标本具有多重含义，就病证本身而言，病证的本质为本，疾病表现的现象为标；从正邪关系来说，人体的正气为本，致病的邪气为标；从病因与症状来说，病因为本，症状为标；从疾病先后来说，旧病为本，新病为标，先病为本，后病为标；从疾病的部位来说，病在内为本，病在外为标。在诊疗的不同阶段，标与本是可以转化的。

　　2. 标本先后与合理用药

　　（1）体现治病求本原则　中医临床通过正确分析诊断病情，辨别病证的主次、本末、轻重、缓急，采取"急则治标，缓则治本，标本兼治"等相应的治疗法则、确立治疗方案，准确处方用药。

　　（2）合理选择用药　明确标本先后不仅能按照病证的新旧、先后、部位、正邪关系、病因病机等确定合理的治则治法，还能帮助选择适宜的中药遣药组方，使药物的主次、轻重、缓急得宜，使所用的毒剧药或峻烈药的用法、用量、毒性、峻烈药性等得到控制与制约。

二、扶正祛邪

1. 扶正祛邪的概念　疾病的发生与发展即是正气与邪气交争的过程。扶正是利用扶助正气的药物或疗法以培补或激发人体的正气，使正气盛而病势易退。祛邪是根据邪气的不同性质选取相应的药物或疗法祛除侵袭机体的邪气，使邪气去而病势向愈。扶正与祛邪是中医临床遣方用药的重要指导原则，即所谓"虚则补之，实则泻之"。

扶正与祛邪在中医临床应用上具有相辅相成的作用，常在中药配伍用药上同时体现。若机体正气偏虚则易被邪气所乘而罹患疾病，且邪气侵袭亦会重伤正气。因此治病祛邪应当兼顾扶助正气，既有利于祛邪，也能提高机体抗御病邪能力而防止邪气进一步内犯。治疗虚证运用扶助正气为主的治法，应兼顾祛邪，以祛除因脏腑虚损所致的邪气羁留。因此，扶正有利于祛邪，祛邪亦有利于扶正。合理处理扶正与祛邪的关系，能达到使疾病早日向愈的治疗目的。

2. 扶正祛邪与合理用药　临床合理运用扶正与祛邪的理念，能保证合理安全使用中药。邪气偏盛，单纯祛邪容易导致药物的偏性损伤人体正气，甚至引发新的病证。例如，过服、久服清热类中药会损伤人体阳气，甚则引发虚寒病证，所以在病证治疗过程中须兼顾养护脾胃与扶助阳气。临床情况复杂，往往虚实夹杂。关注虚证时，亦应注意全面考虑。治疗虚损病证，单纯补虚扶正会导致邪气难去，甚或因过补而致壅滞生邪，出现所谓"补虚致实"的用药不当后果，所以补益药中宜适当加入舒理祛滞之品。例如，滋补肾阴方剂六味地黄丸中的"三补"与"三泻"并用即是此理。

三、调整阴阳

1. 调整阴阳的概念　调整阴阳就是通过调整机体阴阳的盛衰，补其偏衰，损其偏盛，以恢复阴阳平衡的治疗原则。调整阴阳能够恢复机体的阴阳平衡，达到治疗疾病的目的。

2. 调整阴阳与合理用药　《素问·生气通天论》云："阴平阳秘，精神乃治，阴阳离决，精气乃绝。"运用调整阴阳原则指导用药，就是通过药物将患者的阴阳不平衡调整到动态平衡状态，避免因不当用药导致阴阳失衡，加重甚则出现阴阳离决的严重不良后果。按照调整阴阳原则合理配伍用药，主要包括两个方面。

（1）损其偏盛　针对阴阳偏盛宜采用损其有余法则。阳邪偏盛导致的实热内盛，宜采用"热者寒之"治法，选取寒凉药性的中药祛除阳热之邪；阴邪偏盛导致的阴寒内盛，宜采用"寒者热之"治法，选取温热药性的中药祛除阴寒之邪。反之则会出现"实实"之弊，导致用药安全出现问题。

（2）补其偏衰　针对阴阳偏衰宜采用补其不足法则。阳虚补阳，阴虚补阴，同时要重视阴阳互根互用的特点，注意"阴中求阳""阳中求阴"的阴阳相济之法，补阳时适当配伍补阴药，以促进阳气的化生；补阴时合理配伍补阳药，以促进阴液的升腾滋化。临床还应注意避免过用补药导致壅滞成实等不合理用药现象的发生。

四、正治反治

1. 正治反治的概念

（1）正治　正治亦称之为"逆治"，是使用与病性或病势相反的药物，逆着病证的征象而治疗的一种治法。正治是以热性方药治寒证，以寒性方药治热证，以补虚方药治虚证，以驱邪方药治实证。这是中医临床通用的治疗原则。

（2）反治　反治也称为"从治"，是表面上顺着病证或症状的征象治疗，实际上仍针对疾病本质而治的一种治法。如治疗阴寒内盛、格阳于外所致发热的真寒假热证，用温里方药益火消阴散其里寒，称为"热因热用"。治疗阳热极盛、格阴于外所致四肢厥逆的真热假寒证，用寒凉方药清其真热则阳气外达而厥逆自解，称之为"寒因寒用"。治疗因脏腑虚损所致闭塞不通症状，用补虚方药恢复脏腑通畅，称为"塞因塞用"。治疗邪盛所致通泄漏下症状，用通利祛邪方药则邪去脏安而泄漏自止，称为"通因通用"。

无论是正治法还是反治法，都是治病求本的方法。

2. 正治反治与合理用药

（1）正治与合理用药　以正治法对疾病进行治疗，应严格遵循方药药性与病性病势相反的辨证辨病用药原则。例如，治疗肝胆实火上炎证所选用的龙胆泻肝汤，在组方用药上首先选择龙胆、黄芩、栀子等苦降肝胆火的药性特点，发挥清降肝火上炎的功效，是中医正治法运用的具体体现。从合理用药角度考量，苦寒药对肝胆而言，有苦燥伤阴和寒凉凝滞气血的弊端，因此可配伍药性缓和之品，以制约其偏性。如配伍酒炒当归、生地黄、柴胡等药物滋阴养血，疏达肝气，在正治法运用的同时，兼顾体用并治的配伍用药法则，使全方体现出"泻中寓补，祛邪不伤正"的合理用药思想。

（2）反治与合理用药　辨证辨病准确是合理用药的基础。医生需透过疾病的表象，明确诊断病证的本质，从而使药物起到制约和祛除病邪的目的。例如，某些患者罹患阳虚病证，若阳虚不运津液或阳损及阴，患者会出现口燥咽干等阴虚症状，此时若顺应表面征象使用补阴中药，即属于不合理用药。医生应四诊合参，综合分析后准确诊断，使药物运用切中病机，保证用药安全合理。

五、三因制宜

1. 三因制宜的概念　三因制宜，即因人制宜、因时制宜、因地制宜，是指治疗疾病要根据患者的年龄、性别、体质、生活习惯，以及季节、地区等不同而制定适宜的治疗方法。

根据患者年龄、性别、体质、生活习惯等个体差异，制定针对性治疗措施和配伍用药原则，称为因人制宜。

四时气候变化，对人体的生理功能、病理变化均会产生一定的影响。根据不同季节气候特点，制定治疗措施和考虑配伍用药原则，称为因时制宜。

地势高低、气候条件及生活习惯的差异，使不同地域的人们生理活动与病变特点不尽相同。根据不同地区的地理气候环境等特点及生活习惯不同，制定不同的治疗措施和配伍用药原则，称为因地制宜。

2. 三因制宜与合理用药　中医临证诊疗用药，首要考虑的应是邪正盛衰对疾病发生发展的影响，也要兼顾三因制宜治则，充分体现中医治病的整体观和辨证论治思想，并用于指导临床合理用药。

（1）因人制宜与合理用药　因人制宜强调治病时不能孤立地看待病证，必须同时考量人的整体性和特殊性。即使是同一类病证，也会因患者年龄、性别、体质、生理期、生活习惯等的不同，表现出差异性的症状和病变特点。因此临证应因人制宜，选取适宜的治法与方药。尤其对儿童、老人和特殊生理期妇女，遣方用药尤当注意用药宜忌、药物炮制、用药剂量、药物剂型等。例如，治疗产后恶露不尽，色暗有血块，虽然病证的本质是瘀血内停所致，但治疗用药需考虑产后体虚的特点，配伍上要避免使用破血消癥药，宜选用药力相对缓和的药物，并限定用法用量。

这样既体现出活血化瘀的治法，又不伤正气，通过选药配伍、剂型选择、用量控制等保证了用药安全。

（2）因时制宜与合理用药　临证立法用药，在考量病邪性质与强弱盛衰的同时，若能兼顾四时气候变化对病证的影响，则用药的针对性更强也更加合理。例如，同为罹患外感风寒病证，冬季外寒逼人，病势相对较重，可酌情选用麻黄、桂枝、羌活、细辛等药；春夏季节，气候由温渐热，阳气升发，人体腠理疏松开泄，即使患外感风寒，也不宜过用辛温发散药物，以免开泄太过，耗伤气阴；长夏时节，又兼暑湿交蒸或患者贪凉饮冷，选药配伍还应兼顾解暑化湿；秋日外寒夹燥，则应轻宣润燥。因时制宜，则治法方药能适应时令气候致病的特点，既能彰显药效，也能减少药物偏性对机体不必要的损害。

（3）因地制宜与合理用药　患者所处不同地域，温凉燥湿、饮食习惯均会对患者的病理变化造成一定影响，因此治疗用药也应因地制宜有所变化。例如，南方多数地区气候温热潮湿，罹患病证常有夹湿、耗伤正气趋向。临证不仅需要细心准确辨证，同时在用药上还要根据实际情况，合理配伍化湿及补养顾护正气之品。

（4）灵活运用三因制宜　临床既要重视三因制宜，又不能简单机械地强调三因制宜，因为中医诊疗病证，先要通过四诊合参，对侵袭人体的病因性质和正气强弱盛衰加以判别，明确诊断病证的病因和病机变化，然后确定合理的治法并选取适宜的药物。即使患者身处南方长夏时节，若人为过度调低居处温度，也可能罹患风寒表实之证，这时医生就不能片面强调患者的时、地因素，须按治疗需要辨证选药才是合理用药之道。

第二节　中药的常用治法

中药的治法是在辨清疾病与证候，审明病因病机之后，采取有针对性的治疗方法。历代医家在临床实践中总结了内容丰富的治法，有根据给药途径分类的，也有根据功效分类的。其中具有代表性的是清代程锺龄在《医学心悟》提出的"论病之源，以内伤、外感四字括之。论病之情，则以寒、热、虚、实、表、里、阴、阳八字统之。而论治病之方，则又以汗、和、下、消、吐、清、温、补八法尽之"。

一、中药治病八法

1. 汗法　是通过开泄腠理、调畅营卫、宣肺散邪等作用，使在表之外感六淫之邪随汗而解的一类治法。主要用于外感表证及麻疹、疮疡、水肿等里证初起见表证征象者。

2. 吐法　是通过涌吐的方法，使停留在咽喉、胸膈、胃脘的痰涎、宿食或毒物从口中吐出的一类治法。

3. 下法　是通过泻下、荡涤、攻逐等作用，使停留于胃肠的宿食、燥屎、冷积、瘀血、结痰、停水等有形之邪从下窍而出，以驱邪除病的一类治法。

4. 和法　是通过和解与调和的方法，使半表半里之邪，或脏腑、阴阳、表里失和之证得以解除的一类治法。

5. 温法　是通过温里祛寒等作用，使在里的寒邪得以消散，以治疗里寒证的一类治法。

6. 清法　是通过清热、泻火、解毒、凉血等作用，以清除里热之邪的一类治法。

7. 消法　是通过消食导滞、行气活血、化痰利水、驱虫等方法，使气、血、痰、食、水、虫等渐积形成的有形之邪渐消缓散的一类治法。

8. 补法　是通过补益人体气血阴阳来主治各类虚证的一类治法。

二、八法与合理用药

八法是中医治疗疾病的常用方法，对临床合理安全用药具有重要的指导作用。

1. 八法运用与合理用药　汗、吐、下、和、温、清、消、补八法是中医治法的总结，同时也是用药法的高度概括。临床运用八法时，要明确即使是在辨证审因基础上确立的同一类治法，也会因所治疗病证的不同而有一定差异。用药上需要根据病因病机的变化、病情的轻重缓急有所调整。以体现汗法的配伍用药为例，有麻黄、桂枝同用的开泄腠理，发汗解表；有桂枝、白芍同用的调畅营卫；有荆芥、桔梗同用的宣肺散邪；还有升麻、葛根同用的透疹解肌。消法又有理气、化湿、祛痰、活血化瘀、消食、驱虫等区别，必须根据治法不同，合理选择相应药物。可见临床辨证辨病施治，既需要立法准确，也必须顺应病证变化选取适宜药物，这样才能达到合理安全的用药目的。

2. 八法配合运用与合理用药　临床应用八法，要根据患者病情单独使用或加以灵活配合同用。正如程钟龄所言："盖一法之中，八法备焉，八法之中，百法备焉。病变虽多，而法归于一。"临床病证不论是单一证型，抑或是两种或两种以上证型兼夹为患；无论是选择相对单一的治法抑或多种治法配合使用，合理安全的配伍用药均应遵循"泻中寓补，以泻为主""补中寓泻，以补为主""补泻同施"的原则。

第三节　中药安全与合理应用的理论依据

中药防治疾病是在中医药理论指导下实现的。医生与药师认知中药临床性效特征，安全有效地使用中药都应以中药基础理论与应用理论为依据。

一、基础理论

（一）相关概念

中药药性，亦称中药性能，是对药物临床作用相关特性的概括。

中药药性理论是研究中药的性质、性能及运用规律的理论，是对中药性能的高度概括，亦称药性理论，是中药基础理论的核心，包括四气、五味、升降浮沉、归经、有毒无毒。药性是中医理论指导下认识和使用中药，并用以阐明其药效机制及分析药物不良反应的依据。

1. 四气　是指药物寒、热、温、凉四种不同的药性。它主要用以反映药物作用对人体寒热变化的影响。

2. 五味　是指药物所具有的辛、甘、酸、苦、咸五种基本的味。除五种基本味以外，还有淡味、涩味等，习惯上淡附于甘，涩附于酸，故习称"五味"。五味反映药物的临床功效作用特性。

3. 升降浮沉　是用以表示中药对人体作用趋向的一种性能。

4. 归经　是用以表示中药功效对人体脏腑、经络等部位作用的选择性，是对中药作用的相对定位概念。

5. 有毒无毒　中药的"毒"有广义与狭义之分。

（1）**广义的"毒"**　广义的毒是指药物的总称，或指各种偏性或药效作用的强弱缓急及对人体的毒副反应。

（2）狭义的"毒"　狭义的毒专指某些药物对机体产生非预期的、有害的作用，可引起功能障碍、疾病甚至死亡。

（二）中药药性理论与合理用药

药性理论作为中医理论指导下认识和使用中药、阐明其药效机制的依据，对临床合理安全用药的指导意义重大。

1. 制毒纠偏，合理用药　中医临床用药强调"有毒观念，无毒用药"，亦即在临床用药时应该制毒纠偏。

（1）纠偏　纠偏是指根据病情合理选择药性轻重缓急得宜、功效峻烈缓和得当的药物，避免过度寒、热、补、泻给患者造成偏颇损害。例如，鹿茸和鹿角均具有温补肾阳作用，但鹿茸秉性纯阳，温热药性较为峻烈；鹿角虽有鹿茸替用品之说，但温热药性较弱，药力薄弱。若临床用鹿茸治疗阳虚轻症或盲目壮阳，则会导致药过病所，产生助火伤阴之弊；若用鹿角治疗阳虚重症，则会药不及病，甚或贻误病情。

（2）制毒　制毒是指在使用具有机体损害性的毒剧药时，应通过严格控制用量、用法、炮制、配伍、给药途径等，减弱或消除药物的毒性，并注意不良反应的监测和安全性的再评价，做好警戒措施，防范不良反应。

中医在制毒纠偏、合理用药方面总结了宝贵的经验，亦即用药禁忌。一是为避免因不当配伍使中药产生新的毒害反应，总结出以中药"十八反""十九畏"为代表的配伍禁忌；二是为避免对妊娠妇女及胎儿造成不必要伤害的妊娠禁忌；三是为避免加重患者病情或影响治疗方药药性与功效的饮食禁忌；四是病证用药禁忌，避免出现药不对证、药不对病。这些都是在中药药性理论指导下避免不合理用药的典范。

2. 识性彰效，合理用药　明确中药的功效特点，临床选择治疗病证的相应用药就会针对性更强，尤其是能提高对类似或易混淆药物的运用能力。

准确辨识中药的药性和功效特点，有利于临床合理配伍用药，既能彰显疗效，又能减缓或消除药物偏性与不良反应，提高用药安全。以常用化痰药川贝母、浙贝母为例，川贝母甘、苦，微寒，药性甘凉质润，清热化痰的功效特点是清中有润，入肺、心二经，既能清肺化痰，又能润燥止咳，善治肺燥及虚劳久咳，但因偏于滋润，不宜用于痰多咳嗽；浙贝母药性较川贝母更偏苦寒，长于清泻，临证以清火化痰、开郁散结之功见长，善治外感风热、痰热咳嗽，以及痰火、热毒郁结之瘰疬疮痈等，但因有苦燥伤阴之弊，不宜用于虚劳燥咳。又如黄连主归心胃经；龙胆则主归肝胆经。二者虽均苦寒燥湿，但临床用途有明显区别。

二、应用理论

中药的药性、功效会受到中药的产地、采集、贮藏、炮制、配伍、煎煮、用法用量等诸多应用因素影响。因此，应用中药时要重视炮制、配伍、煎煮和用法用量，调其偏性，制其毒性，安全与合理用药，使药物既能起到治疗疾病的综合作用，又尽可能消除或减少药物对人体的不利影响。

（一）相关概念

1. 炮制　是在中医药理论指导下，根据临床用药的需要和药物自身的性质进行的各种必要的加工处理技术的简称。

2. 配伍　是指根据病情需要和药性特点，有目的地将两种或两种以上的中药组合使用，主要有单行、相须、相使、相畏、相杀、相恶、相反"七情"配伍，以及"君、臣、佐、使"复方配伍。

3. 煎煮　是将药物饮片加水或酒浸泡后，再煎煮一定时间，去渣取汁的方法。以煎煮法制备汤剂时，根据药性特点有先煎、另煎、后下、包煎、烊化、冲服等特殊方法。

4. 用量　又称为剂量，指单味中药干燥饮片成人一日的服用药量。

5. 用法　根据患者的病情及药物性能，选择适当的用药方法，或口服或外用，或择时服用等。

（二）中药应用理论与合理用药

炮制、配伍、煎煮、用量等不仅对药效有影响，还与是否能缓解或消除中药的毒性有关。应用不当甚至可能导致发生新的毒性反应，与合理用药、用药安全关系密切。

1. 中药炮制与合理用药　中药炮制的目的主要在于增效、减毒、净制药材、调适药性、调适中药作用部位或趋向、利于调剂、矫臭矫味等。其核心在于使药物更加符合临床合理用药及用药安全需要。

2. 中药配伍与合理用药　中药配伍的目的是实现增效、减毒，避免因配伍导致药效减低或产生新的毒性。中药基本理论强调"十八反""十九畏"等配伍禁忌，目的就是保证临床用药安全。

3. 中药煎煮与合理用药　中药通过浸泡、煎煮，不仅有利于药效成分煎出以发挥治疗作用，还可通过控制煎煮时间长短、煎煮方法等，使药效符合病情需要，促进刺激性或毒性成分分解，消除或降低药物对人体的伤害。例如，临床应用附子要求先煎、久煎即是此意。

4. 中药用量与合理用药　临床应用中药要根据药材的质量、质地、气味浓淡、毒性有无而合理调整用量。尤其是有毒中药，使用时要按照小量试用、逐渐增量、起效为止的原则严格控制剂量。应用单味中药时，用量可较复方稍大。在复方中，作主药时，其用量较该药作辅药时为大。药物用于不同剂型时，要根据剂型的制备特点进行调整，入汤剂用量相对较大，入丸、散相对用量较轻。例如，细辛要严格按照《药典》规定，入汤剂每日服用量不得超过 3g，入散剂每次服用量不得超过 1g。由于临床用药目的不同，药物用量也会有所不同。例如，使用毒性药物乌头做内服药，除应使用炮制品制川乌外，用量也必须严格限制。若外用祛风湿、止痹痛时，要根据需要使用生川乌或制川乌，用量相较于内服方可有所增加。

第四节　中药治疗的基本过程

一、四诊合参

中医诊察疾病的方法，主要有望、闻、问、切四项内容，又称为"四诊"。

1. 望诊　是通过对患者外在可见的形色等进行观察，以察知机体内部变化的诊断方法。临床上主要通过有目的地观察患者的神、色、形、态、舌象，以及分泌物、排泄物色质等异常变化，以测知疾病情况及变化。中医临床常用的望诊包括望神察色、望形态、望五官、望头与发、望皮肤、望排泄物等，舌诊包括望舌质、望舌苔。

2. 闻诊　是通过对患者听声音和嗅气味，以察知患者病情变化的一种诊断方法。临床上主要通过听患者语言气息的高低、强弱、清浊、缓急，以及呃逆、嗳气、哮喘、太息等变化，或者通过闻患者的口气、二便、痰涎、脓液、带下等气味的异常，以分辨并判断患者病情。

3. 问诊　是通过对患者或其陪诊者有目的地询问，从而察知患者病情的病因病机、脏腑相关性及各种影响因素与病情的关联，准确地察知病情的一种诊断方法。主要问患者疾病发生的时间、原因、经过，既往病史，病痛所在，用药史，兼问患者的生活习惯、饮食爱好等与疾病有关的情况。古有"十问歌"是对其内容的概括。问诊是了解患者病情和病史的重要方法之一，在四诊中占有重要的位置。

4. 切诊　是运用指端的触觉，在患者的一定部位进行触、摸、按、压，以感知病情变化的一种诊断方法，包括脉诊和按诊两部分。

（1）脉诊　脉诊又称"切脉""诊脉"，目前主要指"寸口诊法"，是医生用手指按压患者腕部桡动脉所在部位，通过寸、关、尺三部动脉搏动，体察脉象变化，从而辨别患者脏腑功能盛衰、气血津精虚滞、脏腑相互影响等与病情变化有关的因素。

（2）按诊　按诊是医生根据病情，选择胸胁、虚里、脘腹、腧穴等部位进行触摸、按压或叩击，以了解局部冷热、润燥、软硬、压痛、肿块或其他异常变化，从而推断疾病部位、性质和病情轻重等。

望、闻、问、切四诊，是诊察疾病的四种不同方法，各有其独特的作用，相互联系，不可分割，取长补短。临床运用四诊，必须将其有机地结合起来，也就是要"四诊合参"。只有这样，才能全面而系统地了解病情，从而做出正确判断，指导治则与治法的确立，指导药物的合理选择与配伍运用。

二、辨证辨病论治

（一）辨证论治的概念

1. 辨证　是按照中医基本理论，对四诊所收集的症状、体征等临床资料进行综合分析，辨清疾病的病因、性质、部位，以及邪正之间的关系，概括判断为某种性质的证。辨证是认证、识证的过程。临床常用的辨证方法主要有八纲辨证、气血津液辨证、脏腑辨证、六经辨证、卫气营血辨证、三焦辨证、经络辨证等，临证需综合应用。

2. 辨病　是在中医理论指导下，通过四诊合参收集病情资料，判断病变的原因、病性、病位和病势，得出疾病诊断的思维过程。

3. 论治　又称施治，是根据辨病辨证的结果，确定相应的治疗原则与方法，并以方药或其他医疗手段实施治疗的过程。中医学强调辨病与辨证论治相结合。同一种病可能有多种证，不同的疾病也可能有相同的证，这也就形成了中医常见的"同病异治"与"异病同治"。

辨证和论治是诊治疾病过程中相互联系、不可分割的两个方面。辨证探究病机，确定诊断，论治完成治法，是理法方药在临床上的具体运用，是指导中医临床的基本原则。

（二）辨证论治与合理用药

中医临证诊疗强调辨证论治，辨证辨病准确是完成中医临床诊疗的基础，是合理、灵活运用中医治则的依据。临床上应通过辨证辨病明确人体阴阳气血的盛衰、病邪的强弱真假、病位的表里内外等，从而灵活准确地运用中医治则、治法，依据治法合理选药组方，达到祛邪而不伤正、补益而不滞邪的治疗目的，完成安全有效的诊疗过程。

三、选药组方

1.选药组方的概念　四诊合参、辨证审因、确定治则治法之后，为体现与完成治法，医生需要选择适宜的药物，酌定药物用量、用法，使配伍用药符合治疗原则并具有一定的组方结构，这一过程称之为选药组方。

2.选药组方与合理用药　选药组方是中医合理安全用药不可或缺的重要过程之一。清代医家徐灵胎说"药有个性之专长，方有合群之妙用"，高度概括了中药的功用虽各有所长，但药性也各有所偏。选药组方的过程就是要对所用中药的药性和功效扬长避短，发挥与治则治法相适应的药性与功效之长，减弱或消除与治则治法无关甚至产生不良反应的药性与功效之短。具体而言，医生临床用药时，应根据病证的标本先后、轻重缓急、阴阳盛衰，选择功效针对性强的药物并调配适宜的药量轻重，合理地配伍，增强中药原有的功效药力，调适中药功效发挥作用的方向，纠偏制毒以消除或减缓药物对人体的不利因素，使各具特性的药物既发挥综合药效作用，又不会对人体造成不必要的伤害。例如，治疗肝胆实火上炎证和肝经湿热下注证的龙胆泻肝汤，在选用龙胆的同时，配伍黄芩、栀子以增强清泻肝胆实火湿热的功效，又配伍泽泻、木通、车前子渗湿泻热，进一步增强全方清热祛湿的药力。但上述六味药物或苦燥，或渗利，有伤阴之弊，所以选择生地黄、当归养血滋阴，既顾及肝"体阴用阳"的生理特点，又缓和与制约了龙胆、泽泻等药物的药性之偏，减少了祛邪药物可能对机体造成的损害，从而使该方在临床应用有效的同时更趋安全。又如，补阳还五汤中重用生黄芪，选择少量的当归尾、川芎、赤芍、桃仁、红花等活血药与其配伍，则黄芪能补气行血，治疗气虚血瘀所致中风；补中益气汤中选用少量升麻、柴胡配伍黄芪，则黄芪能补气升阳，治疗中气下陷证；通过合理运用选药组方原则，较好地控制与调适了黄芪补气功效发挥作用的方向，使黄芪所具有的多重功效特点更加适应临床用药需要。

四、处方开具与管理

1.处方的概念　处方是指由注册的执业医师和执业助理医师（以下简称医师）在诊疗活动中为患者开具的、由取得药学专业技术职务任职资格的药学专业技术人员（以下简称药师）审核、调配、核对，并作为患者用药凭证的医疗文书。处方包括医疗机构病区用药医嘱单。

2.中药处方的概念　中药处方包括中药饮片处方、中成药（含医疗机构中药制剂，下同）处方。是记载中医辨证论治、选药组方、煎服用法、中成药剂型与规格等内容的规范化书面文件，是药师审核、调剂、核对和患者用药凭证的医疗文书。

处方是医生对病人用药的书面文件，是药剂人员调配药品的依据，具有法律、技术、经济责任。

医师应当根据医疗、预防、保健需要，按照诊疗规范、中药的性效特征、中成药适应证、用法、用量、禁忌、不良反应和注意事项等开具处方。

为保证临床用药合理安全，医生制订处方后应对方药进行审核，尤其对毒剧药或药性峻烈的药物要审慎核定。临床药师调剂前，应对医师处方中是否存在用药禁忌及剂量显失合理等问题进行审核，确保用药安全。诊疗完成后，临床药师还应根据相关法规、技术规范要求，开展处方点评，对处方书写的规范性及药物临床使用的适宜性即用药适应症、药物选择、给药途径、用法用量、药物相互作用、配伍禁忌等进行评价，发现存在或潜在的问题，制定干预和改进措施并实施，促进临床药物合理应用的过程。

处方用药是否合理安全，还与患者不同病程阶段的病情变化相关。初诊用药后，药物发挥功效或产生不良反应，均会在患者的临床表现上有所体现。或邪衰正复，病情转归向愈；或药不胜病，病邪复焰；或药助病势，或药性峻烈，或药毒制约不当，以致病情出现恶化或转生变证。凡此种种，均提示临床医生切不可未细察病情变化而盲目因循"效不更方"。复诊处方，应根据患者症状、体征等病情变化的实际情况，认真仔细地进行新的四诊合参与辨证论治，调整治疗方案与处方，完善治疗过程，避免药过病所或药不及病，防止不良反应或贻误病情等情况的发生。

【复习思考题】

1. 中医治疗基本原则有哪些？你如何看待中医治疗基本原则指导临床合理用药？举例说明。
2. 中药安全与合理应用的理论依据是什么？
3. 中药治疗的基本过程包括哪些内容？

第三章
中药安全性影响因素

【学习要求】

1. 掌握影响中药安全性的药物因素。

2. 熟悉影响中药安全性的临床用药因素和患者机体因素。

3. 了解中药安全性影响因素的分析方法。

中药安全性涉及中药生产与临床应用的全过程，相关影响因素复杂，包括药材的品种、种植、采收、加工、炮制、储存、药材品质，以及患者的机体状态与临床处方配伍、调剂、服用等多个环节。概括起来主要分为药物因素、患者机体因素和临床用药因素三个方面。作为中医药工作者，不仅要发扬工匠精神，从田间地头到临床应用环节全链条把控中药的质量，做好药，用好药；也要发扬大医精诚的精神，关爱生命，关注患者的机体状态，促进合理用药，降低用药风险。

第一节　药物因素

一、品种

我国地域辽阔，中药材资源丰富，品种繁多。长期以来存在同物异名、异物同名、一药多基源现象。药物基源不同，其所含的化学成分、毒性也会有所差异。品种的混淆是引起中药不良反应、影响中药安全性的重要因素。加之不同地区用药习惯不同，以及由于药源紧俏，以假乱真、以次充好均易造成不良反应。

传统使用的木通，有木通、川木通、关木通等不同品种。现木通为木通科植物木通、三叶木通或白木通的藤茎；川木通为毛茛科植物小木通或绣球藤的干燥藤茎，二者不良反应较少，无明显肾毒性；而关木通为马兜铃科植物关木通的藤茎，因含马兜铃酸，长期或大量服用可引起积蓄中毒，具有明确的肾毒性，能引起肾功能衰竭。2003 年国家食品药品监督管理局 121 号文件取消了关木通（马兜铃科）的药用标准。

广防己为马兜铃科植物广防己的根，习称木防己，因亦含马兜铃酸，长期或大量服用亦可引起积蓄中毒，导致肾功能衰竭。而防己科多年生木质藤本植物粉防己的根，习称汉防己，不含马兜铃酸，使用时二者不得混用。2004 年国家食品药品监督管理局 379 号文件再次加强了对含马兜铃酸药材及其制剂的监督管理，取消马兜铃科植物广防己、青木香的药用标准。

贯众常见品种有绵马贯众、紫萁贯众等。现贯众正品为鳞毛蕨科植物粗茎鳞毛蕨带叶柄基的根茎，习称绵马贯众；紫萁贯众为紫萁科植物紫萁带叶柄基的根茎。据报道，绵马贯众的消化道不良反应和中枢神经损害大于紫萁贯众。

山豆根有南豆根、北豆根之异。山豆根为豆科植物越南槐的根及根茎，习称南豆根，又名广豆根，为南方地区习用之品；北豆根为防己科蝙蝠葛的根茎，为北方地区惯用之品。二者均有毒性，主要不良反应为胃肠道反应。广豆根毒性明显大于北豆根，易致呕吐。北京曾发生过将南方的广豆根调入北方当北豆根使用而造成中毒的事件。

五加皮有南五加、北五加之别。南五加为五加科植物细柱五加的干燥根皮，不含强心苷，无毒。北五加皮正名香加皮，为萝藦科植物杠柳的根皮，因含强心苷成分而有毒。有的地区将北五加（香加皮）当成南五加（五加皮）使用而发生心脏中毒。

国内外有报道称，菊科植物千里光的毒性成分吡咯里西啶类生物碱对肝脏具有毒性。但其所用的千里光是欧千里光，而我国入药的为千里光，二者为同属植物，但品种不同，因而有毒成分含量和毒性存在差异。国产千里光的有毒成分含量极低，且不良反应较小，仅少数人出现恶心、食欲减退等副反应。

不同品种的药材其毒性强弱存在差异，虽然主张一物一名，但目前实行起来存在一定困难。为保证安全用药，临床使用时必须注意不同品种药材之间毒性的差异。

二、品质

中药品质是保证临床疗效和安全性的关键因素。中药品质与中药材的产地、种植方法、采收时间、加工贮藏等各个环节都密切相关。如中药产地不同，其质量、临床疗效，以及毒副作用会存在差异；中药种植过程中使用化肥及杀虫剂等，可导致农药残留、重金属污染等；加工贮藏中二氧化硫残留、真菌毒素、黄曲霉菌污染等都是引发不良反应的因素。因此，中药应从田间到临床，全程把控质量，以保证临床用药安全。

1. 产地 药材质量受产地、气候和生态环境等因素的影响较大。不同产地的药材中有效成分或有毒成分的含量存在一定的差异，同剂量药材由于有效成分或有毒成分含量的差异会导致临床疗效和毒性的不确定性，从而影响用药安全。

有研究显示，产于四川南部的乌头，乌头碱、中乌头碱和次乌头碱的总含量为0.53%；产于北京的乌头，乌头碱、中乌头碱和次乌头碱的总含量为0.21%；产于甘肃的乌头，乌头碱、中乌头碱和次乌头碱的总含量为0.16%。由于含量悬殊，毒性亦有差异，使用中若不进行区分易引发安全事件。有学者对广西、湖北、江苏、浙江、四川和河南不同产地的千里光进行急性毒性研究后发现，产地不同，千里光的毒性也不同，广西、湖北所产的千里光未见明显毒性，江苏、浙江、四川和河南所产的千里光具有一定毒性。

2. 种植 中药种植中农药残留、重金属超标等问题日益受到国际关注，严重影响了中药的临床安全与国际化进程。由于某些中药材种植环境恶化，土壤、水质等污染，以及不规范栽培种植，大量使用化肥，长期使用剧毒、高毒农药等，均可导致一些中药的农药残留和重金属含量超标。

2008年协和医科大学对吉林省7个主要种植区域100余个种植基地的人参、西洋参及其生长土壤样品的调查分析结果显示，人参及西洋参样品中检测出来的农药种类与土壤中农药种类相同，部分人参、西洋参有五氯硝基苯和六六六污染。2017年中国中医科学院研究团队对542批中药材进行农药残留检测，结果发现，农药检出率达 48.5%。有调查显示，2020 年上半年我国出口的中药材因质量问题被退回 31 批，其中 80% 以上是农药残留和重金属残留所致。2008 年有学者分析了三百余种药材的重金属含量，发现汞、镉、铅、砷、铜的超标率分别达到了 6.7%、26.4%、8.9%、13.2%、23.3%。2013 年有学者对云南文山州不同种植区、不同种植地块三七全株及其栽培土壤中镉、铜、铅、锌 4 种重金属残留量的检测发现，除镉外其他 3 种重金属元素均存在不同程度的污染。同时文山州属于高砷区域，土壤中的砷污染亦成为植物主要的砷残留来源。2020 年中国食品药品检定研究院中药所研究人员测定了 2245 批次中药材中铅、镉、砷、汞、铜的平均含量分别为 1.566、0.299、0.391、0.074、8.386mg/kg，风险评估结果显示绝大部分中药中重金属残留量不会对人群构成不可接受的健康风险。

3. 采收　采收环节与药材质量相关，需根据药材的生长特性正确选择入药部位及合理采收时间。植物有不同的生长周期，不同入药部位，如根、茎、叶、花、果实、种子等生长和成熟又存在一定的季节性，因而不同生长年限、不同入药部位、不同采集时间等均会影响中药的品质，进而影响中药的有效性和安全性。

（1）采收部位　2005 年之前，历版《药典》收载的细辛药用部位为干燥全草。细辛为马兜铃科植物，含有马兜铃酸。研究表明，细辛的马兜铃酸主要分布于植株地上部分，故 2005 年版《药典》对细辛的药用部位做了修订，规定药用部位为根和根茎。

雷公藤中雷公藤甲素的含量与生长年限、药用部位和采收季节等有关。不同入药部位中根皮的雷公藤甲素含量最高，其次是叶片，根木质部最低。有研究显示，五年生雷公藤根、六年生叶片中雷公藤甲素含量最高。采收季节以八月采收的叶片、十月采收的根中雷公藤甲素含量最高。

（2）采收时间　苦楝皮为苦楝或川楝的树皮及根皮。研究发现，同植株苦楝皮不同部位的川楝素含量有所不同，根皮含量最高，其次是茎皮，枝皮中含量较低。川楝皮中川楝素 12 月至次年 3 月含量最高，7～9 月含量最低。川楝素既是驱虫的有效成分，又是毒性成分，含量越高，驱虫力越强，但毒性也越大。

4. 加工与贮藏　硫黄熏制中药的主要作用是漂白、杀虫，但熏制后的药物铅、硫、砷含量明显增加，而且熏制过程中可产生二氧化硫。若熏制药物的二氧化硫残留量超标，直接泡服时可产生咽喉疼痛、胃部不适等反应。中药材加工过程中增白剂、去污剂的残留等都会对机体产生直接或潜在的影响。

中药贮藏不当极易受潮霉变而产生黄曲霉毒素，尤其是种子、果实类中药，发酵类中药。黄曲霉毒素具有明确的致癌性。中国食品药品检定研究院对 220 余种常用中药材中黄曲霉毒素残留量进行了检测，结果柏子仁、肉豆蔻、莲子、使君子、槟榔等黄曲霉毒素检出率均在 70% 以上。中药材存放时间过长或温、湿度失宜，发生泛油、虫蛀、酶解等变化，会使某些有毒成分部分或全部分解或挥发，转化为有毒物质，如苦杏仁久存会发生酶解，苦杏仁苷在苦杏仁酶的作用下可迅速分解生成氢氰酸而使毒性增大。

2019 年发布的《中共中央 国务院关于促进中医药传承创新发展的意见》中指出："严格农药、化肥、植物生长调节剂等使用管理，分区域、分品种完善中药材农药残留、重金属限量标准。"2020 年版《药典》根据当前中药材和饮片生产中存在的农药不合理使用、重金属超标以及霉变变质等实际问题，制定了药材及饮片（植物类）中 33 种禁用农药残留的限量标准，规定"除另有规定外，药材及饮片（植物类）禁用农药不得检出（不得过定量限）"。对于重金属及有害元素，制订了残留限量指导值，新增白芷、当归、葛根、黄精、人参、三七、栀子、桃仁、酸枣仁、山茱萸 10 个药食两用品种标准的重金属及有害元素控制。制定了部分易霉变中药材的真菌毒素限量标准，新增延胡索、马钱子、九香虫、使君子、土鳖虫、蜂房 6 个中药材黄曲霉毒素的限量要求。这些措施的颁布实施将全面提升中药安全性控制水平，进一步保障中药材及饮片的用药安全。

三、炮制

中药炮制是我国传统的制药技术，炮制的目的之一是降低或消除药物的毒性、烈性或副作用，确保临床用药安全。严格、规范的炮制，可降低或消除药物的毒性或副作用，减少中药不良反应的发生，若毒性中药不经炮制，便会导致中毒反应；若炮制不当，不仅不会降低或消除毒性，还会导致药物毒性增强，引发严重的不良反应。

生川乌、生草乌、生附子含有乌头碱、次乌头碱等，毒性较强，能引起多种心律失常，甚至死亡。经过炮制后的制川乌、制草乌、制附片，其中的乌头碱被水解成毒性较小的乌头原碱。故川乌、草乌、附子内服宜用炮制品，以确保临床用药安全。

巴豆主含巴豆油及少量巴豆毒素（毒性蛋白）。巴豆油毒性较大，能引起剧烈腹泻、呕吐等。巴豆经制霜后，巴豆油含量明显减少，既可保证临床疗效，又可避免毒性反应。若巴豆制霜时为了省事，仅压榨研碎和用吸油纸吸附而省去蒸法过程，巴豆中含有的毒性蛋白没有受热变性。未经蒸法加热炮制的巴豆霜，会引起红细胞溶解、局部组织坏死等不良反应。甘遂、大戟、芫花等峻下逐水药醋制后毒性和泻下作用会降低。

朱砂主含硫化汞，传统炮制方法需要水飞，即不断加工研磨才能得到红色细粉。朱砂经水飞后游离汞和可溶性汞盐含量最低，毒性较低。若使用球磨机研磨时出现细粉发黑，说明有游离汞产生，则毒性较大。临床若使用此类朱砂，易发生中毒反应，严重的可导致急性肾功能衰竭甚至死亡。目前采用球磨加水飞法处理朱砂，可有效降低可溶性汞盐和游离汞含量，降低朱砂毒性。

斑蝥的主要毒性成分为斑蝥素，内服过量可引起胃肠炎，严重的可引起全身中毒反应。斑蝥米炒时，斑蝥素升华，可降低毒性。

四、成分

中药化学成分是中药药效和毒性的物质基础。中药成分复杂，一些中药的毒性成分往往又是药效成分，因而需特别关注用药的风险。有的中药所含的大分子物质，如色素、鞣质、蛋白质等属于完全抗原物质，能直接引起过敏反应。一些传统记载的无毒中药，随着研究的不断深入，逐渐发现其所含化学成分具有潜在毒性或副作用。除此之外，中药制剂大多为复方，各药物成分之间会相互作用，产生新的化合物，甚至某些不良反应并非因毒性成分引起，有可能与非毒性成分相关。

1. 毒性成分　中药的安全性与所含的毒性化学成分密切相关。矿石类朱砂、雄黄、胆矾、砒石等毒性药与所含的汞、砷等重金属有关。动物类中药如蟾酥、全蝎、蜈蚣、斑蝥，以及部分植物药如商陆、巴豆、相思子、苍耳子、蓖麻子、望江南子、木鳖子等毒性与所含的毒蛋白有关。大多数植物类中药毒性成分主要与其所含的毒性生物碱类、苷类、毒蛋白、萜类和内酯类等成分有关。如川乌、草乌、附子、雪上一枝蒿等含有双酯型生物碱等乌头碱类成分，其中乌头碱可引起各种心律失常，成人 1 次服用 0.2mg 即有中毒反应，1 次口服 $2\sim3mg$ 即可致死。蟾酥、夹竹桃、万年青、八角枫、香加皮等含强心苷类物质，能引起心脏毒性；苦杏仁、桃仁、白果、郁李仁等含氰苷类有毒成分，在体内水解后产生氢氰酸，可抑制或麻痹延髓；天南星、商陆、皂荚、黄药子、川楝子等含皂苷类有毒成分具有局部刺激作用。雷公藤、闹羊花、黄药子等的毒性与其所含萜类与内酯类有毒物质有关，如黄药子所含黄独素类二萜内酯具有明显的肝毒性。其他如马兜铃科植物关木通、广防己、马兜铃、青木香、天仙藤、朱砂莲、寻骨风等含有的马兜铃酸、马兜铃内酰胺具有肾毒性等。

2. 其他成分 近年来研究发现，柴胡皂苷具有肝毒性，尤以柴胡皂苷 d 的肝毒性较强。黄连小檗碱能引起溶血性黄疸、药疹、皮炎等。何首乌所含的蒽醌类和二苯乙烯苷可能与肝功能损害有关。栀子所含的栀子苷、去羟栀子苷对肝脏有一定的毒性作用。补骨脂含香豆素类成分，长时间服用能损伤肝细胞。蛇床子含香豆素，能引起心跳加快、舌麻、恶心呕吐等不良反应。口服秦艽碱甲用于风湿性关节炎，会出现恶心、呕吐、心率减慢等不良反应。

五、制剂

随着现代制药技术的发展，中药制剂除传统的丸、散、膏、丹外，还出现了很多新型制剂，如片剂、胶囊、颗粒剂、滴丸、气雾剂、注射液、巴布膏剂等。中药制剂的生产是一个复杂的过程，涉及多个生产环节，且影响因素较多，从制剂工艺、中药提取精制、质量控制、药用辅料，以及包装、贮藏、运输等各个环节都可能对中药制剂的安全性产生影响。

1. 制剂工艺 中药制剂的制备需经过提取、浓缩、分离、纯化等精制提纯过程，目的主要是去除无效杂质或有毒成分，提高有效成分浓度。但也会改变药物的化学成分，提高目标成分含量，在一定程度上增加药物的临床用药剂量，从而增加了临床用药安全风险。

含有挥发性成分的中药，采用水蒸气蒸馏、超临界流体萃取等方法后，大部分挥发性成分转移至产品中，明显提高了药物挥发性成分的利用率，但同时也增加了胃肠道不良反应的发生概率。某些动物药材，如海龙、海马等，采用传统水提工艺，提取的大部分成分为蛋白质、氨基酸等，而采用有机溶剂为溶媒进行提取时，脂肪酸类成分提取出来，则可能增加药物的不良反应。传统口服制剂中蛇床子多采用水提工艺，蛇床子素含量较低，不良反应报道较少；而复方蛇床子制剂（含蛇床子挥发油）采用醇提工艺，头晕、心悸、出汗、胸闷、口舌发麻、恶心等不良反应明显增加。仙牛健骨颗粒Ⅲ期临床发现严重肝损害病例，原因是处方中补骨脂采用醇提工艺后，富集了补骨脂中的香豆素类成分，故临床试验被终止。

2. 中药提取精制 中药提取精制过程中，一些大分子化合物，如淀粉、糖类、鞣质等杂质成分残留有可能对机体产生风险。如双黄连注射剂，含植物色素、鞣质、蛋白质等成分，可能引起过敏等不良反应。现代制剂工艺常应用有机溶剂、吸附剂等，会存在有机溶剂残留、絮凝剂残留等，使产品存在安全隐患。如香丹注射液除药材本身的成分和鞣质等杂质外，制剂过程中采用水提醇沉工艺，若乙醇未能完全回收，注射时往往会引起局部刺激和红肿。

3. 质量控制 中药成分复杂，大多为复方制剂，且目前中药质量标准尚不完善，多数是对目标成分进行定性、定量分析，无法对影响安全的物质种类及含量进行有效监控，特别是注射剂的质量控制难度更大，故中药注射液出现不良反应较多。

中药的不良反应，一方面与中药含有的大分子物质有关，在制剂工艺过程中，除杂和精制程度不够，杂质含量太高，增加了不安全因素。另一方面与中成药制剂的质量，尤其是注射剂的质量密切相关。因注射剂肌内注射吸收迅速、静脉注射直接进入血液循环，若杂质残留、质量不稳定则易产生过敏反应。

在相同的生产工艺条件下，不同厂家生产的同一中药制剂，甚至同一厂家生产的同一中药制剂的不同批次间的有效成分含量、杂质种类和含量，以及有毒成分含量也会有一定差异。如据报道，不同厂家不同批次的鱼腥草注射液分析发现，辅料吐温 -80 含量相差 8 倍。某些中药生产企业设备、生产技术和检测手段相对落后，质量管理体系不完善或相对滞后，致使产品质量缺乏保证也是影响中药安全性的重要原因。

4.药用辅料　是药物制剂必不可少的辅助成分，亦是中药制剂安全事件发生的原因之一。亚硫酸盐是一类很早就广泛使用的口服制剂或注射剂中的抗氧剂。亚硫酸盐直接进入血液系统对机体具有一定的毒性。据统计，约5%的哮喘患者对亚硫酸盐敏感，产生类似哮喘的过敏症状，如喘息、呼吸困难等。

口服液中增加抑菌剂、助悬剂、稳定剂、矫味剂和着色剂等，注射剂中增加增溶剂、抗氧剂、金属离子络合剂等都会增加不良反应的发生。如吐温−80是注射剂和口服液制剂常用的增溶剂和乳化剂，应用不当就会引起休克、呼吸困难、低血压、血管性水肿、皮疹等过敏反应。

六、包装

包装是影响中药安全性的因素之一。药品包装分内包装和外包装。内包装直接与药品接触，外包装保护内包装。内外包装选择失当，就会影响中药的稳定性，使其受到污染，产生不安全因素。如塑料包装的药品比玻璃包装的药品更容易吸潮，但塑料包装更抗压，不易破坏。注射剂不易发现的细小裂纹会产生严重的安全性事件。

七、说明书

中成药说明书在指导非处方药（OTC）和处方药的使用，以及避免药物不良反应方面发挥着不可替代的作用。部分中药虽已上市多年，但其说明书对不良反应信息描述不够全面，不良反应、禁忌、注意事项、特殊人群用药和药物相互作用等信息表达不够准确，缺乏中西药联合使用注意、含毒药材中成药的用药警示等内容，从而影响安全合理用药。如中西药复方制剂维C银翘片、感冒灵颗粒等，说明书多未注明所含西药的成分和含量，或对所含西药成分与其他药物相互作用的提示较少，患者自行服用时，容易造成叠加超剂量使用而导致不良反应。2021年国家药品监督管理局要求修订小柴胡制剂非处方药的说明书。其中【不良反应】项应当包括："监测数据显示，本品可见以下不良反应：恶心、呕吐、腹胀、腹痛、腹部不适、腹泻、皮疹、瘙痒、潮红、多汗、头晕、嗜睡、胸部不适、过敏反应、心悸等。"【禁忌】项应当包括："对本品及所含成份过敏者禁用。"2022年国家药品监督管理局要求修订磷酸/盐酸川芎嗪制剂的说明书，注射剂说明书增加警示语："本品可致严重过敏反应（包括过敏性休克），应在有抢救过敏性休克条件的医疗机构中使用。本品给药期间应对患者密切观察，一旦出现过敏反应或其他严重不良反应须立即停药并及时救治。"口服制剂说明书【禁忌】项应包括："对本品及所含成分过敏者禁用。脑出血或有出血倾向的患者禁用。孕妇禁用。"可见，根据不良反应监测报告逐步修订完善药品说明书，对保障用药安全、减少不良反应的发生将起到重要作用。

第二节　机体因素

一、年龄

药物不良反应的发生率与患者的年龄有很大关系。儿童、老年人和青壮年对药物的反应各有差异。一般来说，幼儿和老年人比成人易于发生不良反应。

儿童，尤其是婴幼儿，各系统器官功能不健全，肝脏对药物的解毒作用与肾脏对药物的排泄功能低下，肝酶系统发育尚未完善，易发生药品不良反应 / 事件。2016 年国家药品监督管理局《国家药品不良反应监测年度报告》显示，14 岁以下儿童，中药不良反应 / 事件占 8.0%；2021 年《国家药品不良反应监测年度报告》显示，14 岁以下儿童，中药不良反应 / 事件占 5.7%。虽然儿童不良反应 / 事件报告占比有所下降，但儿童作为特殊用药人群，对药物较为敏感，耐受性较差，仍需特别关注儿童用药安全。

老年人对药物的耐受能力和代谢能力较成人弱，肝、肾等功能逐渐衰退，导致药物代谢清除率降低，使药物血浆半衰期延长，易引起药物蓄积中毒。老年患者由于基础疾病、合并用药等影响，导致老年人不良反应 / 事件发生率明显高于其他人群。2016 年国家药品监督管理局《国家药品不良反应监测年度报告》数据显示，65 岁以上老年患者，中药不良反应 / 事件占 24.7%；2021年《国家药品不良反应监测年度报告》数据显示，65 岁及以上老年患者，中药不良反应 / 事件占29.3%。老年人作为特殊用药人群，药物不良反应占比持续升高，提示临床应重点关注老年患者的用药安全。

二、性别

不少报告显示，女性的药物不良反应率高于男性。女性由于有月经、妊娠、哺乳等特殊生理阶段，受内分泌激素的影响，对某些中药具有特殊的敏感性。如月经期、妊娠期对泻下药敏感，大黄、芒硝、番泻叶、甘遂、大戟、巴豆等可导致盆腔充血引起月经过多、早产或流产；活血化瘀药大多易动血，孕妇及月经过多者应慎用，如三七可致月经增多，丹参可致阴道不规则出血，雷公藤可致月经紊乱等；部分破血药可导致堕胎，孕妇应禁用，如水蛭、虻虫、麝香等。妊娠期特别是孕早期的女性，必须禁用有致畸危险的中药。哺乳期还需慎用有影响乳汁分泌作用的中药，如麦芽、谷芽等。

三、体质

1. 过敏体质　是指在先天遗传基础上形成的一种特异体质。过敏反应是少数过敏体质者，经致敏后机体对某种抗原物质产生的异常免疫反应。过敏反应与药物作用和剂量无关，是难以预料的不良反应。临床表现主要有皮疹、药热、哮喘，甚至过敏性休克。

中药材中存在着一些植物和动物蛋白，如全蝎、蜈蚣、僵蚕、地龙、蝉蜕等，这些蛋白有的具有较强的抗原活性，一旦进入机体易使机体致敏。中药注射液中残留的蛋白质、多糖、鞣酸蛋白等高分子杂质，以及配制溶媒均可能成为致敏原。一项回顾性研究表明，中药引发过敏反应的主要危险因素有过敏史、剂型、给药途径、配制溶媒等；中药注射剂是引发过敏反应的主要剂型，且易引发过敏性休克等严重不良反应；中药致敏原分析结果显示，金银花、黄芩、连翘、栀子等为临床高致敏可疑中药材，且栀子、鱼腥草、板蓝根等为致过敏性休克发生的高风险药材；β - 谷甾醇、绿原酸、棕榈酸等成分与中药过敏反应的发生高度相关。

2. 特异质　是指某些人对药物反应特别敏感，反应性质也可能与常人不同。特异质反应又称特应性反应，是指个体对有些药物的异常敏感性，与遗传有关，与药理作用无关。特异质大多是因机体遗传或缺乏某种酶造成的。如新加坡"黄连事件"，婴儿服用含小檗碱的制剂引起新生儿黄疸；有患者口服板蓝根糖浆，常规剂量下发生急性溶血性贫血，均可能与患者体内缺乏葡萄糖 -6- 磷酸脱氢酶有关。一项大规模药物性肝损伤病例的回顾性分析结果显示，排除易混淆诊断肝病，排除联合应用具有肝毒性西药，排除伪品、重金属或农残或真菌毒素污染等因素，结合生药学鉴定，推测何首乌肝损伤可能与特异质相关。

四、病证状态

患者处于某些基础病理状态下，机体对药物的反应能发生量与质的变化，从而影响或改变药物的作用，甚至产生不良反应。

患有肝肾疾病的患者，药物代谢速度减慢，容易导致药物蓄积而发生中毒。尤其是使用有毒中药时，应全面考虑机体肝肾功能情况，防止剂量过大、时间过长导致不良反应。

中医强调辨证论治，药不对证是引起中药不良反应最常见的原因。如黄连、黄芩、黄柏等苦寒之品，根据"热者寒之"原则，用于多种实热证效果显著；若误用于虚寒证，反而会损伤脾胃阳气，引起便溏、腹泻等不良反应。

基于"有故无殒"理论，有学者研究发现，大黄及其炮制品在不同病证状态下，如慢性肝损伤、急性或慢性肾衰竭大鼠的耐受性与量－毒－效关系存在显著差异，其中四氯化碳（CCl_4）致慢性肝损伤模型大鼠的耐受性显著高于正常大鼠 $2 \sim 4$ 倍。何首乌除具有较典型的特异质肝损伤特征外，肝损伤病例多见于与免疫异常活化相关的疾病，如白癜风、银屑病、类风湿关节炎等。

一项对门诊患者的不良反应主动监测结果显示，使用含黄连的中药汤剂的 201 例患者中，不良反应发生率为 8.95%，排便次数增多 10 例，便秘 4 例，恶心反胃 4 例。不良反应发生除与用药剂量、药物配伍相关外，还与患者寒热不同体质密切相关。

第三节 临床用药因素

临床用药过程中影响中药安全性的因素主要有医护因素、药师因素和患者因素等。

一、医护因素

（一）医师

临床用药过程中，首先需要医师进行辨证与辨病，明确诊断，在此基础上进行组方配伍，同时说明给药途径、用药剂量、给药周期等，这些均可影响临床安全用药。

1. 辨证诊断 中医治病强调辨证论治，药证相符则产生治疗效果，药不对证则产生毒副作用。临床辨证、辨病失误，用药不当或不经辨证随意用药，是影响临床用药安全的重要因素。如热证、阳证误用温热药物，阴证、寒证误用寒凉药物，均易导致耗损阴津和损伤阳气。滥用补益药也是临床常见不良反应之一。如人参为补虚佳品，但无虚证者滥用人参，非但无补益作用，还可引起不良反应——人参滥用综合征，表现为中枢神经系统过度兴奋、心律失常、血压升高等。因此，临床使用中药，当注意辨证用药，减少不良反应发生的可能性。

2. 组方配伍 复方是中药临床应用的主要形式，复方中各药物通过合理配伍，可扩大治疗范围，增强临床疗效，降低药物毒副作用。若组方配伍不当，则可使药效减弱，甚或产生不良反应。如麻黄、杏仁都能止咳平喘，但单用大剂量麻黄会导致中枢神经系统和心血管系统兴奋而出现烦躁不安、心悸心慌。单用大剂量杏仁可导致氢氰酸中毒而抑制呼吸。若在有效剂量范围内将麻黄与杏仁配伍治疗咳喘，不仅疗效优于单用麻黄或杏仁，还可减少不良反应。经过长期的临床实践，中医药学家将不宜同时使用的中药归纳为配伍禁忌，如"十八反"和"十九畏"等。医生临床处方用药时，要讲求配伍法度，凡属"十八反""十九畏"中的禁忌，若没有充分根据和应用经验一般应避免使用。

3. 给药途径 不同的给药途径可影响药物的吸收速度、吸收量和血浆浓度，影响中药的临床安全应用。中药临床给药途径包括体内给药和体表给药两大类。体内给药有口服、肌内注射、皮下注射和静脉注射等。体表给药有皮肤给药和黏膜给药等。体内给药其成分易被机体吸收，并很快分布于全身。体表给药是靠皮肤、黏膜等吸收药物成分，吸收速度相对缓慢，吸收量也相对小，对人体的作用相对缓和。如雄黄有毒，2020年版《药典》规定剂量为0.05～0.1g。超剂量口服，可能导致中毒或死亡；若依法外用，局部小面积使用，则相对安全。

中药传统的给药途径以口服为主。口服具有经济、方便、安全等优点，但也存在起效慢、受消化道和患者因素影响药效的不足。静脉滴注、肌内注射相对口服给药不良反应发生率高，静脉注射易致静脉组织损伤等。选择给药途径时，应遵循WHO"能口服不肌内注射、能肌内注射不输液"的原则，减少不良事件的发生。

4. 用药剂量 药物毒性反应的发生和危害的轻重主要取决于用药剂量。超剂量使用是引起不良反应最常见的原因。中药用药剂量不规范是中药临床应用的普遍问题。主要原因如下：①古今计量单位的变化：古代重量（斤、两、钱等）、容量（斗、升、合）多样，与现代临床使用的重量（kg、g、mg）、容量（L、mL）只是近似换算。②中药应用剂量范围较大，常用的中药饮片一般质轻者为3～10g，质重者为10～30g，上下限量相差3倍之多。③医生用药和处方习惯：临床上应用某些动物药习惯以条、对等为单位计量，会造成因动物个体差异导致的用量差异。如蜈蚣，辛，温，有毒，2020年版《药典》规定的剂量为3～5g，但调配处方时多以条为基本单位，而蜈蚣小者仅0.5g，大者可达2g，相差4倍。用体型大者会因用量过大而产生不良反应。部分医生临床用药随意性较大，如番泻叶，一般入汤剂3～9g，入丸、散1～3g，有的医生处方用量竟达50g以上，患者服后即腹泻，排出黏液样血便、肉眼血尿。④其他原因导致临床药物用量过大。有报道显示，超剂量应用丹参注射液可致心动过缓和低血压性休克。

5. 给药周期 用药时间要根据病情和药物特点决定，一般药物达到治疗效果后要及时停药，如非必要的长期用药，很可能会产生不良反应，影响临床用药的安全。中药临床应用中普遍存在长期用药的情况，主要原因：①中药大多起效较慢，较长用药时间才能使药物作用充分发挥出来。②中药多用于治疗各种慢性疾病，病情需要长期用药。③对长期应用中药的危害性认识不足，未能及时停药。长期应用某种药物，尤其是代谢速度缓慢的药物，容易导致药物在体内蓄积而发生不良反应。如曾有长期服用含关木通的龙胆泻肝丸导致肾衰竭的报道。一些药性平和，中医学认为无毒的药物长期应用也会导致一定的不良反应。如甘草，味甘，性平，无毒，但长期大剂量服用也会出现水肿、高血压、低血钾等假性醛固酮增多症。临床应用中药，不仅要考虑每次的用药剂量，还要考虑用药时间和用药总量。必须长期用药的要采用间歇用药、及时停药或逐渐减量等措施，防止因用药时间过长而发生不良反应。

（二）护士

护士既是药物治疗的实施者，也是患者用药前后的监护者。护士在患者用药过程中发挥着重要作用，执行医嘱、药物配制管理、患者用药后监护、发现不良反应都是护士参与药物治疗的重要环节。如注射剂配制时溶度过高、无菌操作不当、药液混合不均等均存在安全隐患。护士在给药过程中尤其在首次使用新药的时候，担负着非常重要的观察任务。在中药注射剂与化学药注射液静脉滴注时，采用空白溶媒冲洗输液器规范操作，可减少不良反应的发生。

二、药师因素

随着我国临床药学的发展，临床药师在处方审核、患者指导、用药咨询、治疗药物监测等方面发挥越来越重要的作用。

1. 处方审核 临床药师的职责是与临床医师一起为患者设计和提供最安全、合理的用药方案，避免药物间的不良相互作用。根据医师的处方医嘱，进行审核调配，提供有针对性的用药指导。若药师审核不仔细，未能及时发现用药方案中的问题，有可能导致不良反应的发生。如医生开的药物超剂量或存在配伍、病证禁忌等情况，药师未能审核发现，及时纠正，则可能导致不良反应的发生。药师负责对药物进行管理和调配，如果出现差错，就会出现安全隐患。

2. 指导煎服方法 汤剂是中药临床最常用的剂型。煎煮中药在器皿的选择、火候的大小、煎药的先后、煎煮时间的长短等方面都颇为讲究。正确的煎煮方法，不仅能使药物充分发挥疗效，还能降低药物的毒副作用。煎煮方法不当不仅会使药物的疗效降低，还有可能引起不良反应。如附子先煎，既可促进附子中毒性成分乌头碱类生物碱的水解，降低附子毒性，还可促进生成消旋去甲乌药碱、氯化甲基多巴胺、去甲猪毛菜碱等活性成分，从而提高疗效。若煎煮时间不够，毒性成分含量较高，则易造成中毒。

中药的服用方法，如服药次数、间隔时间、饭前饭后、宜温宜凉都要根据药物的性质、剂型、功用，以及疾病的表现、病情的缓急轻重等确定。因煎服方法不正确而导致的不良反应须予以重视。

3. 指导中西药合理使用 中药与西药用药指导思想不同，药物来源不同，因此两类药物的联用是一个较为复杂的问题。目前认为，中西药合用产生不良反应的影响因素主要有以下几方面：①发生理化反应：如双黄连注射剂与氨基糖苷类、大环内酯类等抗生素按常规剂量配伍会产生沉淀，穿琥宁注射液与丁胺卡那霉素、环丙沙星、氧氟沙星配伍会产生沉淀，亦可与稀释所用的溶媒如葡萄糖、生理盐水等产生不溶性微粒或使原有不溶性微粒增加。临床应用时如对中药注射剂相关配伍禁忌不加注意，易引起不良反应。②影响药物的吸收、分布、代谢、排泄等体内过程。有机酸含量高的中药（乌梅、山楂、五味子）制剂，如与磺胺类药物同用，有机酸会使尿液偏酸性，可使磺胺类药物在肾小管溶解度降低而析出结晶，引起腰痛、结晶尿、少尿、血尿、无尿，甚或急性肾衰竭。③在药效学方面产生不利影响，使药物的疗效下降或发生不良反应。如含有麻黄碱的中成药麻杏止咳片、小青龙合剂、消咳宁片，与降压药同用，麻黄碱的拟肾上腺素作用可使小动脉和小静脉收缩压升高，降低降压药作用；与强心苷类药同用，可增强强心药对心脏的毒性，引起心律失常。

4. 用药咨询 药师需向患者解释药物的使用方法、用药时间、用药剂量，服用中药时的宜忌等，并将可能发生的反应告知患者，提高患者对中药效用的认知，促使患者按医嘱科学用药。

5. 用药监测 临床药师需追踪监测患者的用药效果及不良反应，对可能出现的不良反应要及时向临床医生报告，便于临床医生及时对患者实施救治，确保临床安全用药。

三、患者因素

患者在临床用药过程中，常出现对医师或药师用药指导理解不当，不遵医嘱用药，不遵照药品说明书用药等误用、滥用行为，或者由于药品说明书信息不全，听信偏方，自行用药等存在用药安全隐患。有报道患者用含朱砂的中药偏方治疗癫痫病，将朱砂 3～5g 放入猪心中炖 2 小时后服用，共服 10 天，导致消化道、皮肤、造血器官等严重损伤。

第四节　安全隐患实例分析

案例一

含关木通制剂致肾损害

【案例】

患者，女，48 岁，因卵巢囊肿从 1998 年 6 月开始间断服用龙胆泻肝丸，每次 6g，每日 3 次，共服约 20 盒。2000 年 1 月 5 日患者出现双眼睑浮肿，双下肢凹陷性水肿，自觉乏力，夜尿增多，继之出现蛋白尿。入院检查：血压 200/100mmHg；尿蛋白 75mg/dL，尿糖 100mg/dL；Cr 392.60μmol/L，BUN 18.20mmol/L，HCO_3^- 18.60mmol/L，24h CCr 24mL/min；尿浓缩功能：6AM 1.018，8AM 1.016，10AM 1.016。B 超：双肾体积偏小，弥漫性病变。临床诊断为肾小管间质性肾病。经治疗 23 天后，患者病情平稳。

〔资料来源：警惕感冒通（片剂）的出血性不良反应，龙胆泻肝丸与肾损害、阿司咪唑（片剂）的不良反应与药物相互作用、酮康唑（片剂）与肝损害、甲紫溶液的安全性问题．国家食品药品监督管理局．药品不良反应信息通报，2002 年第 2 期〕

【分析】

1. 发生机制

（1）药物因素　本案所用龙胆泻肝丸是由龙胆、柴胡、黄芩、栀子（炒）、当归（酒炒）、生地黄、泽泻、关木通、车前子（盐炒）、甘草（蜜炙）制备而成的复方制剂。本案主要因混用不同品种来源的木通而导致安全隐患。龙胆泻肝丸处方中含有木通，历代记载为无毒的木通科植物木通、三叶木通或白木通的藤茎，某些地方毛茛科的川木通和马兜铃科的关木通也为木通的常用来源。1990 年版《药典》中龙胆泻肝丸处方中木通改为马兜铃科的关木通。关木通含有马兜铃酸，具有明显的肾脏毒性，导致的肾损害称马兜铃酸肾病（AAN），以肾小管间质病变为主，以肾间质中少量炎性细胞浸润为特征。病变往往呈不可逆性进展，即使停药后肾功能损害仍难以逆转。

（2）临床用药因素　短程超剂量使用含马兜铃酸的药物可引起急性肾功能衰竭；小剂量长期服药呈现慢性肾毒性反应。本例患者长期用药，引起马兜铃酸在体内的蓄积而导致肾毒性发生。此外，龙胆泻肝丸组方以苦寒药物为主，治疗肝胆实火和肝胆湿热之证，使用时必须严格针对适应证，若不经辨证任意施用，易导致不良反应。

（3）患者机体因素　马兜铃酸肾病的发生与患者机体因素也有密切关系。肾脏功能不正常者使用含马兜铃酸的药物更易导致肾损害；亦有报道高敏体质患者，仅短时间用正常剂量即导致肾毒性。

2. 用药预警

（1）药物因素　国药监注〔2003〕121 号文件"关于取消关木通药用标准的通知"中，已取消关木通的应用，以木通替代。

（2）临床用药因素　药物必须在医师指导下严格按照适应证使用，避免大剂量、长疗程服用。用药期间定期检查肝肾功能，一旦出现肝肾损害，应立即停药；并采取对症治疗措施，如维持水、电解质及酸碱平衡；采取中西医结合药物治疗，采用益气养血固肾、和胃降逆、活血化瘀、通腑泻浊等辨证治疗。

（3）患者机体因素 对患有肾脏病、肾功能不正常者应慎用或禁用本品，治疗期间密切监测肾功能。注意患者个体差异，有过敏史患者应慎用；孕妇、新生儿禁用；儿童及老人一般不宜使用。

案例二
马钱子及其制剂致中毒反应

【案例】

典型案例1：

患者，男，58岁，因右肩肩周疼痛复发就诊。患者自述已有10年病史。经检查，该患者右肩肩周压痛感明显，且右臂外展功能受阻，并伴外感风寒症状，诊断为外感风寒诱发的风寒湿型肩周炎，以祛风除湿、活血通络兼温里散寒法治之。

处方：制附子5g，路路通30g，海风藤15g，防风10g，秦艽10g，泽兰10g，当归15g，威灵仙15g，川芎10g，老鹳草15g，姜黄10g，虎杖10g，伸筋草30g，路路通30g，丝瓜络30g，羌活10g，生麻黄5g，制马钱子粉（吞服）0.5g。

患者服至第4剂时，出现意识模糊、呼吸困难、惊厥抽搐、牙关紧闭、颈肌强硬、角弓反张。经过吸氧、静脉缓慢注射戊巴比妥钠（剂量为0.2g），以及静脉滴注葡萄糖生理盐水治疗，约6小时后，中毒症状消失，意识恢复正常。患者追诉，服用前几剂时曾有焦虑躁动、呼吸不畅感，自认为是药物的正常作用，未引起注意。

［资料来源：沈玲儿.中药不良反应案例分析及临床意义.海峡药学，2011，23（6）：268-269］

典型案例2：

患者，男，43岁，因张口困难3天，抽搐1天急诊入院。患风湿性关节炎5年余，3天前服用风湿马钱片5片，约1小时后出现张口困难、面部表情僵硬、口周麻木，无头晕头痛、恶心呕吐、腹痛腹泻等不适，未停药，张口困难进行性加重。1天前再次服药后出现颈项强直、牙关紧闭、角弓反张、肢体强直、抽搐，持续约1分钟后自行缓解，声光刺激后频繁发作，无意识模糊、呼吸困难、胸闷、二便失禁等，急来我院就诊。查体：体温37.8℃，脉搏112次/分，呼吸23次/分，神志清醒，精神萎靡，发作时呈苦笑面容，双侧瞳孔等大等圆，直径约3mm，对光反射灵敏，双肺呼吸音粗，未闻及干湿性啰音。心率105次/分，律齐。查肝功、心肌酶：AST 265U/L，CK 2272U/L，CK-MB 46.8U/L，LDH 306U/L。电解质及肾功能正常。心电图示窦性心动过速。立即给予心电监护、吸氧，苯巴比妥钠针、地西泮针镇静，减少抽搐发作；建立静脉通路，大量补液、利尿以促进毒物排泄，并给予保肝药物、保护胃黏膜、营养支持及对症支持治疗。住院期间颈项强直、肢体抽搐、牙关紧闭等间断发作，但发作持续时间及频率较前逐渐减少，20天后康复出院。

［资料来源：菅俊民，许玉珉.马钱子中毒1例临床报道.中医临床研究，2015，7（25）：29］

【分析】

1.发生机制

（1）药物因素 风湿马钱片由马钱子、僵蚕、乳香、没药、全蝎、牛膝、苍术、麻黄、甘草组成；常用量为1次3～4片，极量为1次5片，1日1次。中毒事件主要与马钱子的不良反应表现相似。马钱子有大毒，需炮制减毒后入丸、散用，每日0.3～0.6g。马钱子安全范围窄，用药剂量稍大（或相对剂量过大，如炮制不规范、制剂中马钱子粉分布不均匀致该药中毒性成分含量过高），即可引起脊髓兴奋而发生惊厥。现代研究认为，马钱子主要的有效成分为生物碱类士的宁和马钱子碱，同时也是有毒成分。其对中枢神经系统有广泛的兴奋作用，可增强脊髓的兴奋性和反射强度，使骨骼肌和内脏平滑肌紧张度增加；能兴奋延髓呼吸中枢和血管运动中枢，使呼吸加深加快、血压升高；并可提高大脑皮质感觉中枢功能，对自主神经中枢也具有兴奋作用，中毒量可抑制呼吸中枢。士的宁还能增强阻止胆碱酯酶破坏乙酰胆碱的作用，使肠蠕动加强，导致腹痛、腹泻。士的宁和马钱子碱大剂量使用时均可阻断神经肌肉传导，呈现箭毒样作用。此外，方中全蝎有毒，毒性成分为蝎毒，一种类似蛇毒神经毒的蛋白质，毒性反应常表现为呼吸系统毒性反应与神经系统中毒反应。全蝎用量过大可致头痛头昏、血压升高、心慌心悸、烦躁不安，甚则血压突然下降、呼吸困难、发绀、昏迷，最后多因呼吸麻痹而死亡；麻黄中所含的麻黄碱能够兴奋大脑皮质和皮质下中枢，引起精神兴奋、失眠等症状，亦能兴奋中脑、延髓呼吸中枢和血管运动中枢。

（2）临床用药因素　马钱子属大毒中药，安全范围小，使用不当易发生不良反应。案例2应用风湿马钱片用量虽在说明书规定范围之内，但初始即用了极量，属于大剂量使用。此外，方中尚有全蝎、生麻黄等具有中枢影响作用的中药，与马钱子同用可增强对中枢的兴奋性。

（3）患者机体因素　个体对马钱子的耐受性、反应性存在差异，个别特异体质患者，应用很小剂量的马钱子也会出现不良反应。

2. 用药预警

（1）药物因素　马钱子内服必须经过严格规范的炮制，掌握好火候，以减轻药物的毒性。

（2）临床用药因素　①严格控制用药剂量：马钱子内服多入丸、散剂或研末冲服，剂量为每日 0.3～0.6g，不可超剂量用药；初次服用应由小剂量开始，逐渐递增；外用时亦应掌握用量不可过大，否则亦有引起马钱子中毒的可能性。②警惕毒物蓄积作用：马钱子排泄慢，长期服用时要警惕其毒性蓄积作用，如必须长期服用，可考虑间歇用药。③合理配伍药物：临床该药多入复方中应用，复方中若与其他具有中枢兴奋作用的药物配伍需密切监测不良反应。有报道显示，马钱子配伍白芍、生地黄、白术、苏木等可降低其毒性，减少不良反应的发生，组方时可适当考虑。④马钱子内服时必须以辨证为前提，对证用药，严防误用、滥用。⑤如果出现舌麻，口唇发紧，轻度头痛、头晕，全身肌肉轻度抽搐，应立即减量并及时报告医师或药师。若出现惊厥要及时停药，就诊并进行对症治疗。

（3）患者机体因素　注意个体差异。孕妇忌用，老人、儿童及运动员慎用。

案例三

何首乌及其成方制剂致肝损伤

【案例】

患者因反复恶心、乏力伴黄疸 1 年余，加重 1 周就诊。患者曾先后两次因恶心、乏力伴黄疸在当地医院住院治疗，甲、乙、丙、丁、戊型肝炎病毒学检测均阴性，经保肝治疗后好转出院。1 周前，患者再次出现黄疸，为明确诊断，转院就诊。详细询问病史，患者既往无慢性肝炎史，无肝炎接触史和家族史，无长期饮酒史，无药物过敏史。患者 1 年前因白发症，按民间偏方将单味中药何首乌研成面状，每日两勺（约 10g）口服。服药 1 个多月时，出现恶心、乏力，未引起注意；连续服药 3 个月时，出现黄疸，肝生化指标异常；在其后的两次肝病复发前均服过何首乌数日。辅助检查：肝生化指标 ALT 87U/L，AST 117U/L；检查排除甲、乙、丙、丁、戊型肝炎。

诊断为药物性肝炎。嘱患者停服何首乌，予保肝、对症治疗。药后患者肝功能恢复正常，未再复发。

［资料来源：关注口服何首乌及其成方制剂引起的肝损伤风险．国家食品药品监督管理总局．药品不良反应信息通报，2014 年第 61 期］

【分析】

1. 发生机制

（1）药物因素　何首乌来源于蓼科植物何首乌的干燥块根，有生用和制用两个品种。何首乌含有可能导致肝损伤的成分。研究认为，致肝毒性的物质与二苯乙烯苷类、大黄素等蒽醌类及儿茶素等鞣质成分相关。临床调查发现，何首乌致肝损伤的患者中，很大比例为水煎代茶饮、泡酒、打粉水冲服等。有研究显示，打粉后服用时药物溶出度增加，肝毒性明显增加。毒理研究表明，何首乌应用随着时间的延长、应用量的增多而对肝脏的毒性作用增强。生何首乌与制何首乌均能导致肝损伤，但生何首乌的毒性更大。

（2）临床用药因素　何首乌导致肝损伤的原因主要包括超剂量、长期连续用药；临床辨证失误或不经辨证随意滥用药物；同时使用其他可导致肝损伤的药物。

（3）患者机体因素　患者本身肝功能异常，或者因个体差异过于敏感或耐受性较差，服用何首乌及其成方制剂后易引起肝损伤。

2. 用药预警

（1）药物因素　医生处方或药店售药时，应向患者提示何首乌的不良反应，尤其是应用生何首乌时更应注意。

（2）临床用药因素　医务人员在使用何首乌及其成方制剂前，要详细了解患者的疾病史和用药史，对证用药，严格按说明书用法用量服用，不得超剂量、长期连续用药；避免同时使用其他可导致肝损伤的药物；服用何首乌及其成方制剂期间，注意观察与肝损伤有关的临床表现。若服药期间发现肝生化指标异常或出现全身乏力、食欲不振、厌油、恶心、尿黄、目黄、皮肤黄染等可能与肝损伤有关的临床表现时，或原有异常的肝生化指标、肝损伤临床症状加重，应立即停药并就医。

（3）患者机体因素　注意特殊人群用药安全。有肝病史者，或变态反应疾病者，避免使用何首乌及其成方制剂；有服用何首乌及其成方制剂引起肝损伤个人史者避免再次使用；老年人、儿童、孕妇应谨慎使用。

【复习思考题】

1. 引起中药安全隐患的主要因素有哪些?

2. 临床药师应从哪些方面加强药学服务，减少中药不良反应的发生?

第四章
中药安全性评价

【学习要求】

1. 掌握中药上市后安全性再评价的基本方法。

2. 熟悉中药新药临床前安全性评价、中药上市前临床安全性评价内容。

3. 理解中药安全性评价的辩证观，培养学生的科学精神及批判性思维。

中药安全性评价是保证中药用药安全有效的重要组成部分。中药安全性评价主要包括临床前安全性评价、上市前临床安全性评价和上市后的安全性再评价。

临床前安全性评价为新药临床前研究的重要内容，是新药进行临床试验前必须完成的实验研究，一般采用实验体系（实验动物、细胞及器官等）进行初步的安全性评价，为临床试验提供安全保障。

上市前临床安全性评价主要为临床试验。药物临床试验分为Ⅰ期临床试验、Ⅱ期临床试验、Ⅲ期临床试验、Ⅳ期临床试验以及生物等效性试验。根据药物特点和研究目的，研究内容包括临床药理学研究、探索性临床试验、确证性临床试验和上市后研究。药物临床试验是指以药品上市注册为目的，为确定药物安全性与有效性在人体开展的药物研究，上市前主要为Ⅰ～Ⅲ期临床试验、生物等效性试验等。

临床研究应遵循我国药品注册管理的相关要求，并根据国家药品监督管理部门的要求及药品监督管理部门转化实施的国际人用药品注册技术要求协调会（ICH）相关技术指导原则，开展临床试验。

中药上市后的安全性再评价涉及Ⅳ期临床试验和上市后安全性评价等内容。其目的是考察在广泛使用条件下的药物疗效和不良反应，评价在普通或者特殊人群中使用的利益与风险关系，以及经济学问题等。

在进行中药安全性评价时，要遵循实事求是的原则，坚持中药特点，要恪守相关的法律法规，客观、辩证地分析及确认不良反应，客观描述其症状、严重程度、损伤的组织器官及功能。无论是临床前安全性评价、上市前临床安全性评价，还是上市后的安全性再评价都要在遵守《关于善待实验动物的指导性意见》或《涉及人的生物医学研究伦理审查法》下实施，以保障实验动物和受试者相关权益，尊重生命。

第一节　中药临床前安全性研究与评价

中药临床前安全性研究与评价是中药新药研究的重要内容，中药临床前安全性评价要遵循相关的法规和指导原则进行，相关法规有《药品管理法》《中华人民共和国中医药法》及《药品注册管理办法》，相关的指导原则有《中药、天然药物急性毒性研究技术指导原则》《中药、天然药物长期毒性研究技术指导原则》《中药、天然药物一般药理学研究技术指导原则》《中药、天然药物免疫毒性（过敏性、光变态反应）研究技术指导原则》《中药、天然药物局部刺激性和溶血性研究技术指导原则》等，其中"未在国内上市销售的从植物、动物、矿物等物质中提取的有效成分及其制剂"应进行遗传毒性试验、生殖毒性试验、致癌试验及动物药代动力学试验，应参考《药物遗传毒性研究技术指导原则》《药物致癌试验必要性的技术指导原则》《药物非临床依赖性研究技术指导原则》等进行研究。药理毒理研究综述应按照《中药、天然药物综述资料撰写的格式和内容的技术指导原则——药理毒理研究资料综述》进行撰写。为规范新药临床前安全性评价研究，国家药品监督管理部门颁布了《药物非临床研究质量管理规范》及《药物非临床研究质量管理规范检查办法（试行）》，依照此文件的规定对药物非临床安全性评价研究机构实施 GLP 检查，要求药物非临床安全性评价研究必须在符合 GLP 要求的机构中进行。

中药创新药，应尽可能获取更多的安全性信息，以便于对其安全性风险进行评价。根据其品种特点，对其安全性的认知不同，毒理学试验要求会有所差异。

一、概述

1. 概念　中药非临床药理研究指为评价药物安全性，在实验室条件下，用实验系统进行各种毒性试验，包括单次给药的毒性试验、反复给药的毒性试验、生殖毒性试验、遗传毒性试验、致癌试验、局部毒性试验、免疫原性试验、依赖性试验、毒代动力学试验及与评价中药安全性相关的其他试验。毒理学研究资料应列出试验设计思路、试验实施过程、试验结果及评价。

2. 目的　中药临床前安全性评价的主要目的：①为预测新药上市后对人体的有害程度提供安全性评价数据。②为了解药物的安全性而开展的安全性评价。如针对毒性或具有潜在用药风险的中药进行的毒性研究，获取药物的安全信息，以便更好地指导临床用药。

3. 意义　中药新药的毒理研究贯穿中药新药研发的整个过程，是研究和评价中药安全性及药品全生命周期管理的重要环节，客观、准确地评价药物非临床安全性，将为药物进入临床试验和上市提供可靠的非临床安全性信息。

二、评价内容

中药临床前安全性评价涉及内容广泛，包括毒理学研究、一般药理学研究及补充的安全性评价研究等内容。毒理学研究包括单次给药毒性试验，重复给药毒性试验，遗传毒性试验，生殖毒性试验，致癌试验，依赖性试验，刺激性、过敏性、溶血性等与局部、全身给药相关的制剂安全性试验，其他毒性试验等。为了保证药物临床应用的安全性，尽可能减少给患者带来的不利影响，临床前安全性评价必须提供尽可能多的实验资料。因此，临床前安全性评价的内容十分丰富，参照申请药品分类注册的基本要求，中药临床前安全性评价包括以下基本内容，根据各类药及制剂的特点不同而有所变动。

1. 单次给药毒性试验　亦称急性毒性试验，一般指实验动物 1 次或 24 小时内多次接受一定剂量的受试物，在一定时间内出现的毒性反应，针对急性毒性进行的试验适用于所有药物。通过药物的毒性反应性质（中毒表现）、毒性出现和消失的速度、毒性涉及的组织器官、中毒过程中的特征、最主要的可能毒性靶器官、可能的死亡原因等，计算药物的相对毒性参数，如近似致死量（ALD）、最大耐受量（MTD）或最大给药量、半数致死量（LD_{50}）、致死剂量（LD）等，从而了解药物的急性毒性强度，为临床研究、试验、使用时的毒副反应监测提供参考依据，为长期毒性、蓄积毒性和特殊毒性试验（如生殖毒性试验高剂量为母鼠的最大耐受量，微核试验的最高剂量一般采用 $1/2LD_{50}$）的观察指标及剂量选择提供参考依据；为不同提取工艺条件产品的毒性比较提供参考依据。

2. 重复给药毒性试验　亦称长期毒性试验，是重复给药的毒性试验的总称，描述动物重复接受受试物后的毒性特征，针对长期毒性进行的试验适用于所有药物。原则上，除一般状况观察、血液学指标、血液生化学指标、体温、眼科检查、尿液检查、心电图检查及系统尸解和组织病理学检查外，还要根据受试药物的特点，在其他试验中已观察到的某些改变，或其他的相关信息（如处方中组成成分有关毒性的文献），增加相应的评价内容。长期毒性试验的结果为判断受试药能否进行临床试验、预测人体临床用药可能毒性反应的安全范围、临床安全用药的剂量设计、确定临床试验中的防治措施和着重观测指标提供参考依据。

3. 特殊毒性试验　包括遗传毒性试验、生殖毒性试验和致癌试验等。

（1）遗传毒性试验　是指用于检测通过不同机制直接或间接诱导遗传学损伤的受试物的体外和体内试验，这些试验能检出 DNA 损伤及其损伤的固定。

（2）生殖毒性试验　是通过动物试验反映受试药物对哺乳动物生殖功能和发育过程的影响，预测其可能产生的对生殖细胞、受孕、妊娠、分娩、哺乳等亲代生殖机能的不良影响，以及对子代胚胎、胎儿发育、出生后发育的不良影响。

（3）致癌试验　是检验外来化合物及其代谢物是否具有诱发癌或肿瘤的作用。

（4）致突变试验　是指根据受试药物的化学结构、理化性质及对遗传物质作用终点（基因突变和染色体畸变）的不同，要求新药必须做微生物回复突变试验，哺乳动物培养细胞染色体畸变试验和动物微核试验。

特殊毒性试验只针对部分药物开展，如含有致癌性物质的千里光、槟榔等，具有细胞毒等作用的药物需要进行此项试验。通过研究药物的遗传毒性、生殖毒性及致癌性，评价药物对遗传物质是否有损伤，是否会引起肿瘤、衰老及畸胎等。

4. 依赖性试验　药物依赖性是指药物长期与机体相互作用，使机体在生理机能、生化过程和 / 或形态学发生特异性、代偿性和适应性改变的特性，停止用药可导致机体的不适和 / 或心理上的渴求。针对药物依赖性所进行的非临床依赖性试验适用于部分药物，如具有潜在依赖性的药物、用于戒毒的药物、复方中含有已知较强依赖性成分的药物等。通过评价药物的身体依赖程度、精神依赖程度，可以获取药物依赖性的特征，阐明药物依赖性的实质，预测药物用于人体之后的滥用倾向，有针对性地制定管理措施，防止医源性药物依赖性危害的发生和有严重滥用倾向的药物流入市场。

5. 安全药理试验　又称一般药理学研究，主要是研究药物在治疗范围内或超出治疗范围剂量时，观察药物对中枢神经系统、心血管系统和呼吸系统的不良影响。通过对重要生命功能系统的安全药理学、追加或补充的安全药理学研究，以确定受试物可能关系到人的安全性的非期望出现的药物效应、评价受试物在毒理学和 / 或临床研究中观察到的药物不良反应和 / 或病理生理作用、研究所观察到和 / 或推测的药物不良反应机制。

6. 刺激性、过敏性、溶血性试验　刺激性、过敏性、溶血性是指药物制剂经皮肤、黏膜、腔道、血管等非口服途径给药，对用药局部产生的毒性（如刺激性和局部过敏性等）和／或对全身产生的毒性（如全身过敏性和溶血性等）。刺激性、过敏性、溶血性试验适用于局部或注射给药的药品。通过评价药物的刺激性、过敏性、溶血性和光毒性（光刺激性），可以了解药物的原形及其代谢物、辅料、有关物质及理化性质（如 pH 值、渗透压等）是否可能引起刺激性和／或过敏性和／或溶血性的发生，以提示临床应用时可能出现的毒性反应、毒性靶器官、安全范围。

国家药品监督管理局发布的《中药注册分类及申报资料要求》（2020 年第 68 号）中指出，申请人需要基于不同注册分类、不同申报阶段以及中药注册受理审查指南的要求，结合申请类别、处方来源或人用经验资料、所申请的功能主治等，开展药理毒理试验研究及提供相关技术资料。我国 2017 年加入人用药品技术要求国际协调理事会（ICH）后，要求药品注册申请应参考 M_3（R_2）指导原则，针对不同开发阶段和临床试验中纳入的人群，在适当的时间进行生殖毒性试验。其中，非临床安全性评价研究应当在经过药物非临床研究质量管理规定（GLP）认证的机构开展。天然药物的药理毒理研究参考相应研究技术要求进行。中药安全性评价需要根据申请时药品监督管理部门的技术指导原则及申报资料要求开展。

中药创新药应尽可能获取更多的安全性信息，以便于对其安全性风险进行评价。根据其品种特点、对其安全性的认知不同，毒理学试验要求会有所差异。

新药材及其制剂，应进行全面的毒理学研究，包括安全药理试验、单次给药毒性试验、重复给药毒性试验、遗传毒性试验、生殖毒性试验等，根据给药途径、制剂情况可能需要进行相应的制剂安全性试验，其余试验根据品种具体情况确定。

提取物及其制剂，根据其临床应用情况，以及可获取的安全性信息情况，确定其毒理学试验要求。如提取物立题来自试验研究，缺乏对其安全性的认知，应进行全面的毒理学试验；如提取物立题来自传统应用，生产工艺与传统应用基本一致，一般应进行安全药理试验、单次给药毒性试验、重复给药毒性试验，以及必要时其他可能需要进行的试验。

中药复方制剂，根据其处方来源及组成、人用安全性经验、安全性风险程度的不同，提供相应的毒理学试验资料，若减免部分试验项目，应提供充分的理由。①对于采用传统工艺，具有人用经验的，一般应提供单次给药毒性试验、重复给药毒性试验资料。②对于采用非传统工艺，但具有可参考的临床应用资料的，一般应提供安全药理试验、单次给药毒性试验、重复给药毒性试验资料。③对于采用非传统工艺，且无人用经验的，一般应进行全面的毒理学试验。④临床试验中发现非预期不良反应时，或毒理学试验中发现非预期毒性时，应考虑进行追加试验。

中药改良型新药，根据变更情况提供相应的毒理学试验资料。若改良目的在于或包含提高安全性的，应进行毒理学对比研究，设置原剂型／原给药途径／原工艺进行对比，以说明改良的优势。

中药增加功能主治，需延长用药周期或者增加剂量者，应说明原毒理学试验资料是否可以支持延长周期或增加剂量，否则应提供支持用药周期延长或剂量增加的毒理学研究资料。

一般情况下，安全药理学、单次给药毒性、支持相应临床试验周期的重复给药毒性、遗传毒性试验资料及过敏性、刺激性、溶血性试验资料或文献资料应在申请临床试验时提供。后续需根据临床试验进程提供支持不同临床试验给药期限或支持上市的重复给药毒性试验。生殖毒性试验根据风险程度在不同的临床试验开发阶段提供。致癌性试验资料一般可在申请上市时提供。

药物研发的过程中，若受试物的工艺发生可能影响其安全性的变化，应进行相应的毒理学研究。

由中药饮片组成的中药复方制剂一般提供啮齿类动物单次给药毒性试验和重复给药毒性试验资料，必要时提供其他毒理学试验资料。

如中药复方制剂的处方组成中的中药饮片均具有国家药品标准或者具有药品注册标准，处方不含毒性药味或者不含有经现代毒理学证明有毒性、易导致严重不良反应的中药饮片，采用传统工艺，不用于孕妇、儿童等特殊人群，且单次给药毒性试验和一种动物的重复给药毒性试验未发现明显毒性的，一般不需提供另一种动物的重复给药毒性试验，以及安全药理学、遗传毒性、致癌性、生殖毒性等试验资料。毒性药味，是指《医疗用毒性药品管理办法》中收载的毒性中药品种。

来源于医疗机构制剂的中药新药，如处方组成、工艺路线、临床定位、用法用量等与既往临床应用基本一致，且可通过人用经验初步确定功能主治、适用人群、给药方案和临床获益等的，可不开展非临床有效性研究。

三、评价方法及结果分析

1. 评价方法　中药的临床前安全性评价，目前主要采用实验室药物毒理学研究的方法，从整体、器官、细胞、分子多层面揭示药物的安全性和毒性机制，具体实验要求可参考不同评价内容下的评价方法。

临床前安全性评价的具体方法，应参考国家药品监督管理部门颁布的各项法规要求及技术指导原则。传统的体内、体外实验主要以整体动物或应用体外培养低等生物，以及高等生物的组织、细胞、细胞器为模型，以细胞学、生理学、形态学和代谢等生物学指标为检测终点，对药物进行早期毒性筛选和机制研究。生物物种间生理代谢均存在差异，将以上实验结果外推至人类，预测药物对人体的毒性反应是否可靠是值得深入研究的问题。为了弥补传统毒理机制研究方法的不足，近年来国内外学者致力于将一系列新技术用于药物安全性研究。目前把基因组学（genomics）、蛋白质组学（proteomics）和代谢组学（metabonomics）等技术，也引入临床前药物安全性评价实验研究。

2. 结果分析及报告要求　研究人员应当对药理学、药代动力学、毒理学研究进行综合分析与评价。安全药理试验属于非临床安全性评价的一部分，可结合毒理学部分的毒理学试验结果进行综合评价。研究分析总结报告要综合各项药代动力学试验，分析其吸收、分布、代谢、排泄、药物相互作用特征，包括受试物和／或其活性代谢物的药代动力学特征，如吸收程度和速率、动力学参数、分布的主要组织、与血浆蛋白的结合程度、代谢产物和可能的代谢途径、排泄途径和程度等。需关注药代研究结果是否支持毒理学试验动物种属的选择。分析各项毒理学试验结果，综合分析及评价各项试验结果之间的相关性、种属和性别之间的差异性等，分析药理学、药代动力学与毒理学结果之间的相关性。

同时也应该结合药学、临床资料进行综合分析与评价。根据药效学、毒理学及药代动力学等试验结果，明确安全剂量、中毒剂量、毒性靶器官及毒性反应可逆程度，分析药效学有效剂量与毒理学安全剂量的关系，以及与临床拟用剂量的倍数关系，判断安全范围，提示临床可能的不良反应和应关注的监测指标（包括安全性指标和药代动力学参数），综合评价安全性。

第二节　中药上市前临床安全性评价

为保证中药在上市后的安全性和有效性，《药品管理法》明确规定，中药新药在上市前必须进行相应的临床试验。中药上市前的临床安全性评价即中药临床研究，是中药上市前必须进行的研究内容。开展中药新药的临床试验，必须按照国家规定如实报送研制方法、质量指标、药理及毒理试验结果等有关资料和样品，经国家药品监督管理部门批准后，方可进行临床试验。药物临床试验应当在具备相应条件并按规定备案的药物临床试验机构开展，并应严格执行《药物临床试验质量管理规范》（GCP）。同时，应根据国家药品监督管理部门的最新政策法规要求及技术指导原则及时更新，注重与国际接轨的相关 ICH 指导原则的要求及技术方法。

一、概述

1. 概念 临床试验是指任何在人体（患者或健康志愿者）进行药物的系统性研究，以证实或揭示试验药物的作用、不良反应及 / 或试验药物的吸收、分布、代谢和排泄，目的是确定试验药物的疗效与安全性。精心设计与操作的临床试验，是提高人类健康、寻找新的治疗药物和方法的最快、最安全的途径。国家相关管理部门为了保证新药临床试验的准确和结果的可评价性，规定了一系列要求，颁布了一些基本的研究指导原则，在新药的临床试验中必须遵照执行。

2. 目的 一个新药的临床研究开发过程的目的和评价重点不同，根据技术指导原则要求，一般包括Ⅰ期、Ⅱ期、Ⅲ期和Ⅳ期研究，其中Ⅰ期、Ⅱ期、Ⅲ期是上市前研究的内容。

（1）Ⅰ期临床试验 包括耐受性试验和人体药代动力学研究。人体耐受性试验的目的是研究人体对药物的耐受程度，先根据临床前安全性研究的结果，进行单次给药的剂量探索，在其基础上进行剂量递增的多次给药耐受性研究。人体药物代谢动力学研究，根据人体耐受性试验结果确定剂量后，进行药物在人体内的吸收、分布、消除、排泄的规律研究，计算相关药代动力学参数，为制定给药方案提供依据。

（2）Ⅱ期临床试验 为治疗作用初步评价阶段。其目的是初步评价药物对目标适应证患者的治疗作用和安全性，也包括为Ⅲ期临床试验研究设计和给药剂量方案的确定提供依据。此阶段的研究设计可以根据具体的研究目的，采用多种形式，包括随机盲法对照临床试验。目的：①确定试验样品是否安全有效。②与对照组比较有多大治疗价值。③通过试验确定适应证。④找出最佳的治疗方案，包括治疗剂量、给药途径与方法、每日给药次数等。⑤对本品有何不良反应及危险性做出评价并提供防治方法。

（3）Ⅲ期临床试验 为治疗作用验证性研究，如验证有效性、评价安全性、确定剂量 – 效应关系等，是治疗作用确证阶段。其目的是进一步验证药物对目标适应证患者的治疗作用和安全性，评价利益与风险关系，最终为药物注册申请的审查提供充分的依据。试验一般为具有足够样本量的随机盲法对照试验。

二、评价内容

中药上市前安全性评价内容主要包括临床前研究出现的不良事件、非预期药物不良反应及严重不良事件。在上市前的临床安全性评价研究中，需要及时观察、处理、记录、上报不良事件和非预期不良反应，并判断、分析不良事件与药物的关系，是药物的不良反应还是与用药不合理、药物质量有关的不良事件。

1. Ⅰ期临床试验 为初步的临床药理学和人体安全性评价试验，为新药人体试验的起始期，又称早期人体试验。按照规定的技术要求，Ⅰ期临床试验应选择健康成年人（经过体格检查，无严重的心、肝、肾、造血功能障碍者）和少数适宜患者，最低病例数不得低于30例。人体耐受性试验的观察指标根据各类药物的药理特征而定，一般包括神经、呼吸、泌尿、消化等系统的症状和体征，肝、肾功能，血、尿常规，心电图，以及各类药物所需的特殊检查项目。对自觉症状描述要客观，切勿诱导与暗示，客观指标要在与试验前同条件下进行复查，有异常发现要重复检查，以便确认。对健康受试者的药代动力学研究，需提供以下研究资料：详细的药代动力学研究方法、受试者观察记录表（包括体检表）、血（或尿）药浓度测定原始数据及结果、药代动力学计算公式、药代动力学参数（包括 C_{max}、T_{max}、$t_{1/2}$、Vd、K、CL 和 AUC）和对 II 期临床试验给药方案的建议等。

2. II 期临床试验　是治疗作用初步评价阶段，一般选择患有目标适应证的患者。II 期临床试验常采用双盲随机平行对照试验，临床研究病例数要求 100 例，如需进行盲法随机对照试验则需 100 对（即试验药与对照药各 100 例）。

3. III 期临床试验　对照试验的设计要求原则上与 II 期盲法随机对照试验相同，但 III 期临床的对照试验可以设盲也可以不设盲进行随机对照开放试验，临床研究病例数要求不少于 300 例。某些药物类别，如心血管疾病药物往往既有近期试验目的，也有远期试验目的，如观察一定试验期内对血压、血脂的影响；还有长期的试验目的，如比较长期治疗后疾病的死亡率或严重并发症的发生率。III 期临床试验不仅是扩大 II 期试验的病例数，还要根据长期试验的目的和要求进行详细的设计，并做出周密的安排，以便获得科学的结论。

II 期临床试验和 III 期临床试验的评价指标主要包括实验室指标、生命体征、不良反应及不良事件等，正确分析及评价试验结果与药物的有效性和安全性的关系，尤其是对不良反应和不良事件的评估，重点是药物与不良反应和不良事件的相关性与关系。

4. 生物等效性试验　是指采用生物利用度研究的方法，以药代动力学参数为指标，在相同的试验条件下，比较同一种药物相同剂型的制剂或者同一种药物不同剂型的制剂，活性成分吸收程度和速度有无统计学差异的临床试验。生物等效性试验在新药开发和新药评价过程中发挥着重要的作用，可比较已开发上市药物的新剂型与原剂型是否生物等效，仿制药物与创新药物是否具有同等有效性和安全性，比较受试药品与参比药品药动学参数的等同性等。

药物成分明确，适合进行生物等效性研究的同名同方药，可参照相关技术要求开展生物等效性试验。鉴于药物浓度与治疗效果相关，假设同一受试者，相同的血药浓度 – 时间曲线意味着在作用部位能达到相同的药物浓度，并产生相同的疗效。因此，用药代动力学参数作为替代的终点指标来建立等效性，即生物等效性。上市前的临床安全性评价非常重要，研究过程应根据《药物临床试验期间安全信息评估与管理规范（试行）》相关要求开展药物临床试验。药品临床试验申请人应建立药物警戒体系与制度，开展风险监测、识别、评估和控制，及时发现存在的安全性问题及风险，主动采取必要的风险管理措施，如调整临床试验方案、主动暂停或者终止临床试验等。临床试验期间，申请人应通过药物警戒电子传输系统（PV 系统）及时提交可疑且非预期严重不良反应（SUSAR）个例报告，通过药审中心网站按时提交研发期间安全性更新报告（DSUR）、其他潜在的严重安全性风险信息报告。SUSAR 个例报告、其他潜在的严重安全性风险信息报告相关要求按照药审中心发布的《药物临床试验期间安全性数据快速报告标准和程序》执行。DSUR 相关要求按照国家药品监督管理局药品审评中心发布的《研发期间安全性更新报告管理规范（试行）》执行。根据《研发期间安全性更新报告管理规范（试行）》，应按照 ICH E2F《研发期间安全性更新报告》（以下简称 E2F 指导原则）的要求准备、撰写和提交 DSUR。

三、评价方法及结果分析

临床试验一般按照双盲试验、单盲试验和开放试验进行，具体选择和实施办法参照药物临床试验的相关规定及技术指导原则进行。

中药上市前的临床安全性评价一般采用健康志愿者或者目标适应证患者进行各期临床试验，以及生物利用度或生物等效性试验，评价包括方案设计、组织实施、监察、稽查、记录、分析总结和报告等，目的是评价药物的有效性和安全性。

中药上市前的临床研究特点是，在较为局限的理想状态下（严格的受试人员的遴选条件）进行药物的安全性评价。将新药临床试验分为不同的阶段，是为了在保障安全的前提下，有目的地通过恰当的临床试验逐步深入、全面地认识药物在体内的过程，以及对于人体生理、病理的影响，以便对药物的作用、适应范围、安全性、有效性，以及使用方法做出评价，确定试验药物的疗效与安全性。为了适应近年来临床试验数据管理与统计分析技术、方法的不断发展，配合 ICH 相关指导原则的落地和实施，药审中心颁布了药物临床试验盲法、药物临床试验数据管理与统计分析计划、真实世界数据分析、模型引导的药物研发技术等系列指导原则，上市前临床安全性评价中均应遵照执行。

第三节 中药上市后安全性再评价

中药上市前的临床研究，由于受到临床试验病例较少、研究时间短、受试人群范围窄、用药条件控制较严、临床试验观察指标局限等诸多因素限制，使得有效性和安全性评价内容不够充分，缺乏特殊人群使用的有关疗效和安全性的相关数据。因此，中药上市后需要在临床真实世界中进行再评价。中药上市后再评价借助药理学、毒理学、药学、临床医学、药物流行病学、药物经济学、统计学等技术手段，对已经批准上市的中药，在广泛应用中的疗效、不良反应、用药方案、稳定性及经济性等是否符合安全、有效、经济、合理的原则做出科学的评估和判断，大致可以分为中药安全性评价、有效性评价、经济学评价三部分内容。根据《个例药品不良反应收集和报告指导原则》，参照 ICH《上市后安全性数据管理：快速报告的定义和标准》（ICH E2D），上市许可持有人（包括持有药品批准证明文件的生产企业）应开展个例药品不良反应的收集和报告工作。上市后研究和项目由企业发起的上市后研究（包括在境外开展的研究）或有组织的数据收集项目中发现的个例不良反应均应按要求报告，如临床试验、非干预性流行病学研究、药品重点监测、患者支持项目、市场调研或其他市场推广项目等。上市后研究或项目中发现的不良反应，原则上应由持有人向监管部门报告，但持有人不得以任何理由和手段干涉研究或项目合作单位的报告行为。报告范围包括药品在正常用法用量下出现的不良反应，也包括在超说明书用药情况下发生的有害反应，如超适应证用药、超剂量用药、禁忌证用药等，以及怀疑因药品质量问题引起的有害反应等。

中药上市后安全性再评价主要通过上市后的Ⅳ期临床试验进行主动监测及企业拓展临床试验进行评价，以获得相应的数据和资料，从而保证中药临床应用的有效性和安全性。

一、概述

1. 概念 上市药品的安全性再评价是指以评价上市药品在临床实践中的安全性为目的而进行的研究，是在临床广泛使用条件下考察药物的不良反应和疗效，评价在普通和特殊人群中使用的利益与风险关系。

中药上市后再评价包括临床安全性研究和临床有效性再评价两部分。中药上市后安全性再评价是中药上市后再评价的首要环节，研究中药上市后公众在临床应用过程中发生的不良反应、停药后发生的不良反应，以及影响中药安全性的因素。

2. 目的 中药上市后的安全性再评价，目的是考察中药在广泛使用的情况下其疗效和不良反应，评价中药使用的利益与风险关系，以及给药剂量改进等。

二、评价内容

中药上市后安全性再评价主要包括不良反应评价、特殊人群的用药安全评价和药物相互作用导致的不良反应等。

1. 不良反应评价 是指合格药品在正常用量用法下出现的与用药目的无关或意外的有害反应，包括不良反应发生率、频度分布和易致因素等。

2. 特殊人群的用药安全评价 是指药物对某些特殊人群，如妊娠期妇女、哺乳期妇女、儿童、老年人等用药后的安全性，包括评价用药后的生命体征、实验室指标、不良事件 / 反应，以及与药物不良反应的因果关系等。

3. 药物相互作用导致的不良反应 主要评价同时应用或相隔一段时间使用两种或两种以上中药或化学药物而引起的不良反应，包括详细观察出现不良反应 / 事件时所用药物的名称、剂量，不良反应出现的时间、表现、程度、处理方式及转归等。

三、评价方法及结果分析

中药上市后安全性再评价是综合文献评价，通过回顾性研究、前瞻性研究，结合临床前研究情况和生态学研究等，重点对不良反应的病例资料进行分析。明确不良反应发生率、严重不良反应、人群特征、临床表现、潜伏期、影响因素等，特别关注儿童、老年人、孕妇、哺乳期妇女、肝肾功能损害者合理使用中药情况，以及药物的相互作用等。根据存在的安全性问题提出安全监管建议，最终形成规范的研究报告。中药上市后安全性再评价报告的基本内容主要有不良反应的总发生率、一般的不良反应表现、严重的不良反应、地区分布、人群特征、临床表现、潜伏期及影响因素等。除此之外，根据现有的安全性再评价数据分析结果，总结所研究的中药品种目前存在的用药安全性问题，重点阐述严重不良反应的发生机制，以及实施安全监管措施的建议。

药品上市后安全性评价方法多样。其中，IV期临床试验是常用的上市后再评价研究方法。IV期临床试验的目的及试验要求更多地强调发现药物的不良反应。IV期临床试验为上市后开放性试验，不要求设对照组，但也不排除根据需要对某些适应证或试验对象进行小样本随机对照试验。IV期临床试验的病例数按国家药品监督管理部门规定，要求超过 2000 例。IV期临床试验虽为开放性试验，但有关病例纳入标准、排除标准、退出标准、疗效评价标准、不良反应评价标准、判定疗效与不良反应的各项观察指标等都可参考 II 期临床试验的设计要求。

为全面贯彻落实中央有关加强新时代药品安全工作的要求，国家药品监督管理局颁布《关于进一步加强药品不良反应监测评价体系和能力建设的意见》（国药监药管〔2020〕20 号）指出，要持续加强药品不良反应监测评价体系建设，不断提高监测评价能力，全面促进公众用药安全，持续推进上市药品安全监测评价新方式、新方法的研究与应用。

国家药品不良反应监测中心应当做好药品不良反应监测评价工作发展的顶层设计和统筹规划，组织开展全国药品不良反应监测和上市后安全性评价技术工作，组织制定药品不良反应监测评价技术标准和规范，强化对地方各级药品不良反应监测评价技术机构的业务指导。以完善功能、强化配套为重点，大力推进省级和市级药品不良反应监测评价机构建设。省级药品不良反应监测评价机构应当配合做好本行政区域内药品不良反应监测评价工作的规划和设计，承担职责范围内药品不良反应监测和上市后安全性评价技术工作，对市县级药品不良反应监测评价技术机构进行业务指导。设区的市级药品不良反应监测评价技术机构承担区域内药品不良反应监测评价工作。以扩大覆盖、夯实基础为重点，稳步推进县级监测评价技术机构建设。县级药品不良反应监测评价技术机构应当承担职责范围内辖区报告的收集、核实、上报、宣传、培训等工作。

为落实《药品管理法》《药品注册管理办法》《药物警戒质量管理规范》《中药注册管理专门规定》等法律法规要求，制定相关配套制度和指导原则。加快修订《药品不良反应报告和监测管理办法》，研究制定药物警戒质量管理规范、药物滥用报告与监测管理相关要求，研究制定药品上市许可持有人药物警戒年度报告撰写指南、药物警戒委托协议撰写等指导原则。同时，面对药品不良反应监测评价方式方法不断创新，各部门应当积极探索上市后药品安全监测评价新方法，持续推进上市后药品安全监测评价新工具、新标准、新方法的研究与应用。继续推进建设药品不良反应医疗器械不良事件监测哨点、化妆品不良反应监测评价基地，充分发挥高水平技术支撑单位的专业技术优势和示范作用，开展相关课题研究、承担专项任务等；建设基于医疗大数据的主动监测与评价系统，提升药品安全风险的识别、评估能力；联合高校、医联体、区域医疗中心等，试点建设药物警戒研究基地；探索利用真实世界数据，研究上市后安全监测评价新方法；以创新性产品、高风险产品在临床使用环节的风险为重点，运用多来源数据，为监管提供技术支撑。

为体现中药上市后安全性再评价的特点，需区分常见不良事件和罕见不良事件，列出严重不良事件和特殊不良事件的相关因素，如认知功能损害、性功能障碍，总结发生率高的不良事件，并分析与暴露程度之间的相关性。安全性指标分析力求客观、准确、完整，研究者要统计试验中药物真实的安全性情况，为中医药干预措施提供可靠的评价。

药品的安全性评价贯穿于非临床试验、临床试验和上市后再评价的整个流程。药品上市许可持有人应根据《药品注册管理办法》《药物非临床研究质量管理规范》《药物临床试验质量管理规范》，并参考国际规范，开展药品的安全性评价。

【思考题】

1. 阐述为何需要进行中药上市后安全性再评价？有哪些评价方法？
2. 简述中药新药临床试验的目的。

第五章
中药不良反应与警戒

【学习要求】

1. 掌握中药不良反应的基本类型。

2. 熟悉中药不良反应的发生机制与判断。

3. 了解中药不良反应的警戒策略和防治措施。

4. 理解中药不良反应的发生机制，培养学生的科学探索精神。

中药不良反应的临床表现多样，发生机制复杂。全面认识中药不良反应的特殊性仍有待深入观察和研究。结合现代药学不良反应的分类方法，归纳中药不良反应的临床特点，并分析中药不良反应发生机制，为临床警戒中药安全隐患提供理论依据。培养学生发现问题、解决问题的能力，探究不良反应发生机制，融入科学精神。同时，依法依规贯彻落实药物警戒制度，践行药物警戒活动，保障人民的生命安全。

第一节　中药不良反应的基本类型

中药不良反应有多种分类方法，如根据我国药品监督管理部门药品不良反应呈报分类，可分为严重的不良反应、新的不良反应、一般的不良反应和群体不良事件；根据不良反应发生概率分类，可分为常见不良反应、罕见不良反应和极罕见不良反应。本节主要介绍根据不良反应发生原因和临床表现进行的分类，中药不良反应可分为 A 型、B 型、C 型和 D 型等。

一、A 型中药不良反应

A 型中药不良反应是可预知的不良反应，是因药物本身固有成分或代谢产物的药理或毒理效应所致。A 型不良反应的发生与药物常规的药理作用或使用剂量有关，因此大多可以被预知而采取应对措施。虽然，A 型不良反应临床发生率高，但死亡率较低。临床又可分为作用增强型、副作用型、毒性反应型、继发型、首剂综合征和停药综合征等。

1. 作用增强型　是因药物本身固有作用的增强和放大而导致。如大黄治疗便秘时引起的刺激性腹痛腹泻反应；应用三七治疗跌打损伤时出现牙龈出血、便血等反应。

2. 副作用型　是指在治疗剂量时，随药物的治疗作用而发生的一些与治疗目的无关的作用。如用麻黄平喘时引起心悸、血压升高等反应。

3. 毒性反应型 是指使用中药时引起人体功能或器官组织的损害。因接近或超过极量用药而发生的即刻毒性反应称为急性中毒反应；因长时间用药蓄积后逐渐发生的毒性反应称为慢性中毒反应。毒性反应的发生与中药本身的毒性、用量、用药时间、体质等因素有关。如应用附子治疗阳虚证可出现心脏毒性。

4. 继发型 是指由于药物作用诱发的一些新病证。如长期应用大黄导致继发性便秘或结肠黑变病。

5. 首剂综合征 是指首次应用某些药物时所发生的不可耐受的强烈反应。如首次使用鹿茸时出现鼻衄、目赤、头晕等反应。

6. 停药综合征 是指突然停用某种药物后出现的症状反跳现象。如长期服用罂粟壳，突然停药会出现戒断症状。

二、B 型中药不良反应

B 型中药不良反应是指与药物药理作用无关的特应性反应，反应的发生难以预测，与剂量无关，与药物特性和人体特异质有关，特别是与人体神经系统、内分泌系统、免疫系统异常有关。常规的毒理学筛选往往不能发现，虽然发生率低，但危险性大，死亡率高。临床主要包括不耐受性不良反应、特异质性不良反应和变态反应性不良反应。

1. 不耐受性不良反应 是因患者个体差异而表现出来的对药物毒理作用耐受低下，低于常量时就可发生的不良反应。如部分患者，低剂量应用附子但出现明显心慌、心悸、血压升高。

2. 特异质性不良反应 是指由于机体遗传或缺乏某种代谢酶造成的个体对某些药物的异常敏感性，而引起的药品不良反应。如 G-6-PD 缺乏患者，应用黄连及小檗碱制剂所引起的特异性溶血不良反应。

3. 变态反应性不良反应 是患者被药物致敏，再次用药时诱发的一种免疫反应。如动物来源的中药，以及某些中药注射剂可引起此类反应。

三、C 型中药不良反应

C 型中药不良反应一般在长期用药后出现，用药与反应的发生没有明确的时间关系，潜伏期较长，因果关系较难判断，反应不可重现（如致畸、致癌、致突变），机制不清，难以预测，影响因素多。如应用含砷的中药制剂，导致皮肤癌、胎儿畸形等。

四、D 型中药不良反应

D 型中药不良反应主要是指与配伍有关的中药不良反应，包括中药与中药配伍、中药与化学药物配伍等情况。如麻黄与乌头类中药配伍，可增加乌头类中药对心脏的毒性；苦杏仁、桃仁等含有的苦杏仁苷可分解出氢氰酸，与可待因、硫喷妥钠等同用可加重呼吸抑制作用等。

第二节　中药不良反应的发生机制

中药不良反应的发生机制较为复杂，与药物本身的作用、药物体内代谢及机体靶器官的敏感性有关。各种因素单一或相互作用均可能导致中药不良反应的发生，各类型中药不良反应发生途径和机制并未完全清楚，常见类型的不良反应发生机制可归类如下。

一、A 型不良反应的发生机制

（一）药物效应动力学机制

1. 药物治疗效应的增强和扩大　药物治疗效应增强或扩大，导致机体无法耐受时就可发生不良反应。如苦杏仁可止咳平喘，主要有效成分为苦杏仁苷，口服后苦杏仁苷代谢产生少量的氢氰酸，治疗量对呼吸中枢呈轻度抑制作用而达到止咳平喘的治疗效应。但若服用量过大，苦杏仁苷经分解后产生大量的氢氰酸，则可抑制细胞内呼吸，引起组织窒息、细胞内缺氧，出现氰化物中毒反应，严重者可引起死亡。

2. 药物的作用广泛　由于药物具有多种治疗作用，其中非治疗作用就成为副作用。一味中药含有多种成分，作用较为广泛。而且，临床应用多采用复方，包含几味甚至几十味中药，成分更为复杂，作用更广。某一或某些作用作为治疗作用时，而另一些与药用目的无关的作用就成为药物的副作用。如大黄具有泻下通便、活血化瘀的功效，在用其泻下通便治疗便秘时，其活血功效就可能成为副作用，如引起妇女月经量过多等。

（二）药物代谢动力学机制

药物代谢动力学是指药物在体内吸收、分布、代谢、排泄的过程。药物的吸收、分布、代谢和排泄的任一环节出现问题，均可导致药物血浆浓度显著增高，使药物的毒性作用增强。

1. 吸收　如口服给药，药物经胃肠道黏膜吸收，由门静脉通过肝脏而进入血液循环。药物吸收速度的快慢、吸收量的多少，与药物剂型、溶剂性质、脂溶性高低、分子量大小、用药剂量、合用药物及机体功能状态有关。若吸收量高于正常水平就可能导致药物的毒副作用。

2. 分布　药物吸收进入血液循环后广泛分布于各器官组织，药物在体内分布的差异是药物选择性作用的基础。一般来说，药物在体内分布越广泛，其作用就越广泛，而选择性就越低，副作用也就越多。

3. 代谢　机体内参与药物代谢的酶除肝药酶之外，还有单胺氧化酶、胆碱酯酶等特异性酶。这些酶专一性高，只对其特异性物质进行代谢。由于遗传基因的不同，个体之间参与药物代谢的酶活性存在差异，从而会影响药物的疗效，引起不良反应的发生。

4. 排泄　药物的代谢产物或药物原形排出体外的过程即药物的排泄。由于药物的主要排泄途径是肾脏，肾功能不良的患者药物排泄速度减慢，容易发生蓄积毒性。

二、B 型不良反应的发生机制

B 型不良反应的发生多与药物或机体方面的异常有关。

1. 药物方面　包括药物所含的化学成分、药物各种制剂所添加的辅料等因素。①中药中往往含有多种成分，应用于人体时，其中部分成分本身具有抗原性或半抗原性，易引起变态反应。中药的体内代谢过程也十分复杂，某些中药的代谢产物有可能引起不良反应。②中药制剂的工艺是否合理，质量控制是否可靠，产品质检是否严格，在贮藏运输过程中是否按要求进行保管、检查，这些因素都可能影响药品的质量，进而成为引起不良反应的因素。

2. 机体方面　①靶器官的异常：可引起靶器官敏感性改变的原因很多，诸如年龄、性别、体重、精神状态、病理状态等均可引起靶器官的敏感性变化。②遗传背景异常：多与家族遗传性有关，如先天缺乏葡萄糖 –6– 磷酸脱氢酶的患者，应用氧化性强的药物后即可能发生溶血性黄疸。

③机体免疫方面的异常（即过敏体质）：过敏体质者应用具有致敏作用的中药及其制剂后，易发生各种变态性反应。

三、C型不良反应的发生机制

C型不良反应多在长期用药后出现，难以预测，且影响因素复杂，因果关系较难确定，机制不甚明确，有待进一步研究。

四、D型不良反应的发生机制

D型不良反应是与配伍相关的不良反应。其发生机制与药物配伍后的相互作用有关，主要涉及以下几个方面。

1. 影响吸收

（1）影响药物透过生物膜吸收 中药中的某些成分如鞣质、生物碱、果胶、金属离子及制炭后的中药品种等易与西药结合或吸附，特别是口服的西药制剂，可导致某些药物作用下降。例如，大黄、虎杖、五倍子、石榴皮，中成药牛黄解毒片、麻仁丸、七厘散等不宜与口服的红霉素、士的宁、利福平等同用，合用会影响这些西药透过生物膜，吸收量减少。

（2）影响药物在胃肠道的稳定 有的中成药含有某些重金属或金属离子，当与一些具有还原性的西药配伍使用时，会生成不溶性螯合物，影响药物在胃肠道的稳定性，甚至造成毒副反应。

2. 影响分布 某些中西药联用相互作用后，血药浓度有所变化而影响药物作用。碱性中药如硼砂、女金丹等，能使氨基糖苷类抗生素如链霉素、庆大霉素、卡那霉素等血药浓度上升，同时增加脑组织中的药物浓度，使耳毒性增加。

3. 影响代谢

（1）影响药物的体内代谢过程，引起不良反应。如茶碱及其衍生物与大环内酯类或喹诺酮类药物联合用药时，后两者会抑制茶碱的正常代谢，可使茶碱的血药浓度异常升高而致中毒甚至死亡。

（2）影响药酶的活性，引起酶促反应或酶抑制反应，从而影响药物在体内的代谢。如中药酒剂、酊剂中含有一定浓度的乙醇。乙醇是常见的酶促剂，当与三环类抗抑郁药盐酸氯米帕明、丙米嗪、阿米替林及多虑平等配伍使用时，由于肝药酶的诱导作用，使代谢产物增加，从而增加三环类抗抑郁药物的不良反应。有报道富含鞣质的中药大黄、山茱萸、诃子、五倍子、地榆、石榴皮、虎杖、侧柏叶等，在与淀粉酶、蛋白酶、胰酶等含酶制剂联用时，可与酶结合形成牢固的氢键缔合物，使酶的效价降低，影响药物的代谢。

4. 影响排泄

（1）增加排泄 碱性药物可与酸性药物发生相互作用，加快药物排泄速度，导致药效降低，甚至失去治疗作用。有研究认为，碱性中药如煅牡蛎、煅龙骨、女金丹、乌贝散、陈香露白露片等，与诺氟沙星、呋喃妥因、吲哚美辛、头孢类抗生素等联用时，酸性解离增多，排泄加快，使作用时间和作用强度降低。

（2）减少排泄 酸性较强的药物联用，可酸化体液而使药物排泄减少，增加药物的毒副作用。有学者认为，富含有机酸成分的中药，如乌梅、山茱萸、木瓜、山楂、女贞子等与磺胺类、大环内酯类药物、利福平、阿司匹林等酸性药物合用时，因可使尿液酸化，导致磺胺类和大环内酯类药物的溶解性降低，尿中析出结晶，引起结晶尿或血尿，增加磺胺类药物的肾毒性和大环内酯类药物的肝毒性，也可使利福平和阿司匹林的排泄减少，加重肾脏的毒副作用。

第三节 中药不良反应的判断

中药不良反应的判断是指对药物使用后发生的不良反应与所用中药之间关联程度的评价。中药不良反应的临床表现十分复杂，临床上进行判断、评价和确定具有一定的难度。国际上有很多对药物不良反应进行评价分析的方法，在中药的临床应用中均可以借鉴。常用的判断方法有以下几种。

一、世界卫生组织的判断方法

根据 WHO 的建议，药品的不良反应的判断可分为肯定、很可能、可能、不可能、需进一步证实和无法判断 6 个等级。

1. 肯定（certain） ①不良事件在患者使用药物之后的一段合理的时间范围内出现。②患者所出现的不良事件不是由于疾病或者其他药物引起的。③当患者出现不良反应后，医务人员根据自己的判断，认为停止使用药物是非常可行的建议。④患者的不良事件，无论是主观感受还是客观表现，都是非常明确的。⑤再激发试验阳性（如果需要的时候）。

2. 很可能（probable/likely） ①不良事件在患者使用药物之后的一段合理的时间范围内出现。②患者所出现的不良事件不是由于疾病或者其他药物引起的。③当患者出现不良反应后，医务人员根据自己的判断，应该停止使用药物。

3. 可能（possible） ①不良事件在患者使用药物之后的一段合理的时间范围内出现。②患者所出现的不良事件可能是由于疾病或者其他药物引起的。③当患者出现不良反应后，医务人员不能明确决定是否停止使用药物。

4. 不可能（unlikely） 根据目前掌握的知识，患者所发生的反应不应该是由特定药物引起的，其他药物可能是不良事件的更好解释。

5. 需要进一步证实的因果关系（conditional/unclassified） 当患者使用药物后发生不良事件，但是根据现有的资料不能完全做出判断，需要进一步收集资料，或者资料数据在审查过程中。

6. 无法判断的因果关系（unaccessible/unclassifiable） 用药者出现药物不良事件，而现有资料或者相互矛盾，或者不够充分，且数据无法补充或核实。

二、Naranjo 判断方法

Naranjo 的判断方法是国际上较为常用的评价方法，对评价准则十项内容的是、否、不清，按 0、+1、+2、-1、-2 五级分别予以计分，然后根据得出的总分分为四级。①总分值 ≥ 9 分为肯定有关。②总分值 5 ~ 8 分为很可能有关。③总分值 1 ~ 4 分为可能有关。④总分值 ≤ 0 分为可疑。其量化表见表 5-1。

表 5-1 Naranjo 判断方法量化表

序号	评价准则	是	否	不清
1	该反应既往是否有结论性报告	+1	0	0
2	该反应是否应用可疑药物后发生	+2	-1	0
3	当停药或给予拮抗药后，该反应是否改善	+1	0	0
4	当再次给予该药，该反应是否再次出现	+2	-1	0

序号	评价准则	是	否	不清
5	是否有其他原因可以单独引起该反应	−1	+2	0
6	给予安慰剂后，该反应是否出现	−1	+1	0
7	在血液或其他体液内是否可以检测到引起毒性的该药浓度	+1	0	0
8	当药物剂量增加或减少是否该反应也加重或减轻	+1	0	0
9	当患者过去暴露于相同或类似的药物是否有类似反应	+1	0	0
10	该不良反应是否有任何客观的证据证实	+1	0	0

三、欧盟 ABO 判断方法

欧盟国家药物检测工作组建议管理部门和公司采用"ABO"分类法进行关联性评价。

A：很可能的 病例报告中具备了较为充分的理由和较全面的资料，说明可疑产品与报告反应之间的因果关系是合理的、可以想象的或有可能的。

B：可能的 即便可疑产品与报告反应之间的关联性关系是不确定的或值得怀疑的（如由于资料的丢失或资料不充分），但病例报告中具备了较为充足的资料说明这种关联性不是没有可能。

O：难以分类的 由于一种或几种原因不能评价病例报告的因果关系，例如，证据不充分、资料矛盾或资料缺乏等。

四、Karch Lasagna 判断方法

该方法将因果关系确定程度分为肯定、很可能、可能、可疑和不可能五级标准。

1.肯定 用药时间顺序合理；停药后反应停止；重新用药，反应再现；与已知药品不良反应相符合。

2.很可能 用药时间顺序合理；该反应与已知的药品不良反应相符合；停药后反应停止；无法用患者疾病进行合理解释。

3.可能 用药时间顺序合理；与已知的药品不良反应相符合；患者疾病或其他治疗也可造成这样的结果。

4.可疑 用药时间顺序合理；与已知的药品不良反应相符合；不能合理地用患者疾病进行解释。

5.不可能 不符合上述各项指标。

五、我国现行的判断方法

我国使用的药品不良反应分析方法（包括中药、西药）主要遵循下列五条原则：①用药与不良反应的出现有无合理的时间关系。②反应是否符合该药已知的不良反应类型。③停药或减量后，反应是否消失或减轻。④再次使用可疑药品是否再次出现同样反应。⑤是否可用患者病情的进展、合并用药和其他治疗等影响来解释。

我国国家药品不良反应监测中心所采用的因果关系评定方法是在 Karch Lasagna 判断方法的基础上发展起来的，其评价等级分为肯定、很可能、可能、可能无关、待评价和无法评价六级。其中待评价和无法评价两级是指因为资料不足，难以评价药品与不良反应之间的关联性。关联度

级别评价原则见表 5-2。

表 5-2　我国采用的药品不良反应关联性评价

关联性评价	时间相关性	是否已知	去激发	再激发	其他解释
肯定	+	+	+	+	−
很可能	+	+	+	？	−
可能	+	±	± ？	？	± ？
可能无关	−	−	± ？	？	± ？
待评价	需要补充材料才能评价				
无法评价	评价的必需资料无法获得				

说明：①+表示肯定或阳性；−表示否定或阴性；± 表示难以判断；？表示不明。②时间相关性：用药与不良反应的出现有无合理的时间关系。③是否已知：不良反应是否符合该药已知的不良反应类型。④去激发：停药或减量后，不良反应是否消失或减轻。⑤再激发：再次使用可疑药品是否再次出现同样的不良反应。⑥其他解释：不良反应是否可用并用药品的作用、患者病情的进展、其他治疗的影响来解释。

　　该评价方法判断指标中亦有需要斟酌之处。①衡量"有无合理的时间先后关系"有一定困难，不是所有不良反应的发生时间均可根据药动学参数判断其合理性。如中药注射剂静脉注射引起的过敏反应可能在用药数秒后就发生，也可能在停药后数小时发生。②将药品已知的不良反应类型作为判断指标之一，不利于药品新的不良反应的发现。③如停药后，不良反应症状未减轻，可能造成机体不可逆损伤，不一定判断与药物无关。④再次接触药品后，同样反应未重新出现时，不能作为排除药物引起不良反应的关键依据，可能存在耐药性或致敏物质耗竭。

　　目前，我国《药品不良反应报告和监测管理办法》中药品不良反应/事件报告表就是采用上述关联关系评价方法。药品上市许可持有人、医疗机构、药品经营企业等药品不良反应上报主体及药品不良反应监测机构，均要求使用上述方法对可疑肇事药物与不良反应之间的关联关系进行分析评价。

　　由于中药自身特点及临床应用的灵活性，中药不良反应关系的确定较为困难，因此需综合多方面因素进行判断。短期内难以确定不良反应关联关系的，为防止严重或广泛的不良反应，应先停药，再研究；确定药物与不良反应时间顺序时，要求临床医师和药师及时、准确地观察和记录病情；确定药品不良反应与用药剂量之间关系时，要结合专业知识分析；应用已知的药物不良反应判断时，不能忽视不是已知的不良反应，可能该反应缺乏报道统计；应用再次给药判断药物与不良反应的关系时，除注意伦理申报外，还应注意影响中药临床作用的其他因素，包括药材品种、煎煮方法及制剂差异等。同时还要注意辨证因素对不良反应的影响、中药上市后的整体评价和远期效应。

第四节　中药不良反应的警戒

　　中药不良反应的概念有广义和狭义之分，广义上是指中药在临床应用中所出现的一切有害反应。狭义是指在中医药理论指导下，在规定剂量下，正常应用药品的过程中产生的有害而非所期望的、与药品应用有因果关系的反应。由于中药的生产、营销、使用等过程与西药有着明显的不同，有其自身的特殊性且影响环节非常多，因此，关于中药不良反应的讨论大多围绕广义的概念展开。

中药由于临床应用的特殊性，引发不良反应的因素非常广泛。中药不良反应警戒的开展不能简单地套用化学药品的方式，应该全面认识中药的应用特点，主动探索具有中医药特色的道路，减少药物伤害，使之更加安全有效地服务全人类。

一、中药不良反应防范对策

正视中药不良反应，制定相应防范对策，是中药健康、持续、快速发展的重要因素之一。

1. 转变观念，提高认识 转变观念，提高认识是中药不良反应防范的首要问题，加强中药安全性知识的科学普及宣传是转变片面认识的主要手段。要向社会和公众如实披露和告知中药的不良反应，使公众全面客观地看待中药安全性问题，建立中药的治疗作用与不良反应并存的正确认识。公众获取的中药安全相关信息越全面，越能安全合理用药。

2. 加强监管，重点监测 进一步落实中药安全相关的国家法律法规，对中药的种植、生产、采收、贮藏、炮制、制剂、调剂、煎煮等环节均按照有关规定做好全程管理工作，从源头上抓好中药材及其制剂的质量，确保用药安全。同时建立健全不良反应的报告制度、监测制度，加强药品不良反应信息通报；通过中药上市后再评价研究，对已有中药品种进行是否具有潜在安全性风险分析，建立预警机制并开展重点监测。

3. 重视教育，规范使用 中医的辨证用药是保证用药安全、有效的措施之一，也是预防中药不良反应发生的根本措施。中药的临床使用必须经过中医师的辨病辨证论治，确定治则治法，选药配伍，因人、因时、因地制宜。同时注意用药禁忌和用量，做到"中病即止"。只有重视和加强继续教育，对临床医师进行有针对性的用药安全或中医药学基本理论等方面的培训，使临床医师熟练掌握中药的性能主治、用法用量、用药禁忌等知识，才能提高临床诊疗和处方用药水平，减少滥用中药的行为，从而促进临床的合理用药，避免中药不良反应的发生。

4. 加强研究，奠定基础 目前中药安全性的评价与研究尚处于起步阶段，应该承认有关中药药理和毒理学认识依然缺乏，药物的毒性成分并不清楚。为此，应开展中药药理、毒理学的基础性研究工作，努力阐明中药有毒成分、安全使用剂量、药物之间的相互作用，以及吸收、分布、代谢、排泄过程中所发生的药动学变化及作用机理等，真正为中药临床的合理应用打下坚实基础，遏制和避免中药不良反应的发生。

二、中药不良反应防治措施

（一）中药不良反应预防措施

1. 增强安全防范意识 增强医师、药师与患者对药物不良反应和药源性疾病的认识与防范意识，提高患者的用药依从性。

2. 了解患者治疗史 详细了解患者既往病史、家族史和用药史等，特别注意患者的过敏史或药物不良反应史，对相关药物尽量避免使用。

3. 强调辨病辨证论治 注意在中医药理论指导下，严格掌握药物的用法用量、适应证和禁忌证，以辨病辨证施治为依据使用中药，避免"中药西用"。

4. 谨慎选药 使用安全风险大或不明确的药物，如毒性中药品种、中草药新品种及中药注射剂时，必须掌握有关资料，慎重用药，密切观察。有明确报道对器官功能有损害的药物，应用时须按规定检查相应器官功能甚至病理损伤等。用药过程中，注意观察不良反应的早期症状，以便及时停药和处理，防止进一步发展。

5. 关注联合用药 注意药物联用时的相互作用，兼顾增效和减毒的双重需求，可用可不用的药物尽量不用。

6. 关注特殊人群 老年人、儿童、肝肾功能不全者，以及妊娠期和哺乳期妇女等特殊人群用药，需慎重选择药物，注意剂量和疗程的控制，同时用药期间应加强观察。

（二）中药不良反应治疗措施

1. 减量或停药 首先必须明确不良反应的类型和危害程度，对于考虑为剂量相关型的不良反应，如胃肠不适、轻微腹泻等，可调整药量，减量观察，直至停药。绝大多数轻型不良反应停止使用相关药物后，症状可自愈或停止进展。对于可能导致严重后果的不良反应，如患者感心悸、气短、口舌发麻、皮疹等，则应立即停用可疑药物。及时停药是药品不良反应最根本的治疗措施。

2. 及时治疗 对较严重的不良反应和药源性疾病要进一步治疗。

（1）加速药物排泄，减少药物吸收 临床上可以采取利尿、催吐、洗胃、导泻、使用吸附剂及血液透析等方法加速药物的排泄，延缓和减少药物吸收。

（2）抗过敏 药物引起的过敏性休克，可在短时间内导致死亡，治疗必须争分夺秒，就地抢救。发现患者出现休克症状时要立即使患者平卧，保持呼吸道通畅，吸氧。迅速建立静脉通道，给予抗过敏、抗休克药物治疗。

（3）应用中西药解毒 中医药运用中药解毒的认识十分丰富。传统认为甘草、绿豆为常用的中药解毒药，多种中药中毒均可采用；又如生姜可用于解乌头、附子、半夏、天南星中毒，土茯苓可用于朱砂、轻粉、红粉中毒，肉桂可用于马钱子中毒，黄连可用于吴茱萸中毒等。可作为中毒缓解期的辅助治疗参考。此外，有针对性地使用特异性较强的西药解毒剂。如二巯基丙醇类用于砷（如砒霜、雄黄等）中毒；二巯基丙醇磺酸钠类、硫代硫酸钠等用于汞（如朱砂、轻粉等）中毒；二巯基丁二酸钠用于铅（如密陀僧、铅丹等）中毒；亚硝酸钠和硫代硫酸钠用于氰苷类（如苦杏仁等）中毒；盐酸纳洛酮、氢溴酸烯丙吗啡用于罂粟壳中毒等。解毒药的解毒效果是相对的，是有条件的，而且中药的解毒作用相对较弱，作用较缓慢，须采取综合的解毒措施。

（4）对症支持治疗 毒物被吸收后，可产生各种或轻或重的症状和不同程度的器官损害，要予以妥当处理。体温异常者给予降温或保温；血氧饱和度下降者予以吸氧；剧烈呕吐、腹泻者止吐、止泻；烦躁不安者给予镇静剂；惊痫者使用解痉剂；尿潴留者给予导尿等。对一些严重威胁患者生命的症状如昏迷、休克、脑水肿、呼吸衰竭、心力衰竭、肾功能衰竭等要采用危急重症标准化方案和流程进行积极抢救。

三、药物警戒制度与质量管理

1. 药物警戒制度构建 为规范和指导药品上市许可持有人和药品注册申请人的药物警戒活动，国家药品监督管理局组织制定了《药物警戒质量管理规范》并于2021年12月1日起正式施行。与此相配套，2022年4月11日，为指导药品监督管理部门开展药物警戒检查工作，督促药品上市许可持有人落实药物警戒主体责任，根据《药品检查管理办法（试行）》等有关规定，国家药品监督管理局组织制定了《药物警戒检查指导原则》，自此我国药物警戒的开展有法可依，有据可查。

2. 药物警戒质量管理 《药物警戒质量管理规范》中提出药物警戒体系包括：与药物警戒活动相关的机构、人员、制度、资源等要素，并应与持有人的类型、规模、持有品种的数量及安全性特征等相适应。持有人应当制定药物警戒质量目标，建立质量保证系统，对药物警戒体系及活动进行质量管理，不断提升药物警戒体系运行效能，确保药物警戒活动持续符合相关法律法规要求。持有人应当以防控风险为目的，将药物警戒的关键活动纳入质量保证系统中，重点考虑以下内容：①设置合理的组织机构；②配备满足药物警戒活动所需的人员、设备和资源；③制定符合法律法规要求的管理制度；④制定全面、清晰、可操作的操作规程；⑤建立有效、畅通的疑似药品不良反应信息收集途径；⑥开展符合法律法规要求的报告与处置活动；⑦开展有效的风险信号识别和评估活动；⑧对已识别的风险采取有效的控制措施；⑨确保药物警戒相关文件和记录可获取、可查阅、可追溯。

持有人应当制定并适时更新药物警戒质量控制指标，控制指标应当贯穿于药物警戒的关键活动中，并分解落实到具体部门和人员，包括但不限于：①药品不良反应报告合规性；②定期安全性更新报告合规性；③信号检测和评价的及时性；④药物警戒体系主文件更新的及时性；⑤药物警戒计划的制定和执行情况；⑥人员培训计划的制定和执行情况。

四、药物警戒活动与警戒计划

药物警戒活动是指对药品不良反应及其他与用药有关的有害反应进行监测、识别、评估和控制的活动。持有人和申办者应当建立药物警戒体系，通过体系的有效运行和维护，监测、识别、评估和控制药品不良反应及其他与用药有关的有害反应，并应当基于药品安全性特征开展药物警戒活动，最大限度地降低药品安全风险，保护和促进公众健康。持有人和申办者应当与医疗机构、药品生产企业、药品经营企业、药物临床试验机构等协同开展药物警戒活动。鼓励持有人和申办者与科研院所、行业协会等相关方合作，推动药物警戒活动深入开展。

警戒活动的开展应当有计划进行。持有人应当定期开展内部审核，审核各项制度、规程及其执行情况，评估药物警戒体系的适宜性、充分性、有效性。当药物警戒体系出现重大变化时，应当及时开展内审。开展内审前应当制订审核方案，内审应当有记录，针对内审发现的问题，持有人应当调查问题产生的原因，采取相应的纠正和预防措施，并对纠正和预防措施进行跟踪和评估。持有人应当开展药物警戒培训，根据岗位需求与人员能力制定适宜的药物警戒培训计划，按计划开展培训并评估培训效果。

药物警戒计划作为药品上市后风险管理计划的一部分，是描述上市后药品安全性特征及如何管理药品安全风险的书面文件。持有人应当根据风险评估结果，对发现存在重要风险的已上市药品，制定并实施药物警戒计划，并根据风险认知的变化及时更新。药物警戒计划包括药品安全性概述、药物警戒活动，并对拟采取的风险控制措施、实施时间周期等进行描述。

【思考题】

1. 中药不良反应的基本类型及发生机制有哪些？
2. 药物不良反应常用的判断方法有哪些？各方法有何特点？
3. 如何开展全生命周期的中药药物警戒管理？

第六章

中药安全性预警与监测

【学习要求】

1. 掌握中药临床用药风险预警的内容和渠道。

2. 熟悉药品安全预警信息源。

3. 了解我国药品安全性监测体系。

药物的安全性是药物防治疾病的基本要求之一。近些年来，公众对中药安全的警戒意识逐步增强。国家药品监督管理部门监测数据显示，中药的应用虽然整体安全性较好，不良反应数量少于化学药品，但同样也可能给人体带来危害。将传统中医药理论与现代药物警戒思想相结合，构建中药安全性预警和监测体系，是临床安全有效应用中药，推动中药现代化进程的重要保障。2019 年《药品管理法》建立药物警戒制度，作为医药工作者要依法依规开展药物警戒活动，全面贯彻《药品管理法》。

第一节　中药临床用药风险预警

由于中药临床应用的特殊性，引发中药安全性问题的因素较为复杂。中药临床用药风险预警涉及从种植、采收到临床应用全过程，需关注各环节的安全性风险信息，发出警示信号，从而最大限度地降低危害。

一、中药临床用药风险预警内容

中药安全风险涉及多个环节，风险预警内容较多，根据用药过程可分别从用药前、用药中和用药后进行预警。

（一）用药前

1. 注意品种是否正确　品种混乱是中药安全的重要隐患之一。由于历史原因，一味中药常涉及一个品种来源或多个品种来源。不同品种的药材其毒性强弱存在差异。如传统用的木通有白木通、川木通和关木通等不同品种，其中关木通为马兜铃科植物，含有肾毒性物质马兜铃酸，对肾功能会造成损伤，现已取消药用标准。贯众临床常用品种有绵马贯众和紫萁贯众等，但前者的毒性大于后者。此外，还存在"同名异物""异物同名"的现象，亦可导致中药品种误用。类似的情况在中药中还有很多。因此，临床用药要注意品种混淆现象、正确选择药物十分重要。

2. 注意品质是否优良 中药品质与药材种植、产地、采集、炮制、贮藏、养护等密切相关。中成药是中药饮片加工而成的制剂，其品质还要受到制剂工艺、质量控制等多种因素的影响。中药临床使用前的任何一个环节出现问题，都有可能导致不良反应发生。比如，环境污染和农药滥用可使药材中重金属和毒物的含量增加；贮藏、养护不当，药材发生霉变产生的黄曲霉素具有很强的毒性和致癌性。注意中药品质是否优良，是临床安全用药的前提。

（二）用药中

1. 注意用药是否对证 中药的使用需以辨证施治为依据，药不对证是引发中药安全性问题的重要因素。"热者寒之，寒者热之，实则泻之，虚则补之"，这是中医用药的基本原则。但临床上常常存在"寒热不辨、虚实不分"的情况，中成药的使用上，中药西用现象表现得尤为突出。如蒲地蓝口服液适用于热毒内盛所致的发热、咽痛、疖肿等，久病体虚和脾胃虚寒者不宜使用，但存在疏于辨证而将其用于各种细菌、病毒感染，可能引发安全问题。明代医药学家李时珍说过："药物用之得宜，皆有功力；用之失宜，参术亦能为害。"强调根据中医理论辨证辨病使用中药，是保障用药安全和有效的前提。

2. 注意配伍是否合理 中药合理配伍的思想由来已久，汉代《神农本草经》已有"当用相须相使者良，勿用相恶相反者"的记述。合理配伍可以发挥减毒增效作用，配伍不当则可能使药物毒性增加，甚至产生新的毒性。中医临床用药需注意合理配伍，不仅包括传统的组方配伍，还包括中成药配伍、中药与西药配伍等多种情况，而且不能仅局限于传统的"十八反""十九畏"等配伍禁忌，还必须参考最新研究成果。如现代研究显示，延胡索可增强马钱子的毒性；天王补心丹和朱砂安神丸均含朱砂，配伍使用增加了朱砂的服用量，加大了安全风险；石膏、龙骨等含钙的中药与强心苷类药物合用，可增强后者毒性，更易产生强心苷类药物的毒性反应等。

3. 注意用量和疗程是否适当 为保证用药安全，中医学始终强调临床用药需控制剂量。如《诸病源候论·服药失度候》云："凡合和汤药，自有限剂，至于圭铢分两，不可乖违，若增加失宜，便生他疾……亦能致死。"药物不良反应的发生和危害的轻重与药物用量的大小密切相关。一般而言，药物用量越大，不良反应发生概率越大。由于许多中药缺少严格的毒理学研究资料，中药的毒性剂量范围不清晰，安全剂量较模糊，因此，临床使用任何药物都应严格控制剂量，一般应遵循《药典》规定，以其作为中药安全性剂量的推荐值。

由于受"中药安全无毒"观念的影响，长期滥用中药的现象时有发生。疗程过长从而引起不良反应，其本质也是药物过量使用。长期用药容易造成药物有害成分在体内蓄积，尤其是本身就含有一定毒性成分的药物。如马钱子所含的士的宁成分排泄较慢，故应尽量避免用于肝肾功能不全者，以防止蓄积中毒。如需要重复给药，则应考虑药物的洗脱期，即停药一定时间以后再予用药。

4. 注意给药途径和剂型是否得当 给药途径或剂型不同，药物在机体内的吸收、分布与排泄会存在差异，不仅会影响药物的治疗效果，还会导致药物不良反应的发生。一般而言，药物作为注射剂，特别是静脉注射剂，其不良反应往往比口服剂多见。此外，中药一般都含有多种成分，各种成分的理化特性不同，也会使药物在汤、酒、丸、散等不同剂型中所显示的总体毒性存在差异。有研究显示，生半夏所含的止呕等有效成分能溶于热水，而导致呕吐，引起失音甚至死亡的毒性成分却较难溶于水而易溶于醇。因此，生半夏酒剂的毒性比汤剂要高。又如注射用紫杉醇脂质体与普通注射剂比，不良反应发生率较低。

5. 注意煎服方法是否正确 传统的中药煎煮在器皿选择、火候大小、投药先后、煎煮时间等方面都十分讲究。如附子、乌头强调久煎以降低毒性；旋覆花包煎，以防止药材上的细毛脱落对咽喉产生刺激等。此外，中药的服用方法，如服药次数、间隔时间、饭前饭后、宜温宜凉等都要根据药物的性质、剂型及病情的缓急轻重等决定。服药方法不正确也会导致不良反应的发生。比如，空腹服对胃肠有刺激的中药易导致恶心呕吐、脘腹胀痛等不良反应。采用正确的煎服方法可以保证用药安全。

6. 注意患者个体差异　由于遗传、生活习惯、环境等因素，患者的个体差异较大，不同患者对同一药物的反应也有所不同。如黄连导致急性溶血性黄疸与部分人群遗传性葡萄糖 –6– 磷酸脱氢酶缺失的特异质有关。临床使用应详细了解患者的既往病史、家族史，特别是过敏史或药物不良反应史，尽量避免使用相关药物可提高治疗过程的安全性。

7. 注意特殊人群用药　老年人、婴幼儿、妊娠期和哺乳期妇女、肝肾功能不全患者等特殊人群对药物的代谢不同，应予以关注。

老年人的脏器组织和生理功能均有不同程度的退行性改变，会影响药物在体内的吸收、分布、代谢和排泄过程。老年人由于肝肾功能、免疫系统功能减退，致使血液中药物半衰期相对延长，易导致不良反应，故用药时一般剂量不宜过大。

婴幼儿为稚阴稚阳之体，许多器官和组织尚未发育成熟。其用药，一是注意药物用量宜轻，中病即止；二是忌乱用滋补，避免使用过于峻烈的药物；三是注意剂型选择，方便服用。

女性妊娠期或哺乳期用药，需注意药物会通过胎盘进入胎儿的血液循环，或通过乳汁进入婴儿体内，故临床用药除要考虑母亲本人，还需考虑药物对胎儿或乳儿的影响。如确需用药，应尽量使用最安全的药物和最小的治疗剂量。

肝功能不全患者，药物的代谢转化较慢，易使药物作用加强或作用时间延长。肾功能不全患者，药物代谢和排泄会受到影响，会引起药物蓄积而带来伤害。其用药，一是少而精，能不用就不用；二是忌用有肝肾毒性的药物；三是注意药物的相互作用，避免产生新的肝肾损害；四是定期检查，及时调整治疗方案。

8. 注意中成药说明书　药品说明书是载明药品重要信息的法定文件，是指导药品选择、使用的重要参考，也是保障用药安全的重要依据。用药时应根据说明书"功能与主治""用法用量"等信息在适应证范围内遵照规定服药，并关注【警示语】、【不良反应】、【禁忌】、【注意事项】、特殊人群用药等安全信息项内容，避免或减少不良反应的发生。但某些中成药说明书安全性信息提示不足，不良反应和禁忌项目下，常以"尚不明确"四字表述，国家药品监督管理局 2022 年发布《已上市中成药说明书安全信息项内容修订技术指导原则（试行）》，中华中医药学会颁布《上市中成药说明书安全信息项目修订技术规范》，2023 年发布《中药注册管理专门规定》，强调药品上市许可持有人应当加强对药品全生命周期的管理，加强对安全性风险的监测、评价和分析，应当参照相关技术指导原则及时对中成药说明书【禁忌】、【不良反应】、【注意事项】进行完善，努力消除中成药说明书中"尚不明确"的表述，从监管角度促进安全用药。若使用中发现问题，可通过医药人员的信息反馈，上报国家药品监督管理部门，及时发布用药预警，并促进厂家不断完善中成药说明书，使之更有效地指导临床合理用药，这也是中药安全性警戒的工作之一。

（三）用药后

注意用药后的观察与护理是保证用药安全的重要环节之一。汉代张仲景所著的《伤寒论》对患者的用药告知与药后护理已有较多论述，如桂枝汤"若一服汗出病瘥，停后服"，大承气汤"得下，余勿服"等。通过用药后观察，及时了解患者服药后的反应，中病即止，对调整用药剂量和疗程、保障用药安全具有重要意义。使用有毒中药和注射剂后，更应密切观察患者用药后的反应。一旦发现异常，应立即停药并采取相应的治疗或抢救措施。若长期用药还须加强相关指标的监测。如使用可能对肝肾功能有潜在影响的药物，应强调对患者肝肾功能的定时定期监测等。

二、中药临床用药安全性观察指标

观察用药期间患者的临床表现是进行药物安全性预警的重要基础，是发现临床不良反应与采取防范措施的重要环节。中药临床用药安全性观察指标主要有以下方面。

（一）一般观察指标

1. 所有发生的不良表现，包括症状、体征等。

2. 一般体格检查（体重、体温、血压、心率等）、主要体征检查（如皮肤、巩膜的颜色，以及神经反射等）。

3. 实验室检查：①血、尿、便常规检查。②肝功能相关检测指标：丙氨酸氨基转移酶（ALT）、天冬氨酸氨基转移酶（AST）、总胆红素［包括直接胆红素（DBIL）和间接胆红素（IBIL）］、碱性磷酸酶（ALP）、γ-谷氨酰转肽酶（GGT）等。③肾功能相关检测指标：微量白蛋白尿、血清肌酐（SCr）、尿素氮（BUN）等。④凝血功能相关检测指标：血浆凝血酶原时间（PT）、凝血酶时间（TT）、纤维蛋白原（FIB）、D-二聚体（D-Dimer）、抗凝血酶Ⅲ（AT-Ⅲ）等。⑤心功能相关检测指标：肌酸激酶（CK）、乳酸脱氢酶（LDH）、肌酸激酶同工酶（CK-MB）、α-羟丁酸脱氢酶（HBDH）等。

（二）视情况增加观察指标

1. 重要器官不良反应的观察指标 患者出现心悸、胸闷等不适，增加心脏功能相关检测指标，如心电图（需观察ST-T改变、病理性Q波、各种心律失常、P-R间期、QT/QTc间期等）、心肌酶谱、超声心动图等。

临床用药疗程较长，出现肝脏酶学异常、怀疑慢性肝损伤等情况时，要立即停药观察，必要时行影像学检查、肝组织活检等病理学检查。

若发现尿蛋白阳性，可增加24小时尿蛋白定量检查。尿沉渣镜检发现血尿、48小时后复查仍有血尿者，可增加尿红细胞位相检查，必要时可进行肾脏穿刺活检，明确损伤类型。

2. 临床常用药物针对性观察指标 使用麻黄、桂枝等具有明显发汗作用的解表药要观察患者出汗情况，防止发汗太过；使用苦寒较甚的清热药，如黄连、龙胆等，需注意观察是否出现明显的消化道不适反应；使用温里药或补阳药等温燥性质明显的药物，如肉桂、鹿茸等，需观察是否出现面红目赤、口舌生疮、鼻衄、小便黄赤、大便干结等；使用活血作用明显的药物需注意是否有加重出血的情况，如经期延长、经量过多等；使用补虚药需注意观察是否出现胸闷、腹胀、食欲减退、便溏腹泻等碍气壅中、滋腻助湿的不良反应。

3. 常用毒性品种不良反应的观察指标 中药临床常用毒性品种的不良反应以消化系统症状和肝肾损伤最为常见，使用中要注意肝肾功能的监测。同时要特别注意观察用药中可能出现的较为特殊的不良反应。如处方中含有马钱子，要密切观察用药过程中是否有头昏头痛、肌肉𬌗动或震颤等早期中毒反应征兆。使用乌头类药物，要注意密切观察是否出现神经系统和心血管系统的不良反应等。使用甘遂、大戟、芫花等峻下逐水药，要注意观察腹泻等症状的轻重，水肿消退程度，记录出入量，监测血钾及电解质，防止发生水电解质紊乱；使用蟾酥、香加皮等含强心苷类成分的药物，应注意观察循环系统的不良反应；使用雷公藤及其制剂，应注意观察血液系统和生殖等系统的不良反应，必要时可监测血象变化。

4. 中药注射剂不良反应的观察指标　中药注射剂静脉给药时，要注意观察注射或滴注局部是否红肿疼痛，密切观察有无面色苍白、心悸、胸闷、发热、皮疹等，防止严重过敏反应的发生。

三、药品安全预警信息源

（一）药品不良反应监测年度报告

国家药品监督管理局通过对年度药品不良反应病例报告进行总结分析，以年度报告形式公布一年内不良反应发生的具体情况。如 2021 年《国家药品不良反应监测年度报告》的内容主要包括药品不良反应监测工作情况、药品不良反应／事件报告情况、用药安全提示、相关风险控制措施和有关说明、药物监测情况等。通过该报告让社会公众提高对不良反应的认识，促进临床合理用药。

（二）药品不良反应信息通报

《药品不良反应信息通报》由国家药品不良反应监测中心不定期发布，主要通报化学药物、中成药、中西药复方制剂及部分药用辅料等不良反应。目的是总结不良反应特点，结合典型病例分析探究原因，为临床医师、药师和相关企业提供建议或整改措施，呼吁社会关注或警惕某些药物的用药风险。如 2016 年 12 月对仙灵骨葆口服制剂引起的肝损伤不良反应进行通报，2016 年 10 月通报新复方大青叶片可能导致重症药疹等严重过敏反应，以及肝损伤、消化道出血等严重不良反应的用药风险。

（三）药物警戒快讯

《药物警戒快讯》由国家药品不良反应中心发布，从 2005 年 3 月至 2022 年 6 月，共发布 229 期，主要是汇总国外药品安全信息及采取的风险管理措施。如 2022 年 229 期的主要内容为美国建议对注射含碘造影剂的婴儿和幼儿进行甲状腺功能监测，英国药品和保健产品管理局（MHRA）发布妊娠期间使用普瑞巴林安全性研究结果。

（四）专业杂志药品安全信息

医药相关期刊和书籍是获得药品安全信息的主要途径之一。期刊和书籍可通过 CNKI、维普、万方、超星等数据库进行检索，以短时间内实现对某个或某类药物不良反应的总结和分析，为临床安全用药提供预警信息。以参麦注射液的不良反应信息为例，在 CNKI 期刊上搜索并对文献进行分析总结发现，参麦注射液不良反应以循环系统、皮肤及附件损害为主，严重的药品不良反应和药品不良事件以过敏反应最多；不良反应发生时间多在 1 小时以内；不良反应与性别和年龄呈相关性，多发于女性和老人。提示临床用药要加强女性、老人和用药 1 小时内的监测，及时发现不良反应，保证临床用药安全。

（五）国际药品安全信息

从 1937 年美国"磺胺酏剂事件"到 20 世纪 60 年代震惊全球的"反应停"事件，全球各个国家纷纷展开对药物不良反应的研究和监测。1968 年 WHO 设立了专门的药物监管部门，并提出国际药物不良反应监测方案。1970 年日内瓦组建了永久性的组织——WHO 药物监测中心。1978 年搬迁到瑞典的乌普萨拉，1997 年重新命名为乌普萨拉监测中心。中国 1998 年正式加入 WHO 国际药物监测协作中心。随着中医药现代化进程的加快，草药及其制品的使用范围不断增大，2004 年 WHO 出台了《世界卫生组织建立草药安全监控的药物警戒系统指南》，进一步加强了对草药的监管力度。同年，《欧盟传统植物药注册程序指令》将草药正式纳入药品管理规范。如马兜铃酸不良反应发现后，英国宣布对含马兜铃酸的中草药产品实行无限期禁用。WHO 发出警告，其他国家亦开始禁用。通过 WHO 这个平台可实现全球 ADR 信息的有效、及时沟通，获得更多的安全用药信息，为临床合理用药提供保证。

（六）药品说明书安全信息

药品说明书是药品生产企业印制并提供的载明药品重要信息的法定文件，是用以指导安全、合理使用药品的法定指南。其内容包括药品通用名称、成分、性状、适应证或者功能主治、规格、用法用量、不良反应、禁忌、注意事项、贮藏、生产日期、产品批号、有效期、批准文号、生产企业等。

药品说明书中包含了药品安全性、有效性等重要的用药信息，是医药工作者和患者了解药品的重要途径，是医师、药师、护师和患者治疗用药的科学依据，也是药品生产和供应部门向医药人员和人民群众宣传介绍药品特性、指导安全合理用药和普及医药知识的主要媒介。阅读药品说明书时，要了解和掌握药品说明书上的生产日期、有效期、用法用量、适应证、禁忌、不良反应、注意事项、贮藏方法等；注意慎用、禁用和忌用的区别；有特别标明的内容，如幼儿、老人及孕妇等特殊人群的用药，须严格遵守。

（七）药物流行病学安全信息

药物流行病学是应用流行病学的原理和方法，研究人群中药物的利用及其效应的新兴学科，是临床药理学和流行病学两门学科相互渗透交叉，用于指导药品上市后监测的应用性学科，常用的研究方法有描述性研究和分析性研究。描述性研究通常采用个例调查、横断面调查、纵向调查和系统综述方法，观察并详细记录某一种特殊疾病不同年龄、性别、种族、职业、地区和社会阶层人群的发生情况，通过对比发现其中的特点。分析性研究是通过假设检验的方式，调查疾病和可能诱发因子之间的关系，包括病例对照研究和队列研究方法。病例对照研究是从结果探寻原因的方法，又称回顾性研究。队列研究是从原因观察结果的方法，又称前瞻性研究。运用流行病学方法对药物不良反应进行分析，可获得真实世界人群用药安全预警信息。

1. 对已发现的药物不良反应进行分析　运用药物流行病学的研究方法，对已发现的药物不良反应进行分析，获得相关安全预警信息。如分析注射用双黄连不良反应发生的流行病学特点发现：①双黄连注射液引起的不良反应与年龄密切相关，随着年龄增长，发病率逐渐下降。15 岁以下人群的发病率较高，50 岁以上人群发病率较低，儿童是双黄连注射液不良反应高发人群，提示儿童在使用时应慎重。②双黄连注射液的不良反应以变态反应为主，提示有过敏史或高敏质的患者要先做过敏试验。③不良反应多发生在用药 30 分钟内，提示用药后半小时内应注意观察患者反应，特别是儿童和过敏体质者。

2. 对药品上市后进行安全性监测　科研人员通过对可疑药品进行深入调查，采用病例对照、队列研究等方法，明确药品与不良反应之间的因果关系，并计算出药品不良反应的发生率，提供药品安全性、有效性信息，为药品上市后再评价和临床合理用药提供决策依据。如 1966～1971

年间，美国 FDA 发现了 91 例 8～25 岁女性阴道透明细胞腺癌患者，流行病学专家应用病例对照研究发现，母亲怀孕时服用己烯雌酚是女孩发生阴道癌的独立危险因素。进一步研究表明，胎儿期接触过己烯雌酚的男性中，生殖系统异常的发生率也很高。最后确定生殖系统损害可能是己烯雌酚所引起的不良反应。

2005 年葛根素注射液因引起严重不良反应被国家不良反应监测中心通报。有学者采用队列研究方法对葛根素注射液与短期发热的关联度进行分析，发现不同年代上市的葛根素注射液与发热的相关联系不同，提示药品质量改善可消除相关药品的不良反应，提高安全性。

第二节　药物安全性预警常用渠道

药物安全性预警渠道主要包括药品监督管理部门、学术机构、医疗机构和医药企业等。

一、药品监督管理部门

药品监督管理部门主要包括国家药品监督管理局、国家药品不良反应监测中心、省 / 市食品药品监督管理局或不良反应监测中心等。药品关系着人民群众的生命健康，政府监管部门在药品的安全管理上承担着重要责任。建立药品不良反应信息通报制度是政府相关部门加强药品安全管理的重要措施，如 WHO 根据成员国上报的药品不良反应数据进行统计分析后而发出的不良反应信息等。我国由国家药品不良反应监测中心根据国家不良反应监测中心数据库监测的情况，定期或不定期地发出药品安全预警信息，主要包括《药品不良反应信息通报》《药物警戒快讯》《国家药品不良反应监测年度报告》等。这些均是医药人员、公众，以及医药生产和经营企业获得安全预警信息的重要渠道。

二、学术机构

学术机构也是药物安全性预警渠道之一。医药相关学术机构主要包括高等院校、科研院所、学会、协会和出版社等。学术机构可进行医药相关科学研究，如文献研究、实验研究及临床研究等。研究成果可通过期刊、书籍或学术交流等形式发表，提供药品安全性信息，指导临床合理用药。

三、医疗机构

医疗机构主要包括医院、社区卫生服务中心（站）、乡镇卫生院、村卫生室、诊所（医务室）、疾病预防控制中心和卫生监督所（中心）等。医师、护士和药师等临床医务人员，是医疗机构中发现药品不良反应和发出预警信息的主体。医生是临床用药的决策者，在药品安全性预警中发挥着不可替代的作用。护士是药品治疗过程的实施者，与患者接触最多，往往是最先发现药品安全性预警信息的专业人员。药师是临床用药的技术人员，参与临床药物治疗方案的设计与实施，进行治疗药物监测，并面向患者、医护人员、公众等提供药学咨询服务，对保障临床合理用药具有重要的作用。

四、医药企业

医药企业主要包括药品生产和经营企业。对药品质量负责、对患者负责，是药品生产和经营企业不可推卸的责任。医药企业在生产、销售药品的同时，也承担着药品不良反应报告和监测的义务。《药品管理法》确定了药品上市许可持有人（简称持有人）和经营企业在药品不良反应报告和监测中的主体地位，明确要求持有人建立药品不良反应的报告制度。《药品不良反应报告和监测管理办法》对持有人、经营企业在药品不良反应监测中的作用也做出了具体规定。通过对药品不良反应监测，持有人可提高产品质量，完善产品说明书的安全相关信息；药品经营企业能在营销中正确讲解药物的疗效与不良反应。医药企业是药物安全性预警不可忽视的重要渠道。

第三节　我国药品安全性监测体系

药品安全性监测是指上市后药品在治疗过程中出现的任何有害的怀疑与药品有关的医学事件的监测，监测范围包括不合格药品、药物治疗错误、药物滥用和错用、无科学依据用药、急慢性中毒及药品不良反应监测等，是药物警戒的一部分。目前，我国药品安全性监测体系由国家药品监督管理局、国家卫生健康委员会、各级药品监督管理部门、各级卫生行政部门、各级药品不良反应监测中心，以及药品上市许可持有人、药品生产企业、药品经营企业、各级医疗卫生机构等组成。

一、药品安全性监测现状

（一）我国药品安全性监测的工作历程

20 世纪 60 年代初的"反应停"事件爆发后，各国政府充分认识到药品安全性监测工作的重要性。世界各国已广泛展开药品不良反应监测，最通用的监测手段是实行药物不良反应报告制度。1968 年 WHO 成立了药品监测合作计划组织，开始实施药品国际监控项目。目前全世界已有 100 多个国家加入到这个项目中，为世界范围内药品安全性监测提供信息支持等。

我国药品不良反应监测工作较西方发达国家起步晚，经历了从无到有、逐步完善的发展历程。最初主要是进行药品上市前评价与药品审批的管理，随着药物管理的需求，逐步形成了目前的药物不良反应监测系统。1988 年我国开始试行药品不良反应监测制度。卫生部在北京、上海指定了 10 家医院建立了第一批药品不良反应监测试点，开始接收不良反应报告，标志着我国药品不良反应监测工作的正式开展。1989 年卫生部成立了药品不良反应监察中心，进一步增加了试点单位数量。1998 年我国正式加入 WHO 国际药品监测合作计划组织。1999 年药品不良反应监察中心更名为药品不良反应监测中心，同时并入国家药品监督管理局。同年，国家药品监督管理局和卫生部联合颁布了《药品不良反应监测管理办法（试行）》，标志着我国药品不良反应监测工作步入法制化轨道。修订后的《药品不良反应报告和监测管理办法》于 2011 年 7 月 1 日正式实施，强化了我国药品不良反应监测主体的职能、义务和责任。2017 年，中国药品监督管理部门加入 ICH，并于 2018 年当选为 ICH 管理委员会成员，这标志着我国药品注册管理制度与国际接轨。2019 年 1 月 1 日起国家药品监督管理局实施药品上市许可持有人直接报告不良反应，落实药品上市许可持有人不良反应报告主体责任，进一步完善了药品不良反应监测制度。同时，为规范药品全生命周期药物警戒活动，根据《药品管理法》《中华人民共和国疫苗管理法》等有关规定，2021 年国家药品监督管理局制定并公布了《药物警戒质量管理规范》。我国药品安全性监测体系快速完善。

（二）我国药品安全性监测的工作状况

我国药品安全性监测工作主要是通过国家的药品不良反应报告制度来进行。药品不良反应监测报告制度在国家药品监督管理局、国家药品不良反应监测中心，以及各省、地、市各级监督管理部门的领导和支持下，在各监测单位的共同努力下，呈现出监测管理体系不断完善、监测网络不断延伸、报告数量不断提高的良好局面。

在监测管理体系建设方面，除了国家及各级药品监督管理部门、卫生行政部门外，全国各省级及以下药品不良反应监测中心或监测站相继建立，药品监测体系逐步健全，覆盖面持续扩大，到 2021 年全国 98.0% 的县级地区报告了药品不良反应事件。国家药品监督管理局对新建的地市级监测机构进行不断强化培训和业务交流，提高了基层监测机构的调查、分析和评价能力，逐步完善了基层药品不良反应监测体系建设。

在药品不良反应网络报告方面，2001～2004 年，国家药品不良反应监测中心逐步建立了药品不良反应监测信息网络系统，实现了全国药品不良反应病例报告的在线录入。其后经不断完善，2012 年药品不良反应监测系统全面更新并投入使用。药品不良反应报告更加规范和快捷，报告质量也得到提高。新系统增加了药品风险自动预警、数据统计和分析功能，极大地提高了各级药品不良反应监测机构的数据分析能力，确保了药品安全事件早发现、早控制。截至 2017 年，全国已有 34 万余个医疗机构、药品生产企业、药品经营企业注册成为药品不良反应监测网络用户，并通过该网络报送药品不良反应报告。为落实药品上市许可持有人不良反应报告主体责任，国家药品监督管理局规定药品上市许可持有人直接报告不良反应，国家药品不良反应监测中心开发建设了药品上市许可持有人药品不良反应直接报告系统，于 2019 年 1 月 1 日正式运行实施。不仅为药品不良反应监测提供了方便、快捷的信息传输渠道，并与 WHO 国际药品监测合作中心数据库直接联网。可广泛开展国际信息交流与技术合作，及时得到世界范围内有关药品不良反应的数据和资料，最大限度地确保了广大民众的用药安全。

在报告数量方面，1989～1999 年国家不良反应监测中心收到药品不良反应病例报告数仅 4000 余份，而 2000 年 1 年间就收到 4700 多份，超过了前 10 年病例报告的总和。此后，全国药品不良反应病例报告数量呈上升趋势。根据国家药品不良反应监测中心数据显示，2010 年收到药品不良反应／事件报告 69 万余份，平均每百万人口 533 份；2011 年为 85 万余份，平均每百万人口 637 份；2012 年 120 万余份，平均每百万人口 896 份；2013 年 131.7 万份，平均每百万人口 983 份；2014 年 132.8 万份，平均每百万人口 991 份；2015 年 139.8 万份，平均每百万人口 1044 份；2016 年 143 万份，平均每百万人口 1068 份；2017 年 142.9 万份，平均每百万人口 1068 份；2018 年 149.9 万份，平均每百万人口 1119 份；2019 年 151.4 万份，平均每百万人口 1130 份；2020 年 167.6 万份，平均每百万人口 1251 份；2021 年 196.2 万份，平均每百万人口 1392 份；2022 年 202.3 万份，平均每百万人口 1435 份。数据显示，近年来我国药品不良反应报告数量和每百万人口平均病例报告数量增长迅速，意味着我国发现和收集药品不良反应信息的能力进一步增强，人民群众对药品的风险更为了解，药品监督管理部门所做出的监管决策更具有针对性，上市药品带来的风险也更可控。

国家药品监督管理局不断强化监督检查工作，全面贯彻落实《药品不良反应报告和监测管理办法》，建立了全国联动工作机制，完善了药品聚集性事件预警平台，建立了预警信息全国共享，事发地和生产企业所在地食品药品监管部门协同调查处置的联动工作机制，发挥了监测预警作用，定期发布《药品不良反应信息通报》《药物警戒快讯》等，不断提高对药品安全性的分析评价能力和药品风险管理水平。

（三）我国药品安全性监测体系快速发展

与其他国家相比，我国药品不良反应监测起步较晚，但快速与世界卫生组织乌普萨拉监测中心接轨，并积极推进国际人用药品注册技术协调会（ICH）药物警戒相关指导原则转化实施，参与国际药物警戒学会（ISOP）、ICH、国际医学科学组织委员会（CIOMS）、国际制药工程协会（ISPE）等国际组织的药物警戒监测活动，成为国际传统药物警戒体系的贡献者。近年来，我国在药品不良反应监测评价工作方面取得显著成效，制度规范不断完善，监测评价体系逐步建立，报告数量和质量稳步提升，风险控制手段更加成熟，国际合作持续加强，为药品监管工作提供了有力支撑。然而，我国药品安全性监测体系仍有待完善。其一，虽然国家对药品不良反应报告与监测主体的义务和职责有明确规定，但相应的法律责任约束仍需加强。其二，药品不良反应监测体系尚待健全。国家和省级以上的药品不良反应监测机构已建立，但省级以下的监测机构建设尚待完善，监测人员的数量、专业水平、监测技术等有待提高。其三，药品不良反应监测体系中尚缺乏针对中药、民族药等的监测制度。中药不良反应的报告数量占全部药品不良反应报告的 14% 左右。监测数据显示 2016 年至 2022 年中药不良反应的占比从 16.9% 下降到 12.7% ～ 13.0%。由于每种药品的临床使用数量不确定，仅有该药品的不良反应报告数量，尚无法计算其不良反应发生率。而且有些报告欠规范，或对药品不良反应/事件过程的描述过于简单，分析、判断不够准确。其四，各地区监测报告工作发展不平衡，不同地区监测水平存在明显差异。药品上市许可持有人、药品生产企业、药品经营企业报告相对不足，其报告意识和监测工作水平有待进一步提高。基层卫生机构由于受经济水平的影响，监测单位受到各种因素制约，无法落实配备专（兼）职监测报告人员，无专门的办公场所和网络报告设施等，难以实现网上报送，或存在漏报现象，从而影响了报送速度和报告质量。

二、药品安全性相关法律法规

目前，我国与药品管理相关的法律法规体系在逐步趋于完善，这些法律法规为人民群众的用药安全提供了法律上的保障，为药品管理工作提供了法律依据。

（一）相关法律

《药品管理法》是我国药品监管的法律依据，于 1984 年 9 月 20 日第六届全国人民代表大会常务委员会第七次会议通过。2001 年 2 月 28 日第九届全国人民代表大会常务委员会第二十次会议第一次修订；根据 2013 年 12 月 28 日第十二届全国人民代表大会常务委员会第六次会议进行第一次修正；根据 2015 年 4 月 24 日第十二届全国人民代表大会常务委员会第十四次会议《关于修改〈中华人民共和国药品管理法〉的决定》第二次修正；2019 年 8 月 26 日第十三届全国人民代表大会常务委员会第十二次会议第二次修订。新的《药品管理法》实行药品上市许可持有人制度。持有人依法对药品研制、生产、经营、使用全过程中药品的安全性、有效性和质量可控性负责，对药品的非临床研究、临床试验、生产经营、上市后研究、不良反应监测及报告与处理等承担责任。对药品研制和注册、药品生产、药品经营、医疗机构药事管理、药品上市后管理、药品价格和广告、药品储备和供应、药品监督管理及相关的法律责任等均做出了详细规定。新的《药品管理法》的颁布和实施对加强药品监督管理、保证药品质量、保障用药安全、维护人民身体健康和用药的合法权益均具有重要的法律意义。

（二）相关行政法规

为保证《药品管理法》的实施，国务院制定了《中华人民共和国药品管理法实施条例》，于2002年8月4日公布，自2002年9月15日起实施，并于2016年2月6日进行修订。为落实《药品管理法》，进一步规范和指导药品上市许可持有人和药品注册申请人的药物警戒活动，国家药品监督管理局于2021年颁布了《药物警戒质量管理规范》；于2022年颁布了《药品上市许可持有人落实药品质量安全主体责任监督管理规定》及《已上市中药说明书安全信息项内容修订技术指导原则（试行）》。逐步形成了以中药饮片监管为抓手，向上下游延伸，落实中药生产企业主体责任，建立中药材、中药饮片、中成药生产流通使用全过程追溯体系及多部门协同的监管体系，全面加强中药质量安全监管，促进中药产业高质量发展。

（三）相关部门性规章

1999年11月国家药品监督管理局和卫生部联合颁布了《药品不良反应监测管理办法（试行）》，2004年3月进行修订后发布为《药品不良反应报告和监测管理办法》，2011年5月通过进一步修订与完善再次颁布，同年7月1日正式实施。《药品不良反应报告和监测管理办法》进一步明确了各级药品监督管理和药品不良反应监测机构的职责；进一步规范了药品不良反应的报告和处置；增加了市、县两级监测机构对严重药品不良反应，以及群体药品不良事件的调查、核实和处置要求；强化了药品生产企业在药品不良反应监测工作中的作用，同时引入重点监测，加强了药品安全性监测和研究；增加了药品不良反应信息管理的内容，提高了对药品不良反应评价工作的技术要求。《药品不良反应报告和监测管理办法》的实施对于保障人民群众的用药安全、健全药品不良反应报告和监测管理工作体系、推动药品不良反应报告和监测工作的开展、增强企业的安全隐患意识与高度责任感、推动指导新药研发、构建和谐医患关系等均具有重要意义。

在《药品不良反应报告和监测管理办法》的基础上，国家药品不良反应监测中心于2008年发布了《药品重点监测管理规范（试行）》，明确规定了对重点药物品种监测的有关工作程序等。该规范进一步加强上市后药品的安全性监测与评价，保障公众的用药安全和有效。

2015年国家食品药品监督管理总局发布了《药品不良反应报告和监测检查指南（试行）》，明确了开展药品不良反应报告和监测工作检查的相关程序，促进了药品不良反应报告和监测工作的深入开展。

《药物警戒质量管理规范》规定药品上市许可持有人和获准开展药物临床试验的药品注册申请人应当建立药物警戒体系，监测、识别、评估和控制药品不良反应及其他与用药有关的有害反应；应当基于药品安全性特征开展药物警戒活动，最大限度地降低药品安全风险，保护和促进公众健康；应当与医疗机构、药品生产企业、药品经营企业、药物临床试验机构等协同开展药物警戒活动；中药、民族药持有人应当根据中医药、民族药相关理论及处方特点、临床使用、患者机体等影响因素制定药物警戒计划。该规范自2021年12月1日起施行。

除此之外，我国与药品安全性管理相关的部门性规章还有《药品注册管理办法》《中药注册分类及申报资料要求》《中药注册管理专门规定》《药物非临床研究质量管理规范》《药物临床试验质量管理规范》《药品生产监督管理办法》《药品生产质量管理规范》《医疗机构制剂配制质量管理规范（试行）》《医疗机构制剂配制监督管理办法（试行）》《医疗机构制剂注册管理办法（试行）》《药品流通监督管理办法》《药品经营质量管理规范》《中药材生产质量管理规范（试行）》《处方药与非处方药分类管理办法》《药品进口管理办法》《直接接触药品的包装材料和容器管理办法》《药品说明书和标签管理规定》《药品召回管理办法》等。这些部门性规章逐步完善了对药品研发、生产、流通等过程的管理，对保证药品的有效性和安全性起到了至关重要的作用。

三、药品安全性监测机构与职责

《药品不良反应报告和监测管理办法》明确规定了我国各级药品安全性监测机构的职责。国家药品监督管理局主管全国药品不良反应报告和监测工作。地方各级药品监督管理部门主管本行政区域内的药品不良反应报告和监测工作，并建立健全药品不良反应监测机构，负责本行政区域内药品不良反应报告和监测的技术工作。各级卫生行政部门负责本行政区域内医疗机构与实施药品不良反应报告制度有关的管理工作。

（一）国家药品监督管理局和国家药品不良反应监测中心

1. 国家药品监督管理局 负责全国药品不良反应报告和监测的管理工作，履行的主要职责包括：①与国家卫生健康委员会共同制定药品不良反应报告和监测的管理规定和政策，并监督实施。②与国家卫生健康委员会联合组织开展全国范围内影响较大并造成严重后果的药品群体不良事件的调查和处理，并发布相关信息。③对已确认发生严重药品不良反应或者药品群体不良事件的药品依法采取紧急控制措施，做出行政处理决定，并向社会公布。④通报全国药品不良反应报告和监测情况。⑤组织检查药品生产、经营企业的药品不良反应报告和监测工作的开展情况，并与国家卫生健康委员会联合组织检查医疗机构的药品不良反应报告和监测工作的开展情况。

2. 国家药品不良反应监测中心 负责全国药品不良反应报告和监测的技术工作，履行的主要职责包括：①承担国家药品不良反应报告和监测资料的收集、评价、反馈和上报，以及全国药品不良反应监测信息网络的建设和维护。②制定药品不良反应报告和监测的技术标准和规范，对地方各级药品不良反应监测机构进行技术指导。③组织开展严重药品不良反应的调查和评价，协助有关部门开展药品群体不良事件的调查。④发布药品不良反应警示信息。⑤承担药品不良反应报告和监测的宣传、培训、研究与国际交流工作。

（二）省、自治区、直辖市药品监督管理部门和药品不良反应监测机构

1. 省、自治区、直辖市药品监督管理部门 负责本行政区域内药品不良反应报告和监测的管理工作，履行的主要职责包括：①根据《药品不良反应报告和监测管理办法》与同级卫生行政部门共同制定本行政区域内药品不良反应报告和监测的管理规定，并监督实施。②与同级卫生行政部门联合组织开展本行政区域内发生的影响较大的药品群体不良事件的调查和处理，并发布相关信息。③对已确认发生严重药品不良反应或者药品群体不良事件的药品依法采取紧急控制措施，做出行政处理决定，并向社会公布。④通报本行政区域内药品不良反应报告和监测情况。⑤组织检查本行政区域内药品上市许可持有人、药品经营企业的药品不良反应报告和监测工作的开展情况，并与同级卫生行政部门联合组织检查本行政区域内医疗机构的药品不良反应报告和监测工作的开展情况。⑥组织开展本行政区域内药品不良反应报告和监测的宣传、培训工作。

2. 省级药品不良反应监测机构 负责本行政区域内的药品不良反应报告和监测的技术工作，履行的主要职责包括：①承担本行政区域内药品不良反应报告和监测资料的收集、评价、反馈和上报，以及药品不良反应监测信息网络的维护和管理。②对设区的市级、县级药品不良反应监测

机构进行技术指导。③组织开展本行政区域内严重药品不良反应的调查和评价，协助有关部门开展药品群体不良事件的调查。④组织开展本行政区域内药品不良反应报告和监测的宣传、培训工作。

（三）设区的市级、县级药品监督管理部门和药品不良反应监测机构

1. 设区的市级、县级药品监督管理部门　负责本行政区域内药品不良反应报告和监测的管理工作；与同级卫生行政部门联合组织开展本行政区域内发生的药品群体不良事件的调查，并采取必要控制措施；组织开展本行政区域内药品不良反应报告和监测的宣传、培训工作。

2. 设区的市级、县级药品不良反应监测机构　负责本行政区域内药品不良反应报告和监测资料的收集、核实、评价、反馈和上报；开展本行政区域内严重药品不良反应的调查和评价；协助有关部门开展药品群体不良事件的调查；承担药品不良反应报告和监测的宣传、培训等工作。

（四）县级以上卫生行政部门

县级以上卫生行政部门应加强对医疗机构临床用药的监督管理，在职责范围内依法对已确认的严重药品不良反应或者药品群体不良事件采取相关的紧急控制措施。

（五）药品上市许可持有人、经营企业和医疗机构

药品上市许可持有人、经营企业和医疗机构均需建立药品不良反应报告和监测管理制度。药品上市许可持有人应当指定药品不良反应监测负责人，设立专门机构，配备专职人员，建立健全相关管理制度，直接报告药品不良反应，或委托其他公司或者机构开展药品不良反应监测工作。药品经营企业和医疗机构需设立或者指定机构并配备专（兼）职人员，承担本单位的药品不良反应报告和监测工作。

四、药品不良反应监测与报告程序

（一）药品不良反应监测报告的基本要求与范围

1. 药品不良反应监测报告的基本要求　《药品不良反应报告和监测管理办法》规定了我国药品不良反应监测报告的基本要求，结合我国实行药品上市许可持有人制度，相关要求如下。

（1）药品上市许可持有人、药品经营企业和医疗机构获知或者发现可能与用药有关的不良反应，应当通过国家药品不良反应监测信息网络报告。不具备在线报告条件的，应当通过纸质报表报所在地药品不良反应监测机构，由所在地药品不良反应监测机构代为在线报告。

（2）药品上市许可持有人、药品经营企业和医疗机构要配合药品监督管理部门、卫生行政部门和药品不良反应监测机构对药品不良反应或者药品群体不良事件的调查，并提供调查所需的资料。

（3）个人发现新的或者严重的药品不良反应，可向经治医师报告，也可以向药品生产、经营企业或者当地的药品不良反应监测机构报告，必要时提供相关的病历资料。

（4）药品不良反应实行逐级、定期报告制度，必要时可以越级报告。

（5）药品上市许可持有人、药品经营企业和医疗卫生机构必须指定专（兼）职人员负责本单位生产、经营、使用药品的不良反应报告和监测工作，发现可能与用药有关的不良反应应详细记录、调查、分析、评价和处理，并填写"药品不良反应／事件报告表"。每季度集中向所在地的

省、自治区、直辖市药品不良反应监测中心报告，其中新的或严重的药品不良反应应于发现之日起15日内报告，死亡病例须立即报告，其他药品不良反应应当在30日内报告，有随访信息的及时报告。

（6）"药品不良反应/事件报告表"的填报内容要真实、完整、准确。

2. 药品不良反应监测报告的范围

（1）新药监测期内的国产药品应当报告该药品的所有不良反应；其他国产药品，报告新的和严重的不良反应。

（2）进口药品自首次获准进口之日起5年内，报告该进口药品的所有不良反应；满5年的，报告新的和严重的不良反应。

3. 定期安全性更新的报告范围

（1）药品生产企业对本企业生产药品的不良反应报告和监测资料进行定期汇总分析，汇总国内外安全性信息，进行风险和效益评估，撰写定期安全性更新报告。

（2）设立新药监测期的国产药品，应当自取得批准证明文件之日起，每满1年提交1次定期安全性更新报告，直至首次再注册，之后每5年报告1次。

（3）其他国产药品，每5年报告1次。

（4）首次进口的药品，自取得进口药品批准证明文件之日起，每满1年提交1次定期安全性更新报告，直至首次再注册，之后每5年报告1次。

（二）不良反应监测体系主体的义务与职责

我国药品不良反应监测体系的主体主要包括药品上市许可持有人、医疗机构、各级药品监督管理部门、各级卫生行政部门，以及各级药品不良反应监测机构等。《药品不良反应报告和监测管理办法》和目前我国实行的药品上市许可持有人制度，对药品不良反应监测体系主体在药品不良反应监测与报告中的义务和职责作了明确规定。

1. 药品上市许可持有人的义务与职责 药品上市许可持有人在发现个例药品不良反应和药品群体不良事件后，应当按照相关报告流程进行报告。其中对死亡病例和药品群体不良事件，药品上市许可持有人应当立即开展调查，详细了解死亡病例和药品群体不良事件的相关信息，并将死亡病例调查报告报至省级药品不良反应监测机构，药品群体不良事件调查报告报至所在地省级药品监督管理部门和药品不良反应监测机构。发生药品群体不良事件后，药品上市许可持有人还应迅速开展自查，必要时采取相关的控制措施，并报所在地省级药品监督管理部门。

2. 药品经营企业的义务与职责 药品经营企业在发现个例药品不良反应和药品群体不良事件后，应当直接向药品上市许可持有人进行报告。其中对药品群体不良事件，药品经营企业应当立即告知药品生产企业，同时迅速开展自查，必要时应当暂停药品的销售，并协助药品生产企业采取相关控制措施。

3. 医疗机构的义务与职责 医疗机构在发现个例药品不良反应和药品群体不良事件后，应当按照相关报告流程进行报告。其中对药品群体不良事件，医疗机构在积极救治患者的同时，应迅速展开临床调查，分析事件发生的原因，必要时可采取暂停药品的使用等紧急措施。

4. 药品监督管理部门和卫生行政部门的义务与职责 设区的市级、县级药品监督管理部门获知药品群体不良事件后，应当立即与同级卫生行政部门联合组织展开现场调查，并及时将调查结果逐级报至省级药品监督管理部门、卫生行政部门及药品不良反应监测中心。省级药品监督管理部门与同级卫生行政部门联合对药品群体不良事件进行分析、评价、调查，评价和调查结果及时报至国家药品监督管理局、国家卫生健康委员会及国家药品不良反应监测中心。

5. 药品不良反应监测机构的义务与职责

（1）设区的市级、县级药品不良反应监测机构应当对收到的药品不良反应报告进行审核，对死亡病例进行调查，并将调查报告报至上一级药品不良反应监测机构，同时报同级药品监督管理部门和卫生行政部门。

（2）省、自治区、直辖市药品不良反应监测中心应当在规定时限内向国家药品不良反应监测中心报告所搜集的不良反应报告，其中新的或严重的不良反应报告、死亡病例报告需同时报至省级药品监督管理部门和卫生行政部门；对下一级药品不良反应监测机构提交的严重药品不良反应进行评价；每年向国家药品不良反应监测中心报告所搜集的定期汇总报告。

（3）国家药品不良反应监测中心应于每年 7 月 1 日前向国家药品监督管理局和国家卫生健康委员会报告上一年度药品不良反应监测统计资料，其中新的或严重的药品不良反应报告和药品群体不良事件报告资料应分析、评价后及时报告，对死亡病例应及时进行分析、评价和报告。

（三）个例药品不良反应报告程序

药品上市许可持有人、药品经营企业和医疗机构应当将收集到的药品不良反应进行详细记录、分析和处理，填写"药品不良反应/事件报告表"并报告。其中新的、严重的药品不良反应应当在 15 日内报告，死亡病例须立即报告，其他药品不良反应应当在 30 日内报告，有随访信息的，应当及时报告。设区的市级、县级药品不良反应监测机构应当对收到的药品不良反应报告进行审核，严重药品不良反应报告的审核和评价应当自收到报告之日起 3 个工作日内完成，其他报告的审核和评价应当在 15 个工作日内完成。省级药品不良反应监测机构应当在收到下一级药品不良反应监测机构提交的严重药品不良反应评价意见之日起 7 个工作日内完成评价工作；每季度向国家药品不良反应监测中心报告所搜集的一般不良反应报告；对新的或严重的药品不良反应报告应当进行核实，并于接到报告之日起 3 日内报告，同时报至省级药品监督管理部门和卫生行政部门。

对于死亡病例，药品上市许可持有人和设区的市级、县级药品不良反应监测机构还应进行调查，并在 15 日内完成调查报告。其中药品上市许可持有人将调查报告报至药品上市许可持有人所在地的省级药品不良反应监测机构；设区的市级、县级药品不良反应监测机构将调查报告报至同级药品监督管理部门和卫生行政部门，以及上一级药品不良反应监测机构。死亡病例事件发生地和药品生产企业所在地的省级药品不良反应监测机构均应当及时根据调查报告进行分析、评价，必要时进行现场调查，并将评价结果报省级药品监督管理部门和卫生行政部门，以及国家药品不良反应监测中心。国家药品不良反应监测中心应当及时对死亡病例进行分析、评价，并将评价结果报国家药品监督管理局和国家卫生健康委员会。个例药品不良反应报告程序如图 6-1。

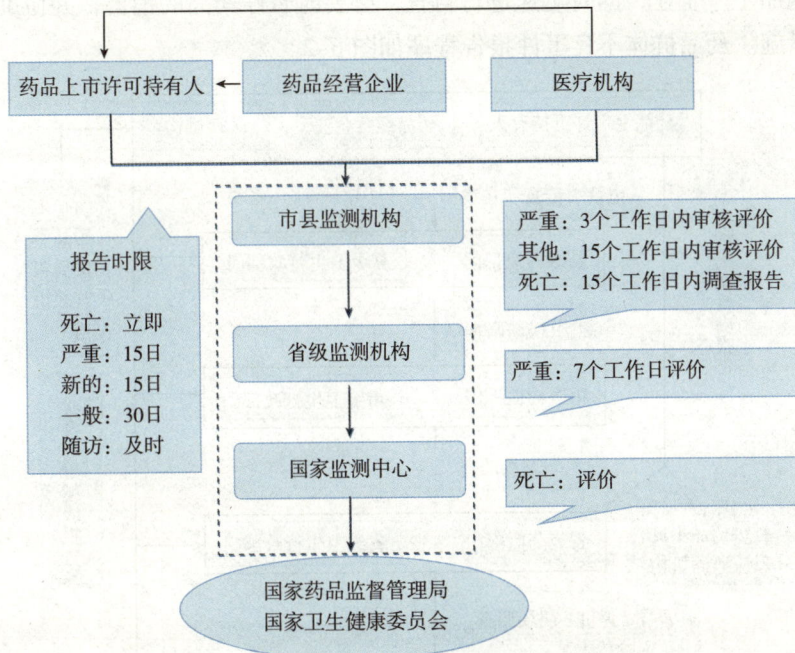

图 6-1　个例药品不良反应的报告和评价程序

（四）药品群体不良事件报告程序

1. 药品上市许可持有人、药品经营企业和医疗机构应当立即将获知或发现的药品群体不良事件，通过电话或者传真等方式，报所在地的县级药品监督管理部门、卫生行政部门和药品不良反应监测机构，必要时可越级报告；同时填写"药品群体不良事件基本信息表"，对每一病例还应当及时填写"药品不良反应/事件报告表"，通过国家药品不良反应监测信息网络报告。

2. 药品上市许可持有人、药品经营企业应当立即展开调查，详细了解药品群体不良事件的发生、药品使用、患者诊治，以及药品生产、储存、流通、既往类似不良事件等情况，在 7 日内完成调查报告，报所在地省级药品监督管理部门和药品不良反应监测机构；同时迅速展开自查，分析事件发生的原因，必要时应当暂停生产、销售、使用和召回相关药品，并报所在地省级药品监督管理部门。

3. 设区的市级、县级药品监督管理部门获知药品群体不良事件后，应当立即与同级卫生行政部门联合组织开展现场调查，并及时将调查结果逐级报至省级药品监督管理部门和卫生行政部门。

4. 省级药品监督管理部门与同级卫生行政部门联合对设区的市级、县级的调查进行督促、指导，对药品群体不良事件进行分析、评价，对本行政区域内发生的影响较大的药品群体不良事件应当组织现场调查，评价和调查结果应当及时报国家食品药品监督管理总局和国家卫生健康委员会。

5. 对全国范围内影响较大并造成严重后果的药品群体不良事件，国家药品监督管理局应当与国家卫生健康委员会联合展开相关调查。

对药品群体不良事件，药品监督管理部门可以采取暂停生产、销售、使用或者召回药品等控制措施。卫生行政部门应当采取措施积极组织救治患者。医疗机构在积极救治患者的同时，应迅速展开临床调查，分析事件发生的原因，必要时可采取暂停药品使用等紧急措施。药品经营企业应当立即告知药品生产企业，同时迅速进行自查，必要时暂停药品的销售，并协助药品生产企业采取相关控制措施。药品群体不良事件报告程序如图 6-2。

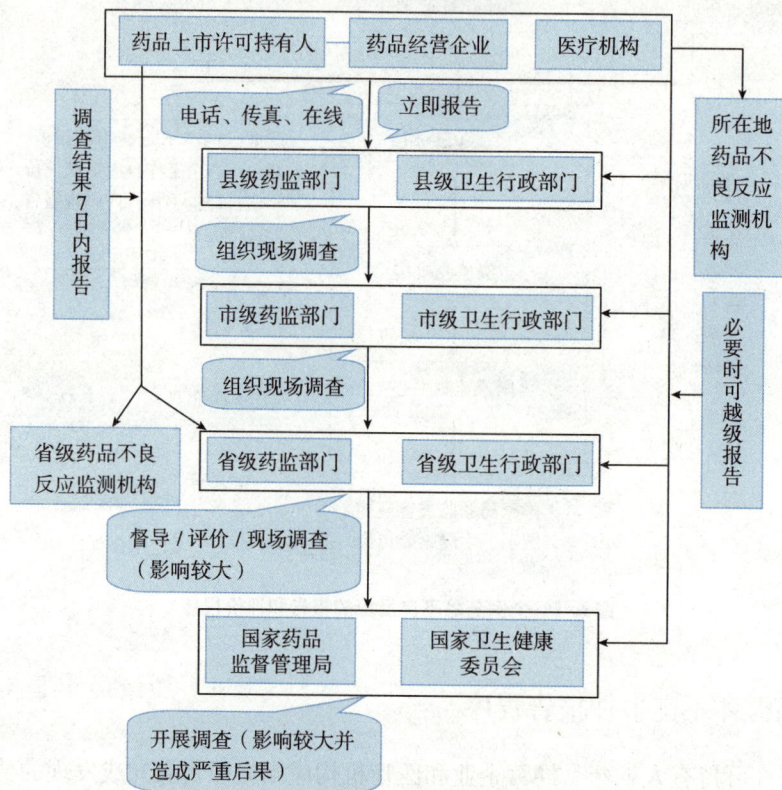

图 6-2　药品群体不良事件报告程序

（五）境外发生的严重药品不良反应报告程序

进口药品和国产药品在境外发生的严重药品不良反应（包括自发报告系统收集的、上市后临床研究发现的、文献报道的），药品上市许可持有人应当填写"境外发生的药品不良反应 / 事件报告表"，自获知之日起 30 日内报送国家药品不良反应监测中心。国家药品不良反应监测中心对收到的药品不良反应报告进行分析、评价，每半年向国家药品监督管理局和国家卫生健康委员会报告。若发现提示药品可能存在安全隐患的信息，应当及时报告。进口药品和国产药品在境外因药品不良反应被暂停销售、使用或者撤市的，药品上市许可持有人应当在获知后 24 小时内，书面报国家药品监督管理局和国家药品不良反应监测中心。

（六）定期安全性更新报告程序

药品生产企业应当对本企业生产药品的不良反应报告和监测资料进行定期汇总分析，汇总国内外安全性信息，进行风险和效益评估，撰写定期安全性更新报告，设立新药监测期的国产药品，应当自取得批准证明文件之日起每满 1 年提交 1 次定期安全性更新报告，直至首次再注册，之后每 5 年报告 1 次；其他国产药品，每 5 年报告 1 次。首次进口的药品，自取得进口药品批准证明文件之日起每满 1 年提交 1 次定期安全性更新报告，直至首次再注册，之后每 5 年报告 1 次。定期安全性更新报告的汇总时间以取得药品批准证明文件的日期为起点计。在汇总数据截止日期后 60 日内提交至药品生产企业所在地省级药品不良反应监测机构或国家药品不良反应监测中心。省级药品不良反应监测机构应当于每年 4 月 1 日前，将上一年度定期安全性更新报告统计情况和分析评价结果报省级药品监督管理部门和国家药品不良反应监测中心。国家药品不良反应监测中心应当于每年 7 月 1 日前，将上一年度的定期安全性更新报告统计情况和分析评价结果报国家药品监督管理局和国家卫生健康委员会。

五、药品重点监测内容与工作程序

为加强上市后药品安全性监测与评价工作，规范药品管理，保障公众用药安全有效，国家药品不良反应监测中心于 2008 年发布了《药品重点监测管理规范（试行）》，国家药品监督管理局于 2021 年颁布了《药物警戒质量管理规范》。这两个规范在《药品不良反应报告和监测管理办法》的基础上，对重点监测药物品种和监测工作程序，以及风险信号重点监测等加以明确规定。

1. 药品重点监测内容

（1）出现新的、严重的不良反应信号的品种。

（2）已知不良反应的发生数量、频率、人群等突然改变。

（3）出现突发、群体不良事件。

（4）国外因药品安全性原因发布警告或采取行政措施。

（5）《药品不良反应信息通报》中的品种。

（6）国家药品不良反应监测中心认为需要开展重点监测的其他情况。

2. 药品重点监测工作程序

（1）国家药品不良反应监测中心负责重点监测项目的启动。确定重点监测品种后，国家药品不良反应监测中心应以书面形式（药品重点监测启动通知书）通知相关药品生产企业，同时抄送相关省级中心、报国家药品监督管理部门备案。

（2）药品生产企业接到启动通知书后，应立即按照启动通知书的要求和建议，制定科学、有效、可行的重点监测方案，并在 30 个工作日内报所在地省级中心和国家中心备案。

（3）国家药品不良反应监测中心对监测方案如有修改意见，应及时反馈给药品生产企业，并与相关省级中心沟通。省级药品不良反应监测中心对方案如有修改意见应报国家药品不良反应监测中心，经国家药品不良反应监测中心审议同意后及时反馈给药品生产企业。企业应对反馈意见做出及时回应，如需对方案进行修改，应在收到反馈意见后 10 个工作日内将修改后的方案报所在地省级药品不良反应监测中心和国家药品不良反应监测中心备案。

（4）在报备重点监测方案后 15 个工作日内，药品生产企业若未收到国家药品不良反应监测中心或省级药品不良反应监测中心的反馈意见，应按上报的方案着手实施重点监测。药品生产企业也可委托其他单位或机构实施重点监测，签订委托合同，并对重点监测结果负责。

（5）省级药品不良反应监测中心应与辖区内实施重点监测的企业建立有效的沟通机制（如定期召开通气会、建立例会制度），对重点监测工作进行指导、督促，并定期向国家药品不良反应监测中心反馈情况。省级药品不良反应监测中心应协助做好药品生产企业、医疗机构及相关单位的协调工作，争取所在地药品监督管理部门、卫生行政部门的支持，确保重点监测的顺利实施。

（6）国家药品不良反应监测中心应对同品种多家企业生产、跨省实施重点监测等情况进行协调，对省级中心开展的相关工作进行督促和检查。

（7）药品生产企业应在方案规定的时限内完成重点监测。如不能按时完成，应以书面形式说明情况和进度调整方案，报所在地省级药品不良反应监测中心和国家药品不良反应监测中心备案。重点监测应按调整后的方案加紧实施。

（8）完成重点监测后，药品生产企业应及时向所在地省级药品不良反应监测中心提交详细的监测结果报告，并对结果的真实性负责。省级药品不良反应监测中心和国家药品不良反应监测中心根据评价工作需要，可向企业调阅所有原始数据和统计数据，企业应予积极配合。

（9）省级药品不良反应监测中心应在 30 个工作日完成对报告的审议，必要时召开专家论证会，提出对重点监测品种的评价意见，连同报告一起报国家药品不良反应监测中心。

（10）国家药品不良反应监测中心汇总、分析全国范围内重点监测结果，必要时召开专家论证会，提出对重点监测品种的评价意见，报国家药品监督管理部门。

3. 药品风险信号检测重点　根据《药物警戒质量管理规范》的相关要求，药品上市许可持有人应当对各种途径收集的疑似药品不良反应信息开展信号检测，及时发现新的药品安全风险；及时对新的药品安全风险开展评估，分析影响因素，描述风险特征，判定风险类型，评估是否需要采取风险控制措施等。

（1）在开展信号检测时，应当重点关注以下信号：①药品说明书中未提及的药品不良反应，特别是严重的药品不良反应；②药品说明书中已提及的药品不良反应，但发生频率、严重程度等明显增加的；③疑似新的药品与药品、药品与器械、药品与食品间相互作用导致的药品不良反应；④疑似新的特殊人群用药或已知特殊人群用药的变化；⑤疑似不良反应呈现聚集性特点，不能排除与药品质量存在相关性的。

（2）对信号进行优先级判定。对于其中可能会影响产品的获益–风险平衡，或对公众健康产生影响的信号予以优先评价。信号优先级判定可考虑以下因素：①药品不良反应的严重性、严重程度、转归、可逆性及可预防性；②患者暴露情况及药品不良反应的预期发生频率；③高风险人群及不同用药模式人群中的患者暴露情况；④中断治疗对患者的影响，以及其他治疗方案的可及性；⑤预期可能采取的风险控制措施；⑥适用于其他同类药品的信号。

六、国家药品不良反应监测系统简介

国家药品不良反应监测中心于 2012 年 1 月 1 日开始正式运行国家药品不良反应监测系统，除通过常规纸质版信息表以外，医疗卫生机构还可以通过该系统采用电子报表进行不良反应信息的报送。

（一）用户注册和登录程序

1. 用户注册　药品上市许可持有人、药品经营企业及医疗机构可通过国家药品不良反应监测系统（网址：https://www.adrs.org.cn/）或通过国家药品不良反应监测中心（国家药品监督管理局药品评价中心）网站的链接进行用户注册，上报可疑的药品不良反应 / 事件。根据上报主体选择点击"持有人报告"或"医疗机构 / 经营企业报告"。

进入全国药品不良反应监测网络前，先要进行用户注册。注册完成后，需经过市级管理员的审核，审核通过即可使用国家药品不良反应监测系统。点击登录页面右下角的"基层注册"按钮，进入"基层单位注册"对话框。

各项填写内容包括：所属应用项目为基层上报用户所要负责填报的范围，单位名称为机构单位的法定全称，所属地区项目为基层单位所在地（必须选择到所在县或所在区），国家填写中国，单位类别为基层单位性质，上级单位为基层单位所在地或所在区的监测机构。标注红色"*"的为必填项目，其他项如果不清楚的话可以暂时不填。填写完成后，点击"提交"按钮，则完成单位注册信息的提交，此时会出现注册成功提示栏。

提示中的注册单位编码即为基层单位登录用户名，请务必记住该编码。点"确定"按钮后，等待市级管理员审核，审核通过后即可登录系统。

2.进入登录系统　登录药品不良反应监测网络系统时，首先需输入用户的单位编码、密码和验证码。确认无误后，按页面上的"登录"按钮，系统检测通过后，用户即可进入该系统。登录后可重新设置密码，新密码必须是字母加数字组合成的8位数。

（二）主要功能

登录药品不良反应监测系统后，主页面左侧显示的是系统的所有功能树，中间显示的是公告通知和预警信息，下边显示的是填写内容的提醒信息等。功能树中包含个例药品不良反应报告管理、群体不良事件报告管理、境外药品不良反应报告管理、定期安全性更新报告管理、企业产品管理、质量评估、个例统计分析、系统设置和在线反馈意见。其中个例药品不良反应报告管理包含首次报告、严重跟踪报告、报告表检索、已报告列表、报告表评价、报告查重、批量查重、暂存报告、补充材料管理、修改申请管理、删除/重复报告检索等功能，药品群体不良事件报告管理包括群体报告表新增、群体报告表检索、群体暂存报告、群体补充材料管理、群体申请修改管理等。

第四节　中药安全警戒的国际化

近年来，我国药品不良反应监测评价工作取得明显成效，《药品管理法》将药物警戒制度纳入法条，药物警戒质量管理规范不断完善。药品不良反应监测评价体系逐步建立，不良反应/事件报告数量和质量稳步提升，药品风险控制手段更加成熟，而且药物安全警戒的国际合作持续加强，为药品监管工作提供了有力支撑。

我国于1998年成为世界卫生组织乌普萨拉监测中心的成员国，在药物警戒领域多方位开展国际交流，积极推进与乌普萨拉监测中心在数据共享、人员交流、方法学研究方面的深度合作，在药物不良反应报告收集、药物不良反应报表制定、药物不良反应术语（MedDRA）、药品目录、计算机报告管理系统等方面与国际接轨。2020年国家药品监督管理局在《关于进一步加强药品不良反应监测评价体系和能力建设的意见（国药监药管〔2020〕20号）》中，强调要进一步深化与世界卫生组织、有关国家药品监管机构、乌普萨拉监测中心在药物警戒领域的交流合作，参与国际药物警戒学会（ISOP）、国际医学科学组织委员会（CIOMS）、国际制药工程协会（ISPE）等国际组织在药物警戒与药品不良监测等领域的相关工作，为国际药物警戒发展贡献中国智慧和力量。

我国于2017年加入ICH，并成为ICH管理委员会成员。国家药品监督管理局自加入ICH以来，全面参加了ICH各次会议及议题协调，派专家参与ICH专家工作组的工作，积极推进和转化实施ICH的技术指导原则，包括质量指导原则、安全性指导原则、有效性指导原则、多学科指导原则等，推动中国药品注册标准与国际药品注册标准全面接轨，实现数据共享与反馈、风险预警与识别、持有人考核评估的智能化等功能。

在推进药品安全监管国际化的进程中，国家药品监督管理局亦积极推动中药监管科学与国际传统药监管的合作，积极开展与国际草药监管合作组织（IRCH）、西太区草药监管协调论坛（FHH）等传统药监管国际组织以及有关国家或地区药品监管、药典机构的交流，深入参与国际传统药相关政策规则制定、标准协调，推动中药标准国际化，持续提升我国中药监管在国际监管组织中的话语权，推动中医药更好地为全世界人民服务。

国家药品监督管理局持续推进药品监管的创新，促进中药产业快速健康发展，以满足人民群众用药需求。在中药安全监管中对标国际通行规则，按照高质量发展要求加快建立健全科学、高效、权威的药品监管体系，坚决守住药品安全底线，进一步提升药品监管工作科学化、法治化、国际化、现代化水平，推动我国从制药大国向制药强国跨越，更好满足人民群众对药品安全的需求。

【思考题】

1. 中药临床用药风险预警包括哪些内容？
2. 常用的药物安全性预警渠道有哪些？
3. 我国药品不良反应监测报告的报告范围是什么？
4. 我国个例药品不良反应的报告程序是什么？

各系统的中药安全问题与合理用药管理

【学习要求】

1. 掌握各系统常见中药不良反应的临床表现。

2. 熟悉各系统常见中药不良反应的防范措施。

3. 了解各系统常见不良反应的发生机制。

4. 熟悉各系统常见不良反应，培养学生"医者仁心仁术"的道德品格。

根据临床报道，中药应用中出现的安全问题临床表现多样，轻重不一，缓急不一，可涉及单个系统也可导致多系统损害。梳理各系统中药不良反应表现，加强临床安全问题的识别，做到早期防范，可为安全应用中药提供保障，为合理用药提供借鉴。作为医药工作者，必须严格谨慎，科学观察分析中药诱发的各系统不良反应，探究其发生机制，做好安全用药。

第一节　呼吸系统的中药安全问题与合理用药管理

呼吸系统是机体与外界进行气体交换的器官的总称。在解剖学上包括呼吸道（鼻腔、咽、喉、气管、支气管）和肺。从鼻开始到喉的环状软骨下缘，属于上呼吸道；环状软骨以下的气管、支气管及其在肺内的分支为下呼吸道。呼吸是呼吸系统的主要功能，人体通过呼吸，从外界环境中吸进新鲜氧气，排出二氧化碳，以满足细胞新陈代谢的需要，并维持内环境的稳定。人体的呼吸过程由相互联系又同时进行的三个环节完成。一是外呼吸，由肺与外环境之间的气体交换及肺泡与肺毛细血管之间的气体交换构成。二是气体在血液中的运输。三是内呼吸，指体循环与机体组织细胞之间的气体交换。呼吸系统除呼吸功能外，还参与机体的体液免疫和细胞免疫，具有重要的免疫调节作用。

治疗药物经呼吸道吸入给药可直接作用于呼吸系统，其他给药途径的药物经循环系统亦可作用于呼吸系统，因此可直接或间接引起呼吸系统不良反应。据报道，呼吸系统药物不良反应较为常见。国家药品不良反应监测中心《国家药品不良反应监测年度报告》显示，中药注射剂严重报告主要涉及全身性损害、呼吸系统损害、血液淋巴系统损害、皮肤及其附件损害等。有学者检索MEDLINE、EMBASE 和 CENTRAL 数据库，对 2010 ～ 2019 年报道的 1765 例中草药致药物不良反应类别的构成比进行分析发现，呼吸系统损害占第二。有研究对 2014 ～ 2019 年湖北省药品不良反应监测中心收集到的 33446 例中药注射剂不良反应进行分析，结果显示，呼吸系统损害占

6.37%。据山东省药品不良反应监测中心病例报告数据库显示，2018 年 1 月至 2020 年 9 月，中药注射液新的和严重的不良反应 / 事件病例报告共计 3811 例，严重的不良反应 / 事件累及系统排在前三位的依次为全身性损害、呼吸系统损害、皮肤及其附件损害，呼吸系统损害排在第二，占20.24%。另有报道，对《药典》记载的 83 味有毒中药临床不良反应报道进行整理、分析与归纳，呼吸系统损害位列第五。

一、呼吸系统的中药安全问题

（一）临床表现

1. 咳嗽　是呼吸系统疾病的常见症状，为机体的一种基本防御机制。当呼吸道受到刺激时即可发生反射性咳嗽。其性质可表现为干咳或湿性咳嗽；节律可呈单声微咳或阵发性，甚或连续性咳嗽。根据发病时间长短，咳嗽可分为三类：短于 3 周者为急性咳嗽，介于 3 ～ 8 周者为亚急性咳嗽，8 周以上者为慢性咳嗽。如双黄连注射液静脉滴注时引起的上呼吸道急性炎症，主要表现为急性咳嗽。如长期大剂量服用小柴胡汤及其类方导致的呼吸系统不良反应发病较缓，从开始服药到出现肺炎症状时间为两周至 1 年，一般为 1 ～ 5 个月，初期表现为亚急性咳嗽或慢性咳嗽，以干咳为主，或伴见发热、皮疹、皮肤瘙痒，此后症状逐渐加重，可引发药物性肺炎。有研究显示，能够引起咳嗽的中药和中成药制剂有半夏、瓜蒂、藜芦、枇杷叶、山豆根、天花粉、乌头、三棱、薄荷、槟榔、苍耳子、硫黄、轻粉、全蝎、松节、鱼胆（汁）、双黄连注射液、云南白药、血必净注射液、舒血宁注射液、银杏片、丹参注射液、复方丹参注射液、鱼腥草注射液、小柴胡制剂等。

2. 咳痰　痰是喉以下呼吸道的分泌物。借助支气管黏膜上皮纤毛运动和平滑肌收缩及咳嗽运动将痰液排出即为咳痰。痰液的颜色可呈白色、黄色、绿色、红色。痰液的性状可表现为黏液性、浆液性或泡沫样痰。痰量增多反映支气管或肺的炎症发展，痰量减少表示病情减轻，但也要注意支气管堵塞使痰液不能顺利排出，尤其在全身症状加重时。如柴胡注射液肌内注射后可引起急性肺水肿，症见咳嗽、咳白色泡沫样痰、痰量较多，严重者端坐呼吸或因缺氧而发绀，两肺底有湿性啰音甚或两肺弥漫性湿啰音。据报道，能够引起咳痰的中药及中成药制剂有槟榔、川芎、苦参、藜芦、全蝎、山慈菇、山豆根、雄黄、鱼胆（汁）、血塞通注射液、刺五加注射液、柴胡注射液、六神丸等。

3. 咯血　是指喉部以下呼吸器官出血，经咳嗽从口腔排出。导致咯血的原因众多，呼吸系统、循环系统、血液系统等多个系统的病变均可引起痰中带血丝、血点或全血痰。如人参滥用导致呼吸系统的不良反应可表现为咯血、呼吸困难、气喘、咽痛等。

4. 喘息　为因气道可逆性痉挛所致，往往表现为胸闷、气促、喘息、咳嗽、呼吸困难等一系列症状。如双黄连注射剂等药物过敏引发支气管哮喘，初起患者多出现呼吸急促、喉头堵塞、胸闷咳嗽，若不及时处理，病情进一步发展，症状加重则出现呼吸困难、喘息、咳白色泡沫稀痰、口唇发绀、面色苍白、出冷汗、心慌心悸、两肺哮鸣音、端坐呼吸、不能平卧等。据报道，能够引起喘息的中药及中成药制剂有柴胡、旋覆花、紫河车、喉症丸、复方丹参注射液、双黄连注射剂、穿琥宁注射液、清开灵注射液、牛黄解毒片、刺五加注射液、藿香正气水、鱼腥草注射液、血必净注射液、舒血宁注射液、红花注射液、新癀片、丹红注射液、复方丹参片、乳宁片、灯盏细辛注射液、苦碟子注射液、香丹注射液、益血生胶囊等。

5. 呼吸困难　是呼吸功能不全的一个重要症状，主要是由于通气的需要量超过呼吸器官通气能力所致。患者主观上感觉到空气不足或呼吸费力，客观上表现为呼吸的节律、频率与深度异常，严重时出现鼻翼扇动、发绀、端坐呼吸等。通气和（或）换气功能障碍严重者可导致缺氧（低氧血症）和（或）二氧化碳潴留，发生功能紊乱综合征，即呼吸衰竭。呼吸困难临床表现不一，一般表现为呼吸频率加快；若因呼吸中枢抑制则呼吸浅慢或不规则；若因限制性通气不足则呼吸浅快；张口抬肩、抽泣样呼吸则说明呼吸困难、呼吸肌疲劳和病情严重。药物引发呼吸道炎症、肺水肿、支气管哮喘等呼吸系统不良反应或心血管系统不良反应，以及中枢神经系统不良反应均可表现为呼吸困难，严重者可出现呼吸衰竭。如喉症丸、藿香正气水、鱼腥草注射液等导致的过敏性支气管哮喘，除表现为胸闷气喘外，往往并见呼吸困难。罂粟壳导致的呼吸衰竭，患者初期可能会出现短暂的面色潮红、头晕、心率加快等，继而面色苍白，呼吸深而慢，昏睡，四肢无力，发绀，瞳孔缩小，中毒较重者可见针尖样瞳孔，或伴有延髓呕吐中枢兴奋症状，如恶心、呕吐。若病情继续加重则中枢神经系统抑制加深，表现为昏迷、不省人事、呼吸微弱或潮式呼吸，最后可因呼吸衰竭而死亡。据报道，使用不当能够引起呼吸困难乃至呼吸衰竭的中药及中成药制剂有百部、白附子、川楝子、华山参、马钱子、天南星、川乌、草乌、洋金花、罂粟壳、苦杏仁、两面针、六神丸、红花油、喉症丸、鱼腥草注射液、茵栀黄注射液等。

（二）发生机制

引起呼吸系统不良反应的中药作用各异，所致不良反应的临床表现各不相同，其发生机制大致可归纳为四个方面。

1. 刺激呼吸道黏膜　某些药物由呼吸道吸入，或经口服、静脉注射等给药途径进入体内，药物的某些成分或代谢产物可刺激呼吸道黏膜，引起呼吸道的保护性反射和炎症反应，出现刺激性呛咳，咳声响亮、急骤，无痰或少痰，严重者可伴咽喉红肿、疼痛，吞咽困难。其发生的机理可能是由于药物降解了缓激肽酶，从而抑制了缓激肽的分解，导致缓激肽在体内蓄积，刺激呼吸道黏膜上皮细胞。

2. 引起炎症反应　中药可通过两种途径引起呼吸系统炎症反应：一是药物的直接毒性作用，即药物直接损伤组织细胞；二是由于变态反应损伤组织细胞，引起支气管黏膜或肺实质炎症。

据报道，小柴胡汤、柴苓汤、柴朴汤在与干扰素合用治疗慢性病毒性肝炎、肝硬化时，可引起药源性肺炎。其发病机制可能是：①患者的原有疾病是以肝硬化为主的慢性肝脏疾病，肝脏对药物的代谢能力减弱，药物代谢速度减慢，加之肝功能障碍时机体的免疫机能失调，因而用药后产生变应性反应。②小柴胡汤与干扰素合用后，引起药源性肺炎，可能与药物之间的相互作用有关，具体机制有待深入研究。③小柴胡汤本身也具有免疫调节作用，可导致呼吸系统免疫机能紊乱，从而发生肺组织损害，引起肺炎。

3. 引起支气管平滑肌痉挛　药物引起支气管平滑肌痉挛，导致支气管哮喘，多与变态反应（主要是Ⅰ型变态反应）或与类过敏反应有关，患者多为过敏体质或有其他过敏反应性疾病病史。如穿琥宁注射液、炎琥宁注射液、清开灵注射液、鱼腥草注射液、藿香正气水等，这些药物成分复杂，可能含有的某些大分子成分，增强了其抗原性。具有抗原性的药物成分进入人体后，刺激机体合成特异性IgE，并与肥大细胞和嗜碱性粒细胞等细胞表面的特异性受体相结合。当过敏性药物再次进入人体时，即可与肥大细胞、嗜碱性粒细胞表面的IgE结合，损伤肥大细胞与嗜碱性粒细胞，使之脱颗粒，释放出过敏活性介质，引起Ⅰ型变态反应，导致支气管平滑肌痉挛、微血管渗漏、黏膜水肿、黏液分泌亢进、管腔狭窄、通气受限、患者的气道反应性明显增高，出现过敏性哮喘。

类过敏反应属于非免疫反应，无需抗体参与，外来物质直接刺激肥大细胞和嗜碱性粒细胞而释放大量组胺，产生与 I 型变态反应相似的过敏症状。有资料表明，注射用双黄连引发不良反应的患者多为首次用药，无抗原接触史，提示有一部分的急性过敏样反应可能是类过敏反应。

4. 抑制呼吸中枢 某些有毒中药可抑制延髓呼吸中枢，降低呼吸中枢对二氧化碳的敏感性，使呼吸中枢的兴奋性降低，呼吸频率减慢，每分钟的呼气量和潮气量减少，致体内二氧化碳潴留，严重时呼吸微弱、组织缺氧、发绀，甚至呼吸中枢麻痹而死亡。如罂粟壳所含的吗啡、可待因、罂粟碱等成分能够抑制呼吸中枢，并呈剂量依赖性。罂粟壳成人通常以 3 ～ 6g 煎服，若剂量过大（包括绝对和相对剂量过大），即会抑制呼吸中枢，轻度抑制可通过肺的代偿性呼吸而弥补，严重抑制可出现呼吸衰竭。

二、呼吸系统的合理用药管理

1. 慎重用药 呼吸系统中药不良反应首先重在预防。对于有慢性呼吸系统疾病史、体质虚弱、有过敏性哮喘病史的患者，要避免选用可能有呼吸系统毒性和致敏作用的药物。选用药物时要辨证准确，要有明确的适应证指征，注意排除禁忌证。必须用药时也应该注意用药剂量，从小剂量开始，边用药边观察，避免出现严重的不良反应。

某些药物在应用过程中还应注意联合用药问题。干扰素与小柴胡汤类方合用可能诱发药源性肺炎，应避免配伍应用。为了预防药物的过敏反应，对某些特殊病例也应主动配合用抗过敏药物，以降低其过敏反应发生的可能性。

2. 严格监控 对于既往临床报道或实验研究可能造成呼吸系统不良反应的中药及中成药制剂，临床使用过程中均应严格监控用量、给药途径、疗程等，并应注意密切监控患者用药后的症状、体征，以及实验室和其他检查，以利于及早发现不良反应。

若用药后患者出现喷嚏、鼻塞、流涕、咽干、咽痒、咽痛、咳嗽、干咳无痰，或痰多清稀，甚或出现气急、声音嘶哑、咽喉红肿疼痛、吞咽困难等症状，应注意是否发生药源性呼吸道炎症。呼吸道急性炎症有时只是某些严重不良反应的早期症状，应认真对待，及时处理，并密切观察，以防不测。可结合其他物理检查以帮助确诊。如小柴胡汤及其类方的不良反应在早期仅表现为咳嗽、发热，若久治不愈，应考虑药源性肺炎的可能性。

若呼吸道炎症反应继发呼吸困难、发绀等，甚或用药后直接表现为此类症状，则应考虑呼吸衰竭。明确诊断可进行动脉血气分析等。

若患者用药期间出现咳嗽同时伴见呼吸困难，咳痰量多、呈白色或粉红色泡沫样痰，甚至端坐呼吸或发绀，两肺底听诊有湿性啰音甚或两肺弥漫性湿啰音时，应考虑药源性肺水肿发生的可能性。

若出现呼吸急促、喉头堵塞、胸闷憋气等，甚至呼吸困难、喘息、咳白色泡沫稀痰、口唇发绀、面色苍白、冷汗、心慌心悸、端坐呼吸，听诊两肺布满哮鸣音等，应考虑过敏性支气管哮喘。体格检查见鼻咽部黏膜充血、水肿，双肺可闻及哮鸣音；实验室检查嗜酸性粒细胞增多、血清 IgE 含量增高等有助于确诊。

3. 及时停药 通过分析患者现病史、用药史、既往史、家族史等，以及药源性呼吸系统不良反应临床和实验报道，一旦怀疑为某种药物引起的呼吸系统不良反应，应及时果断地停用肇事药物，密切观察病情变化，以免出现严重的不良反应。及时停药可以终止药物的继续损害，减轻病理损害程度，对于临床诊断、判断肇事药物具有重要意义。若停用该药后患者相关症状减轻或消失，可初步认为是该药引起的疾病。必要时须通过伦理委员会审查，在患者知情并主动配合下重复用药，或做药物致敏试验，以助确诊。

4. 积极治疗　呼吸系统不良反应的治疗，应根据具体情况采取相应措施。如症状轻微，可停用药物后加强观察。病情较重或有进一步加重趋势者，则应该积极治疗，以防病情恶化。主要是对症治疗，如抗炎、镇咳、祛痰、平喘、兴奋呼吸中枢及纠正酸碱平衡失调等，对一些较严重的病例，应注意及时采取抗感染、抗休克措施。

三、案例分析

案例一

穿琥宁粉针致呼吸系统损害

【案例】

患者，男，39岁，因发热24小时、体温39℃以上，静脉滴注穿琥宁粉针800mg、5%葡萄糖注射液500mL，滴注10分钟后出现呼吸困难，立即停止滴注。患者颜面及口唇发绀，血压100/80mmHg，双肺无干、湿啰音，立即给肾上腺素1mg肌注，地塞米松10mg肌注，转入抢救室，给予持续吸氧。患者逐渐烦躁，意识不清，血氧不稳，血压持续下降，给予多巴胺持续静脉滴注，血压可维持正常，转入上级医院继续治疗。

［资料来源：关注穿琥宁、炎琥宁注射剂的安全性问题.国家食品药品监督管理总局，药品不良反应信息通报，2009年第23期］

【分析】

1. 发生机制　国家药品不良反应监测中心病例报告显示，穿琥宁注射剂严重不良反应除全身性表现外，还可表现为呼吸系统损害、皮肤黏膜损害，以及血小板减少、紫癜、急性肾衰竭等。呼吸系统不良反应表现为静滴穿琥宁注射液数分钟后迅速出现咳嗽、胸闷、呼吸困难、喉中哮鸣音，严重者可出现三凹征，发绀，端坐呼吸，不能平卧。

穿琥宁粉针是从穿心莲中提取的有效成分穿心莲内酯经化学半合成制成的中药注射剂。穿心莲中的化学成分主要为二萜内酯和黄酮类化合物。其中内酯除了穿心莲内酯，还有新穿心莲内酯、去氧穿心莲内酯、异穿心莲内酯等。由于中药成分复杂，中药注射剂中除了有效成分外，可能还会含有某些大分子物质甚至杂质，如蛋白质、鞣质、色素等。这些物质进入机体后，可成为抗原或半抗原，刺激机体产生相应抗体，从而引起过敏反应。加之用药浓度及配伍用药等因素的影响，使其过敏性反应的发生率进一步提高。尤其是过敏性体质的患者应用后可发生过敏性疾病，包括皮肤黏膜的过敏反应、过敏性休克和支气管哮喘等。按说明书的用法、用量使用。本案例1次注射800mg出现不良反应，可能与超量使用有关。

2. 治疗原则

（1）及时停药，防止病情加重，迅速缓解症状。

（2）呼吸困难、发绀患者迅速给予氧气吸入。

（3）对症治疗。如应用缓解气管平滑肌痉挛药物，必要时也可选用糖皮质激素，以尽快控制症状。

3. 防范措施

（1）医护人员在用药前应仔细询问患者的过敏史，对使用穿琥宁注射剂、炎琥宁注射剂及其辅料曾发生过过敏反应的患者应禁止使用，对其他药品或物质产生过敏反应的患者应谨慎用药。同时应严格掌握适用人群，尤其是慎用于儿童。如需用药，应在用药过程中对患者进行密切监测。

（2）医护人员应充分了解穿琥宁注射剂的用药风险，严格掌握适应证，权衡用药利弊，谨慎用药。

（3）医护人员应严格按照说明书规定的用法用量给药，不得超剂量、超适应证应用。

（4）第一次静脉用药时，以缓慢静脉滴注为宜，密切观察，发现异常，及时停药。

案例二

鼻炎宁颗粒致呼吸系统不良反应

【案例】

患者，男，20岁，因慢性鼻炎在药店自购鼻炎宁颗粒口服12g，用药10分钟后，出现全身皮肤瘙痒、四肢抽搐、送医院急救，30分钟后出现咽喉部阻塞感、四肢麻木、头晕，继而出现寒战、心悸、胸闷、呼吸困难、意识不清，并伴有恶心呕吐。既往体健，无药物及食物过敏史。查体：体温36.8℃，心率116次/分，呼吸29次/分，血压65/37mmHg，神志恍惚，面色苍白，唇甲发绀，额头冷汗出。立即予吸氧、经补液、升压、抗过敏及对症治疗3小时后，逐渐恢复正常。

［资料来源：警惕鼻炎宁制剂引起的严重过敏反应．国家食品药品监督管理总局，药品不良反应信息通报，2010年第27期］

【分析】

1. 发生机制　国家药品不良反应监测中心病例报告数据库数据显示，鼻炎宁制剂在中药口服制剂中安全性问题比较突出，尤其作为口服制剂引起过敏性休克更应值得关注。鼻炎宁制剂（颗粒剂、胶囊）是由蜜蜂巢脾提取制成的中药制剂，具有清湿热、通鼻窍、疏肝气、健脾胃的作用。临床用于慢性鼻炎、慢性副鼻窦炎、过敏性鼻炎，亦可用于急性传染性肝炎、慢性肝炎、迁延性肝炎。

蜜蜂巢脾是蜜蜂栖息、繁衍育子、贮存食物的场所，其中含有大量的生物活性成分，如树脂、油脂、生物碱、鞣质、有机酸、氨基酸、蛋白质、酶类、昆虫激素、多糖以及苷类等成分，这些成分对某些人群可能存在一定的风险。但其确切机制还有待于进一步研究。

本例患者服药后，出现皮肤瘙痒、咽喉部阻塞感、呼吸困难、胸闷、四肢麻木、头晕、寒战、心悸、意识不清、恶心呕吐等严重过敏反应，可能与鼻炎宁颗粒所含的蛋白质、酶类等大分子成分相关。

2. 治疗原则

（1）立即停用药物。

（2）对症治疗。给予吸氧、升压、抗过敏药物等。

3. 防范措施

（1）鉴于鼻炎宁制剂可引起严重过敏反应，且为处方药，提醒患者应在医师指导下严格按照说明书用药。

（2）医务人员在选择用药时，应仔细询问患者过敏史，并进行充分的效益/风险分析，告知患者可能存在的用药风险。有药物过敏史或过敏体质的患者应避免使用。

（3）建议患者用药后，如出现不适，立即到医院就诊。首次用药及用药后30分钟内加强用药监护，出现面色潮红、皮肤瘙痒等早期症状应引起重视并密切观察，及时停药并对症治疗。

（4）建议药品生产企业尽快完善药品说明书的相关安全性信息，并确保药品风险信息能及时传达给医务人员和患者。

（5）加强该药品上市后安全性研究及不良反应的跟踪监测工作，采取有效措施，最大程度避免严重药品不良反应的重复发生，保障公众的用药安全。

第二节　消化系统的中药安全问题与合理用药管理

消化系统维持人类食物摄入、消化、吸收并转化为机体生理需求营养物质，其主要由消化管（口腔、食管、胃、肠及肛门）和消化腺（涎腺、肝、胰及消化管的黏膜腺）组成，具有消化食物、吸收营养及排泄废物的功能。在机体新陈代谢的过程中，必须持续地摄取足够的营养物质，为合成自身组织提供能量，保证各种生命活动正常进行。中药导致的消化系统不良反应，主要表现在食道、胃、肠、肝、胆、胰腺等消化器官的不适症状和病理变化。药物不仅可以经口直接刺激损伤消化道，也可以通过血液到达消化系统所有器官，产生药物不良反应。

2022 年全国药品不良反应监测网络收到"药品不良反应 / 事件报告表"202.3 万份，其中中药占 12.8%；累及器官系统排名前 3 位的依次为胃肠系统疾病、皮肤及皮下组织类疾病、全身性疾病及给药部位各种反应。可见，中药对胃肠等消化系统损害不容忽视。有学者以"中成药致肝损害 / 药物性肝病 / 药物性肝炎""转氨酶""肝功异常""不良反应"为主题词或关键词，在中国知网等 6 个数据库中模糊检索 1994 年 1 月～ 2021 年 2 月期间收录的所有期刊文献，筛选相关文献 173 篇，其中综合案例报道 110 篇，个案报道 63 篇，累计收集案例 15130 例；涉及中成药 16 类、73 个品种，其中使用壮骨关节丸者较多（1866 例，19.37%），损害类型以肝细胞损害为主（10042 例，66.37%）。有学者分析了中国知网 2019 年国内中药及中药成分不良反应的文章 1352 篇，发现损伤以消化系统（29.4%）最常见，表现为丙氨酸氨基转移酶、天冬氨酸氨基转移酶、谷氨酰转肽酶、总胆红素、直接胆红素等指标的升高。此外，有学者对 2015 ～ 2017 年北京市药品不良反应中心收集到的中药相关性肝损伤病例 101 例进行分析总结，涉及中药 102 种，有明确肝毒性成分的药物 79 种；联合用药导致肝毒性叠加的 57 例等。可见，消化系统的中药安全问题比例较高，需引起中医药工作者的高度重视。

一、消化系统的中药安全问题

（一）临床表现

1. 消化不良、厌食　是由胃动力障碍所引起的一种临床症候群，为持续或反复发作的上腹不适、早饱、食欲不振、嗳气，甚则出现恶心、呕吐等。多因应用某些苦寒等特殊药物或含有毒成分中药，使胃肠运动与分泌减弱，导致消化不良，常见食欲降低、厌食、不想进食或进食量显著减少等症状，如朱砂、贯众、苦楝皮、板蓝根等可引起上述症状。

2. 恶心、呕吐　恶心是一种可以引起呕吐冲动的胃内不适感，常为呕吐的前驱感觉，亦可单独出现；常伴有上腹部特殊不适、出汗、流涎、血压降低及心动过缓等。呕吐指胃和部分小肠内容物从口中吐出的一种病证，是一种复杂的反射性动作。中药致恶心、呕吐不良反应多为直接刺激胃黏膜等引起，如乌头类、苦参、吴茱萸、山豆根、香加皮、鹅不食草、使君子等；亦可通过血液循环而引起，如某些中药注射剂引起恶心、呕吐反应。

3. 腹痛、腹胀　腹痛是由腹壁、腹膜、腹腔器官或邻近部位病变刺激而引起的不适，任何形式的物理或化学刺激达到一定的强度，激发局部平滑肌的收缩或胃肠道蠕动异常、刺激胃肠道黏膜等均可引起腹痛。腹胀即腹部胀大或胀满不适，可以是一种主观上的感觉，感到腹部的一部分或全腹部胀满，通常伴有相关的症状，如呕吐、腹泻、嗳气等；也可以是一种客观上的检查所见，发现腹部局部或全腹部膨隆，药物刺激胃肠道引起积气增加、蠕动减慢常会出现腹胀不适。可引起腹痛、腹胀的中药主要有马钱子、天花粉、人参、丁公藤、罂粟壳、厚朴等。

4. 腹泻　是由多因素所致的以大便次数增多和大便性状改变为特点的消化系统常见病症，可见排便次数明显超过平日，粪质稀薄，水分增加，或含未消化食物或脓血、黏液等。腹泻可伴有排便急迫、肛门不适、失禁等。大量服用不能吸收的药物，使肠腔内渗透压升高可导致腹泻，如芒硝；或药物刺激胃肠道使肠细胞分泌增加、吸收减少，或药物刺激使胃肠运动加快，均可出现腹泻，如商陆、甘遂、番泻叶、大黄、千金子等。

5. 胃部烧灼感　多因胃、十二指肠内容物逆流引起胃与食管炎症性病变。对胃和食道有明显刺激的中药，一般亦会对食管或胃的黏膜产生刺激、腐蚀等不良作用，导致胃部或食道产生灼热感，甚则产生灼热性疼痛的不良反应，如乌头、半夏、天南星、瓜蒂等。

6. 便秘　多指排便频率减少，1周内大便次数少于2～3次，或者2～3天才大便1次，粪便量少且干结，排便困难，排便时可有腹部痉挛性痛与下坠感，部分患者兼见口苦、食欲减退、腹胀、下腹不适、排气增多或头晕、头痛、疲乏等神经官能症状。有些药物服用后可抑制肠道分泌，或减少肠蠕动而引起大便次数减少、大便干燥等不适，如洋金花、罂粟壳、天山雪莲等。

7. 吐血　是指上消化道出的血从口中吐出，无呕声，也无咳声。吐血多因药物对胃肠道直接刺激和腐蚀，或使胃蛋白酶和胃酸分泌过多，胃黏膜屏障功能受损，或因全身性凝血机制障碍性疾病所致。如红粉、蓖麻子、斑蝥等可引起上消化道出血。

8. 便血　不同原因导致消化道出血而通过肛门排出即为便血。其中下消化道出血表现为血液由肛门排出，或者血液与粪便一同排出，血色多呈鲜红或暗红；上消化道出血则便血的颜色一般为暗红色或柏油样，如果上消化道病变出血量大、速度快，血液在肠腔停留时间短，也可表现为肛门排出暗红甚至鲜红色血便，临床需要鉴别；一般黑便多因血细胞被破坏后产生黑色的硫化铁，使大便呈现柏油样光泽。某些对胃肠刺激作用明显的药物可发生便血等不良反应，如夹竹桃、万年青、木鳖子、巴豆霜、昆明山海棠、雷公藤、藜芦、商陆等。

9. 肝损伤　包括肝实质损伤和肝功能损伤，临床多因药物用量过大或肝毒性药物而致肝脏损伤，常见肝功能异常、黄疸及腹水等。服用具有肝毒性的中药，可能直接或间接损伤肝细胞，如黄药子、雷公藤、苍耳子等。经胃肠道吸收进入血液的某些药物也可导致肝功能代谢异常，出现代谢障碍、解毒功能降低、胆汁形成和排泄障碍等肝功能异常改变，如艾叶、胆矾、常山等。

（二）发生机制

药物经胃肠道吸收或经血液循环均可引起消化系统的不良反应。了解其发生机制，有针对性地采取措施，可以最大限度地避免不良反应的发生。

1. 损伤胃肠道黏膜　胃黏膜层有丰富的毛细血管网，可提供营养物质，带走代谢废物和损伤因子，从而减少对胃黏膜的损害。胃黏膜感受器受机械或化学刺激时，通过壁内神经丛的感觉神经元将信号直接或间接传递给运动神经元，引起胃的运动变化，或使胃酸分泌增加。高胃酸环境激活蛋白酶，可直接导致胃黏膜病变。某些中药的峻烈刺激作用，干扰胃黏膜上皮细胞的分泌功能，使局部胃黏膜受损或变薄，抗酸作用降低，使胃黏膜保护屏障破坏。

2. 影响胃肠道蠕动　消化道平滑肌对化学、温度、机械牵张刺激很敏感，有些中药口服后，对胃肠道的蠕动会产生不良影响，进一步影响消化、吸收而出现不良反应。①刺激消化道平滑肌，增强蠕动，或促进促胃泌素、促胃动素分泌，使胃肠蠕动加快，加速胃排空，不利于食物的消化和吸收，常见腹痛、腹泻、肠鸣音亢进等。②胃肠道平滑肌松弛，抑制胃肠蠕动，或促进促胰酶、抑胃肽的分泌，进一步抑制胃的排空，从而出现腹胀、便秘等不良反应。

3. 加重原有疾病　原有基础性病变尤其是消化系统病变的患者，服药不当常会加重原有疾病。①原有胃肠道疾病的患者，所服药物会刺激胃肠道，增加应激性反应，诱发或加重原有胃肠道疾患。②原有肝脏基础疾病的患者，对某些有毒药物或不容易代谢的药物尤为敏感，药物经胃肠道吸收进入血液，产生蓄积毒性，从而使肝脏疾病加重。

4. 损坏肝细胞功能　肝脏一方面具有解毒功能，能将有毒物质代谢为无毒物质；另一方面也会使无毒的药物经代谢后，成为有毒的代谢产物，使肝脏首先受损。药物所致的肝病，可能是因为药物本身具有肝毒性，也可能是因为肝脏代谢作用的结果。产生肝毒性的药物，其毒性物质多与其含有的生物碱、苷类化合物、毒蛋白、萜类化合物、内酯类化合物及金属元素等有关。毒素及其代谢产物在肝脏内达到一定浓度后会干扰细胞代谢，最终引起肝细胞死亡。个别药物的代谢产物为半抗原，与体内大分子载体结合，形成共价结合的全抗原，刺激机体产生相应的抗体，从而发生免疫性肝损害。

二、消化系统的合理用药管理

为避免或尽量减少应用中药产生的消化系统不良反应，临床需要注意以下内容。

1. 仔细观察，合理用药　无论是服药前还是服药中，必须仔细观察患者是否有厌食、恶心、腹痛、腹泻等消化系统临床表现，密切关注肝功能检查等理化指标，尤其是有家族性消化系统疾病史的患者，对有肝损害、胃肠道不良反应报道的药物，更需要严格辨证，谨慎选择，预防为主，减少中药不良影响。如发现肝生化指标异常或出现全身乏力、食欲不振、厌油、恶心、目黄、皮肤黄染等可能与肝损伤有关的临床表现时，或生化检查异常、肝损伤临床症状加重时，应立即停药并就医。

2. 掌握禁忌，辨证用药　全面掌握药物的功效特点、用药禁忌和不良反应临床表现。合理配伍，适当炮制，科学服药，严格掌握用药剂量，以减轻消化系统的不良反应。如生半夏对消化道黏膜有强烈的刺激性，可导致呕吐、水泻等不良反应，应选用炮制品且配伍生姜以减毒，为减轻熟地黄滋腻碍胃多需配伍陈皮、砂仁；对胃肠刺激明显的药物如薤白、皂荚等，宜饭后服，或酌情配伍调补脾胃药等；选用木香、羌活等辛香燥烈之品应注意剂量不可过大，避免导致恶心、呕吐等不良反应的发生；一些毒性较大、对消化系统黏膜有损害的药物，如红粉、轻粉、硫黄等应尽量避免口服。

3. 注意疗程，及时停药　中药治疗疾病在于调整机体的阴阳，使其恢复到平衡状态，提高机体防病、抗病能力，疗程要适当，一般中病即止。如苦寒类清热泻火药，不可久服，以防苦寒伤脾害胃。临床明确或有潜在消化系统不良反应报道的药物，如雷公藤、黄药子、川楝子、细辛、薄荷、何首乌、千里光、吴茱萸等，无论是用量还是疗程均应严格控制。

4. 加强监管，保证质量　加强种植、采收、贮存、炮制等环节的监管，避免污染、霉变、虫蛀变质等不合格药材进入临床，也可有效避免胃肠道等消化系统不良反应的发生。如神曲含有酵母菌、淀粉酶、复合维生素 B 等易感染黄曲霉素，贮藏时注意防霉变，防虫蛀，防变质，可避免消化系统不良反应的发生。

三、案例分析

案例一

何首乌类药物致肝损害

【案例】

典型案例 1：

患者，女，41 岁，因厌油、乏力、皮肤黄染及瘙痒 10 天于 2012 年 7 月 5 日入院。入院前因头发花白口服"何首乌片"，5 片 / 次，3 次 / 天，共 3 周。追问病史，患者曾于 2011 年 3 月因口服何首乌粉剂出现类似症状并住院治疗。入院查体：生命体征平稳，神清，巩膜及全身皮肤黄染，躯干散在抓痕，心肺无异常，全腹软，无压痛、反跳痛，肝脾未扪及，肝区叩痛，移动性浊音阴性，双下肢不肿。辅助检查：肝、胆、胰、脾超声均正常，上腹增强 MRI+MRCP 无异常发现。HBsAb（＋），血清甲、丙、丁、戊肝炎病毒学指标均阴性，EBV、CMV 标记物阴性，自身免疫性肝炎及结缔组织指标阴性。TBIL 371μmoI/L、DBIL 249.6μmoI/L、IBIL 121.4μmoI/L、ALT 104U/L、AST 85U/L、ALP 947U/L、GGT 1564U/L、ALB 28g/L、尿胆红素（+++）、尿胆原阳性。诊断：药物性肝炎。嘱患者停服何首乌，给予二氯醋酸二异丙胺、S- 腺苷蛋氨酸、维生素 K$_1$、熊去氧胆酸及支持治疗，每周复查肝功，1 个月后症状明显减轻，复查 TBIL 93μmol/L、DBIL 57μmol/L、ALT 56U/L、AST 61U/L、ALP 287U/L、GGT 419U/L、ALB 35.4g/L。继续保肝、退黄治疗 6 周后复查肝功正常。

［资料来源：袁聪，陈丽. 何首乌口服致反复黄疸 2 例. 临床合理用药杂志，2014，7（29）：78］

典型案例 2：

患者，女，46 岁，因乏力、纳差半月加重伴意识障碍 1 天于 2019 年 6 月 6 日入院。患者于 3 月 30 日为调理肠胃功能开始服用含首乌藤中药汤剂，期间发现皮肤、巩膜黄染，无明显不适症状未予重视。5 月 12 日常规体检发现 ALT 668IU/L、AST 497IU/L，予中药（成分不详）护肝治疗。5 月 24 日起患者皮肤、巩膜黄染进一步加深，出现恶心、纳差、乏力，且消化道症状逐渐加重，5 月 30 日停服含首乌藤汤药。5 月 31 日查：ALT 2243U/L，AST 2516U/L，TBIL 221μmol/L，DBIL148μmol/L，凝血酶原时间 21.2 秒，予以护肝治疗。6 月 6 日出现昏迷，皮肤、黏膜黄染进一步加深，无扑翼样震颤，予护肝、降酶、降血氨等治疗后神志转清。尿常规：尿胆原阳性（++），胆红素阳性（+++）；血生化：前白蛋白 38mg/L，ALT 374IU/L，AST 240IU/L，AKP 130IU/L，γ-GT 44IU/L，TBIL 405.6μmol/L，DBIL 207.6μmol/L，总蛋白 40g/L，白蛋白 27g/L，白球比例 2.08，胆汁酸 241.2μmol/L；自身抗体检测：抗双链 DNA IgG 271.5IU/mL，抗核抗体（－），M2 抗体（－），抗 SSA 抗体（－），抗 Ro-52 抗体（－），免疫球蛋白 IgG 1180mg/dL（－）；甲、乙、丙、丁、戊型肝炎病毒及巨细胞病毒、EB 病毒、单纯疱疹病毒血清标志物均阴性。腹部 MRI 提示肝损改变，脾静脉增粗迂曲，少量腹水，慢性胆囊炎，胰腺形态饱满，无肝脏萎缩。临床诊断：药物性肝损伤，肝细胞损伤型，急性，RUCAM 9 分（极可能），严重程度 4 级。

［资料来源：王芳，谢青，赖荣陶. 首乌藤致亚急性肝功能衰竭 1 例. 肝脏，2022，27（08）：940-941］

【分析】

1. 发生机制　临床常用何首乌类药物有生何首乌、制何首乌、何首乌藤及相关中成药。生何首乌味苦、甘、涩，性微温，功能解毒，消痈，截疟，润肠通便。制何首乌味苦、甘、涩，性微温，功能补肝肾，益精血，乌须发，强筋骨，化浊降脂。首乌藤味甘，性平，功能养血安神，祛风通络。主要含二苯乙烯苷类、蒽醌类、黄酮类、磷脂类、苯丙素类等成分。据报道，其产生肝毒性、黄疸的机制主要有两个方面。

（1）所含成分可干扰肝细胞的功能或结构，对胆红素相关转运体 Oatp1a1、Oatp1b2、MRP2 的功能具有抑制作用，导致胆红素或毒性物质成分在肝内蓄积，造成肝损害。

（2）影响胆汁从肝细胞微粒体至小叶间胆管中的流动，使胆红素摄取、转化和排泄障碍。

2. 治疗方法

（1）及时停药。

（2）注意休息，限制油腻饮食，饮食应以高热量、高蛋白、高糖、低脂肪、低胆固醇和维生素丰富、易消化的食物为宜。

（3）对症治疗。除给予保肝退黄治疗以外，还应积极寻找病因，对原发疾病进行治疗。同时注意复查肝功能。

3. 防范措施

（1）必须在医师的指导下使用，认识何首乌类药物致肝损害、黄疸的特点，使用何首乌及其制剂前仔细询问既往史和家族史。有肝损伤病史者禁用。

（2）用药期间注意监测肝功能，一经确诊肝功能受损应立即停用。根据病情配合保肝、降酶及调节免疫功能药物治疗。

（3）严格掌握何首乌生品与制品的药性区别，尽量炮制后应用。使用何首乌藤及相关中成药时，应避免长时间、大剂量应用。严格控制用药剂量和疗程。

（4）用药期间监测肝功能，发现异常症状、体征或理化指标异常者及时停药，并采取相应的救治措施。

（5）做好何首乌类药物及相关制剂安全用药宣传和培训，指导临床合理用药，保障用药安全。

案例二

黄药子致肝损害

【案例】

患者，女，62 岁，于 2017 年 2 月就诊，诉颈部不适，失眠 1 个月。B 型超声示甲状腺体积增大，形态饱满，回声不均；双侧甲状腺多发实性及囊实性结节，最大 2.1cm，左叶钙化灶。甲状腺功能正常范围。因患者睡眠极差，彻夜不眠，转求中医治疗。处方：炒橘核、荔枝核、玄参、浙贝母、半枝莲、丝瓜络、茯神、炒枣仁、远志、石菖蒲、太子参、生白芍、生龙骨。服药 2 周，睡眠好转，且自觉颈项部不适减轻；继服中药 1 个月。2017 年 5 月甲状腺 B 型超声示较前无明显变化，查肝、肾功能正常。在上述药方中加黄药子 10g，并于服药第 1 周、第 3 周末跟踪复查肝功能，均在正常范围，服药第 5 周复查，ALT 523U/L，AST 325U/L，TBIL 27.1μmol/L，DBIL 8.2μmol/L，IBIL 18.9μmol/L。血液相关检查排除病毒性肝炎、自身免疫性肝炎，考虑为中药黄药子所致。嘱其停服原中药，改服茵栀黄颗粒 3g，每天 3 次，百赛诺（双环醇）25mg，每天 3 次，2 周后复查：ALT 235U/L，AST 121U/L，TBIL 21.6μmol/L，DBIL 7.3μmol/L，IBIL 14.3μmol/L。继服茵栀黄颗粒、百赛诺 2 周，复查肝功能各项均恢复至正常范围。

［资料来源：岳树香，张阳. 黄药子致肝损害 1 例. 临床合理用药杂志，2019，12（22）：3］

【分析】

1. 发生机制　黄药子味苦，性寒；有小毒；功能化痰散结消瘿，清热凉血解毒。主要含甾体皂苷、二萜内酯、黄酮类等成分。其产生肝毒性的机制主要有四个方面。

（1）破坏肝细胞代谢途径，使生物转化功能异常。

（2）大量长期服用可引起肝窦扩张，肝细胞呈空泡样变，门管区炎细胞浸润。

（3）引起氧化应激，诱导肝组织核因子相关因子 2 及肝组织细胞色素 P450 2E1 表达增强而造成肝毒性。

（4）黄药子总皂苷通过产生氧自由基，耗竭 SOD 和 GSH-PX，生成过量的 MDA，破坏氧化与抗氧化系统，致肝毒性。

2. 治疗方法

（1）即刻停药。

（2）注意休息，调畅情志，限制油腻饮食，适当给予高能量饮食。

（3）对症治疗。根据病情酌情配合保肝、降酶及调节免疫功能，注意复查肝功能。

3. 防范措施

（1）认识黄药子致肝损害的特点，使用黄药子及其制剂前仔细询问既往史和家族史。有肝损伤病史者禁用。

（2）用药期间注意监测肝功能，如发现肝功能受损应立即停用，并进行保肝、降酶等治疗。

（3）避免长时间、大剂量应用黄药子及其制剂。

（4）发现异常症状、体征或理化指标异常者及时停药，并采取相应的救治措施。

案例三

雷公藤片致肝损害

【案例】

患者，男，52 岁。因类风湿关节炎，口服雷公藤片 1 日 3 次，每次 2 片，用药 35 天后，出现小便色黄，皮肤瘙痒，全身皮肤进行性黄染，遂入院治疗。尿常规：尿胆原（+），胆红素（+++）；肝功能：谷草转氨酶 581U/L，谷丙转氨酶 353U/L，谷氨酰转肽酶 942U/L，TBIL 267.3μmol/L，DBIL 161μmol/L，IBIL 106.3μmol/L，甲型、乙型、丙型、丁型、戊型肝炎病毒学标志均阴性。肝穿刺病理检查提示：胆汁淤积型肝炎。入院后给予保肝、解毒及降酶药物治疗 50 天后，肝功能恢复正常出院。

［资料来源：雷公藤致肝损害.国家食品药品监督管理总局，药品不良反应信息通报，2012 年第 46 期］

【分析】

1. 发生机制　雷公藤苦，寒；有毒；归肝、肾经。具有祛风湿、活血通络、消肿止痛功效。成分包括二萜类、生物碱类、三萜类、倍半萜类等。雷公藤甲素被认为是二萜类雷公藤多苷的主要活性成分。动物实验证实，经腹腔给大鼠 0.725mg/kg 雷公藤甲素后，库普弗细胞（Kupffer cell）表面标志性抗原 CD_{68} 表达明显上调，肿瘤坏死因子释放增加，而肿瘤坏死因子的过度分泌是引起肝损伤的重要原因之一。亦有研究认为，雷公藤可直接致肝细胞损伤，主要为药物在肝内经代谢转化为亲电子基、自由基和氧基，与大分子物质共价结合或造成脂质过氧化而导致肝细胞坏死。

2. 治疗原则

（1）及时停药。

（2）对症治疗。根据病情配合保肝、降酶及调节免疫功能药物治疗，注意复查肝功能。

（3）注意休息，调畅情志，限制油腻饮食。

3. 防范措施

（1）必须在医师的指导下使用，用药初期从最小剂量开始。提高对中药雷公藤致肝损害的认识，在用雷公藤及其制剂前应仔细询问其既往病史和家族史。有肝损伤病史者禁用。

（2）严格掌握用药部位，严格控制用药剂量和疗程，一般连续用药不宜超过3个月。用药期间注意监测肝功能，一经确诊肝功能受损应立即停用，并进行保肝、降酶等治疗。

（3）儿童、育龄期有孕育要求者、孕妇和哺乳期妇女禁用；心、肝、肾功能不全者禁用；严重贫血、白细胞和血小板降低者禁用；胃、十二指肠溃疡活动期及严重心律失常者禁用。

（4）关注药品说明书的相关安全性信息，做好雷公藤制剂安全用药宣传和培训，指导临床合理用药，保障用药安全。

（5）尽早发现异常症状和体征、理化指标异常者及时停药，并采取相应的救治措施。

第三节　心血管系统的中药安全问题与合理用药管理

心血管系统是一个封闭的管道系统，由心脏和血管及其神经调节组成。心脏是动力器官，血管是运输血液的管道。心脏通过有节律的收缩与舒张，推动血液在血管中按照一定的方向不停地循环流动，称为血液循环。心血管系统负责将心脏搏出的血液输送到全身的各个组织器官，以满足机体活动所需的各种营养物质，并且将代谢终产物（或废物）通过血液循环，经肺、肾等器官排出体外，以保证人体新陈代谢的正常运行。

中药的有效成分经人体吸收后通过血液循环运输到患病组织，在发挥预防、治疗作用的同时，也会对心脏和血管产生影响，如导致心脏搏动异常、血管收缩舒张异常，从而出现不良反应。中药所致的心血管系统不良反应并不罕见，口服和注射剂均可发生不良反应。近年的《国家药品不良反应监测年度报告》显示，药品不良反应累及的器官系统排名前五位的分别是皮肤及其附件损害、胃肠损害、全身性损害、神经系统损害和心血管系统损害，其中心血管系统损害约占4%。有文献报道，中药附子、乌头引起的不良反应以心血管系统和神经系统损害为主，可出现心律、血压等异常。中药引起的心血管系统损害的发生率相对较低，然而对患者生命健康的影响较大，应做到及早发现、及时停药，积极进行救治，始终将患者的生命和用药安全放在首位。

一、心血管系统的中药安全问题

（一）临床表现

1. 心律失常　是指心脏搏动的频率、节律、起搏部位、传导速度或激动次序的异常。心律失常是心血管系统中药不良反应最常见的临床表现，患者常自觉心悸、胸闷、心慌、头晕、气短等，其类型有窦性心动过速、窦性心动过缓、心房颤动、室性早搏、传导阻滞、室性心动过速及室颤等，其中以心动过速最为常见，少数严重的不良反应可出现室速或室颤，一般停药后消失。据报道，可引起心律失常的中药及中成药有附子、川乌、草乌、香加皮、葶苈子、万年青、蟾酥、雪上一枝蒿、砒霜、雄黄、三七、夹竹桃、雷公藤、参麦注射液、双黄连粉针剂、葛根素注射液等。

2. 心力衰竭 是由于心脏结构和（或）功能异常使心室充盈能力受损、射血能力减低而引起的一种具有复杂临床表现的综合征，主要表现为进行性呼吸困难和乏力、运动耐量受限及液体潴留等。药物引起的心力衰竭多为急性心力衰竭，患者常于用药后的一定时间内突然发生严重的呼吸困难，呼吸频率增加，面色灰白或发绀，大汗，烦躁，频繁咳嗽，或咳粉红色泡沫状痰，严重者可因脑组织缺血缺氧而致神志模糊。据报道，可引起心力衰竭的中药有石榴皮、望江南子、雄黄等。

3. 血压异常 包括低血压和高血压。

低血压是指体循环动脉压低于正常状态。一般认为，成年人上肢动脉收缩压低于90/60mmHg 即为低血压。中药引起血压降低时，患者常于用药后的一定时间内出现头痛、头晕、眼花、倦怠乏力、心悸、记忆力减退、手足麻木等，甚至神志不清、昏厥，测量血压值较平时明显降低，停药后血压可恢复用药前水平。据报道，可引起血压降低的中药及中成药制剂有川楝子、白头翁、藜芦、雪上一枝蒿、雷公藤、血塞通注射液等。

高血压是指体循环动脉压高于正常状态，目前我国将高血压定义为收缩压 ≥ 140mmHg 和（或）舒张压 ≥ 90mmHg。中药引起血压升高时，患者常于用药后的一定时间内出现头痛、头晕、心悸、耳鸣、失眠等，测量血压值较平时明显升高，停药后血压可恢复到用药前水平。据报道，可引起血压升高的中药及中成药有麻黄、人参、附子、黄芪、甘草、马钱子、天仙子、参麦注射液等。

4. 心脏骤停 是指心脏射血功能的突然终止。中药引起心脏骤停时，患者常于用药后的一定时间内突然出现意识丧失，伴有局部或全身性抽搐，随后呼吸、心跳停止，皮肤苍白或发绀，瞳孔散大，二便失禁。某些中药成分可引起快速型室性心律失常（室颤和室速）、严重的缓慢型心律失常或严重的心肌损伤，进而引起心脏骤停。据报道，可引起心脏骤停的中药及中成药有万年青、夹竹桃、香加皮、附子、蟾酥、盐酸小檗碱注射液等。

5. 休克 是指机体有效循环血量锐减，机体失去代偿，组织缺血缺氧，神经－体液调节失衡的一种临床症候群。主要包括过敏性休克、心源性休克和低血容量性休克。其中，过敏性休克是指外界某些抗原性物质进入已致敏的机体后，在短时间内触发的一种严重的全身性过敏反应。过敏反应使容量血管扩张，导致血压下降、组织灌注不足等。过敏性休克是中药严重不良反应中常见的表现之一，也是中药不良反应致死的常见原因。患者常于用药后出现心慌、胸闷、汗出、面色苍白、血压下降、心率加快等，同时可伴有其他过敏反应。据报道，可引起过敏性休克的中药及中成药制剂有水蛭、白芥子、地龙、羚羊角、红花注射液、香丹注射液、鱼腥草注射液、复方茵陈注射液、痰热清注射液、血塞通注射液等。临床引起过敏性休克的中药多为注射制剂。

心源性休克是指心脏泵功能受损或心脏血流排出通道受损引起的心排出量快速下降所致的有效循环血量不足、低灌注和低血压状态。心源性休克也是中药引起的严重不良反应之一。一般用药后先出现心律失常或心肌收缩力改变，继而出现血压下降、心率增快、脉搏细弱、全身软弱无力、面色苍白、皮肤湿冷、发绀、尿少或尿闭、神志不清、烦躁或昏迷等循环衰竭的表现。据报道，可引起心源性休克的中药及中成药制剂有附子、青风藤、香加皮、雪上一枝蒿、双黄连注射液等。如小檗碱注射引起的阿斯综合征，出现心源性休克。

（二）发生机制

中药成分被人体吸收后，通过循环系统输送到靶器官发挥药理作用，同时对心血管系统本身也可产生各种不良反应。由于中药的成分复杂，其不良反应发生机制也比较复杂。

1. 改变心肌细胞的自律性　某些中药成分可使心肌细胞的自律性增强或减弱，从而导致快速型心律失常、缓慢型心律失常或异位搏动，其中快速型室性心律失常可导致心脏骤停的发生。例如，某些中药含有强心苷类化学成分可抑制窦房结功能，降低窦房结的自律性而发生窦性心动过缓；或者抑制心肌细胞膜上的 Na^+–K^+–ATP 酶，使 Na^+–Ca^{2+} 交换增加，导致心肌细胞内 Ca^{2+}、K^+ 失衡，使心肌细胞的收缩力、自律性与传导性改变，从而引起各种类型心律失常的发生，其中以室性期前收缩最为常见。含有强心苷类化学成分的中药有夹竹桃、香加皮、万年青、皂荚、葶苈子等。

2. 改变心肌细胞的传导性　某些中药成分可使心肌细胞的心电传导性增强或减弱，从而出现快速型心律失常、传导阻滞或异位搏动。例如，蟾酥中所含有的蟾酥毒素具有类洋地黄的强心作用，通过兴奋迷走神经影响心肌的传导系统，引起窦性心动过缓、窦房传导阻滞、房室传导阻滞等心律失常；如夹竹桃、万年青、香加皮、皂荚、葶苈子等含有强心苷类化学成分的中药可降低心肌细胞的传导性；三七用量较大时可出现负性频率、负性传导，从而引起房室传导阻滞。

3. 心肌损伤　某些中药成分可通过影响心肌细胞膜的结构及细胞膜上的各种受体和离子通道造成心肌损害，引起心肌收缩力、自律性和传导性的变化，或出现心肌收缩力突然严重减弱，心排血量急剧减少，严重的心肌损伤可引起心脏骤停。据报道，可引起心肌损伤的中药有附子、马钱子、望江南子、蓖麻子、蟾酥等。某些中药可使心脏横纹肌和平滑肌溶解，严重者可导致心力衰竭甚至心源性休克，如雷公藤。

4. 兴奋迷走神经　某些中药成分可兴奋迷走神经，抑制窦房结的自律性与传导性，延长窦房结及其周围组织的不应期，减慢房室结的传导并延长其不应期，从而产生窦性心动过缓、传导阻滞、房性期前收缩、房颤、室性早搏、室性心动过速、室颤等各种类型的心律失常。迷走神经兴奋还可引发内脏血管扩张，造成血压降低，脑部缺氧，甚至出现昏迷等。据报道，能兴奋迷走神经的中药成分有乌头碱，如川乌、附子、草乌和雪上一枝蒿等含有的乌头碱类成分是其引起心血管系统毒性的主要原因。闹羊花引起心血管系统不良反应的主要机制也是兴奋迷走神经，从而引起心律失常、血压下降，甚至出现循环衰竭。

5. 兴奋交感神经　交感神经兴奋可使心血管系统功能亢进，外周血管收缩，心率加快，血压升高，心输出量增加，致心脏负荷加重。患者常表现为心悸、憋闷，或诱发心力衰竭的急性发作。据报道，可兴奋交感神经的中药有麻黄、肉桂、吴茱萸等。

6. 免疫反应　中药引起过敏性休克的机制主要是免疫反应，中药中所含有的许多小分子抗原物质与载体蛋白结合，诱导机体产生 IgE 抗体，并与组织中的 Fc 受体结合，使机体进入致敏状态。当机体再次接触该中药时小分子抗原物质与免疫细胞上的 IgE 分子结合，释放出过敏介质，从而引发过敏反应，严重时则出现过敏性休克。据报道，可引起过敏性休克的中药有水蛭、地龙、红花、羚羊角及多种中药注射制剂等。

7. 其他　某些中药成分能够使血管壁的通透性增加，导致血压显著降低，心率增快，脉搏微弱，皮肤出现花斑，面色苍白，甚至出现循环衰竭，如川楝子。长期或大量服用甘草或含甘草酸制剂可影响机体神经体液调节系统，甘草酸经分解得到的甘草次酸可与盐皮质激素受体结合，影响水、电解质代谢，导致水钠潴留，从而引起低钾血症和血压升高，甚或引起心肌损伤。

二、心血管系统的合理用药管理

1. 慎重用药　临床应用中药要做到辨病辨证准确，治法得当，选药组方合理，使处方适应病情需要，避免因药不对证而引发不良反应。同时应充分考虑患者的个体差异，除年龄、性别、职业、生活环境等因素外，还要注意患者的基础疾病及精神心理状态等。对既往有心血管系统疾病的患者要避免使用可能会引起心律失常、心力衰竭、血压变化、心肌损伤、休克等的中药。如高血压患者应慎用麻黄，心律失常患者慎用含有强心苷类成分的中药及其他容易导致心律失常的中药。选药组方时避免或减少已知具有相似或协同作用的中药与西药配伍使用。如慢性心力衰竭患者，同时服用含有强心苷类成分的中药和洋地黄类西药时，要间隔用药或减少用量，以防洋地黄中毒反应。

　　临床使用中药及其制剂前要详细询问患者的用药史和过敏史，对某种中药或制剂曾发生过心血管系统不良反应的患者应禁用该中药，过敏体质的患者要慎用中药注射制剂，以防止过敏性休克的发生。

　　2. 严格监控　在使用中药期间应密切监测患者的病情变化，将可能引起的不良反应详细告知患者及家属，耐心询问患者有无心慌、气短、胸闷、头晕、呼吸困难、耳鸣等不适，观察患者有无口唇发绀、面色苍白、汗出等症状，并可监测心率、血压、心电图及其他生化指标，必要时给予心电监护。例如，服用含有强心苷类成分的中药时，除要监测心电图，还要监测血钾变化。因血钾异常易导致含有强心苷类药物发生中毒反应；服用含乌头碱类成分的中药时要注意监测患者的心率、血压、心电图等。

　　3. 及时停药　一旦出现不良反应，应及时停药。及时停药可避免药物引起的病理损害和临床症状的进一步加重，并有助于判断可疑肇事药物。

　　4. 积极治疗　针对出现的心血管系统损害，应积极进行相应治疗。尤其较为严重的不良反应会危及人的生命，及时救治至关重要。治疗措施主要是对症治疗，包括纠正心律、心率和血压的异常，以及抗心力衰竭、抗过敏、抗休克治疗等，以维持心血管系统血流动力学的稳定。

三、案例分析

案例一

红花注射液致过敏性休克

【案例】

　　患者，男，53岁，因高血压病2级、冠心病，给予5%葡萄糖注射液250mL、红花注射液20mL。静滴8～10分钟后，患者诉手臂发红，心慌难受，立即更换输液为葡萄糖注射液，此时患者面色苍白，出现休克。立即取中凹位，吸氧，给予肾上腺素注射液0.5mg、地塞米松注射液5mg静脉注射，测脉搏微弱，血压测不清。继续给予肾上腺素注射液0.5mg、地塞米松注射液5mg静脉注射，10分钟后症状缓解，1小时后患者恢复正常。

　　[资料来源：警惕碘普罗胺注射液和红花注射液的严重不良反应.国家食品药品监督管理总局，药品不良反应信息通报，2013年第52期]

【分析】

　　1. 发生机制　红花注射液的主要成分是红花提取物，具有活血化瘀功效，用于治疗闭塞性脑血管疾病、冠心病、脉管炎等。红花注射液的不良反应主要涉及皮肤及其附属器官损害、呼吸系统损害、心律失常等，主要不良反应表现为呼吸困难、胸闷、过敏样反应、过敏性休克、寒战、发热、心悸等。本例中患者用药后较短时间内出现休克，考虑为过敏反应所致。红花注射液成分复杂，发生过敏性休克的机制可能是其中的半抗原物质与体内血浆蛋白结合成完全抗原，从而引起过敏反应。另外，由于提取、分离技术不同，各厂家生产的红花注射液质量有差异，注射液中可能存在易致过敏反应的物质，如杂质、微粒、内毒素等。

2. 治疗原则

（1）立即停用可疑药物。

（2）患者取中凹位，给予吸氧、抗过敏治疗。

（3）对症治疗，监测患者的心律、血压等。

3. 防范措施

（1）用药前详细询问患者的用药史和过敏史等。对本品或含红花的制剂有过敏或严重不良反应病史者应禁用，过敏体质者慎用。

（2）凝血功能异常及有眼底出血的糖尿病患者禁用；孕妇、哺乳期妇女及儿童禁用；老人、肝肾功能异常等特殊人群患者慎用。

（3）谨慎联合用药。红花注射液应单独使用，尽量不与其他药品混合配伍使用。如需联合使用其他药品，应谨慎考虑间隔时间及药物相互作用等。

（4）用药过程中应缓慢滴注，密切观察用药反应，特别是用药开始 30 分钟内，如有异常，立即停药并及时救治。

案例二
清开灵注射剂致心律失常

【案例】

患儿，男，7 个月，因咳嗽 4 天，发热 1 天在外院门诊就诊，诊断为"急性上呼吸道感染"，给予林可霉素和清开灵注射剂静脉滴注。在静脉滴注清开灵注射剂不久，患儿突然出现大汗淋漓，烦躁不安，呼吸急促，全身发绀并伴有短暂的双眼凝视，意识障碍，医生给予地塞米松 2mg 静脉推注，以 10% 葡萄糖注射液静脉滴注观察半小时；患儿仍发绀、大汗、反应差，遂急转入我院。神志清楚，烦躁不安，哭声弱，大汗淋漓，全身皮肤黏膜发绀，四肢冰凉，脉搏细弱，体温 36.8℃，心率 280 次/分，呼吸 50 次/分，血压 65/40mmHg，毛细血管再充盈时间 5 秒，心音低钝，奔马律，经皮血氧饱和度 65%～75%，心电图提示：尖端扭转型室性心动过速，遂立即进行抢救。给予心电监护、面罩吸氧，利多卡因 7mg（1mg/kg）静脉推注，用药后患儿心率减慢为 150 次/分，心电图仍为室性心律，5 分钟后，再次静脉推注 7mg 利多卡因，患儿心率渐转为窦性，面色红润，经皮血氧饱和度升至 95% 左右，减少氧流量，给予低分子右旋糖酐扩容、多巴胺改善循环。患儿四肢渐转暖，尿量增加。第 2 天，患儿精神明显好转，活动如常，心电监护心率 120～140 次/分，窦性心律，继续给予红霉素抗炎，1,6-二磷酸果糖（FDP）及维生素 C 营养心肌治疗 5 天，好转后出院。

［资料来源：杨喜珍，李凯凯，田甜.清开灵过敏致心律失常休克 1 例救治体会.当代医学，2017，23（15）：65］

【分析】

1. 发生机制　清开灵注射剂是由胆酸、珍珠母（粉）、猪去氧胆酸、栀子、水牛角（粉）、板蓝根、黄芩苷和金银花制备的中药复方制剂，具有清热解毒、化痰通络、醒神开窍的功效，临床常用于治疗急性肝炎、上呼吸道感染、肺炎、脑血栓形成、脑出血等。清开灵注射剂所致的严重不良反应可表现为全身性损害、呼吸系统损害、神经系统损害、心血管系统损害等，导致患者死亡的主要原因为过敏性休克、多脏器功能衰竭等。其中，死亡病例报告分析显示，81% 的患者存在合并用药情况，合并用药品种主要为利巴韦林、头孢噻肟钠、地塞米松、林可霉素、双黄连注射剂、头孢曲松钠、头孢唑啉钠、左氧氟沙星、阿奇霉素、青霉素、庆大霉素、氨茶碱、阿米卡星等。该案例正是将清开灵注射剂与林可霉素合并使用，引起了休克，除过敏因素外，主要还是药物引起的严重心律失常导致了心源性休克。

2. 治疗原则

（1）立即停用可疑药物。

（2）对症治疗。给予吸氧、心电监护；出现心律失常时及时应用抗心律失常药；做好心电复律的准备。必要时给予扩容、改善循环、抗感染、营养心肌等对症治疗。

3. 防范措施

（1）充分了解清开灵注射剂的功能主治，严格掌握其适应证，权衡患者的治疗利弊，谨慎用药。

（2）在用药前仔细询问患者的过敏史，对使用该产品曾发生过不良反应的患者应禁用；过敏体质的患者（包括对其他药品易产生过敏反应的患者）不宜使用。

（3）清开灵注射剂不宜与其他药品混合配伍；谨慎联合用药，如确需联合其他药品时，医护人员应谨慎考虑与清开灵注射剂的时间间隔，以及药物相互作用等因素。

（4）应严格按照说明书规定的用法用量给药，不得超剂量、高浓度应用；对于老年人、儿童患者应谨慎使用；用药期间密切观察，发现异常应及时停用清开灵注射剂，并及时采取救治措施。

第四节　血液系统的中药安全问题与合理用药管理

血液系统由血液和造血器官组成。血液由血浆和血细胞组成，造血器官包括骨髓、胸腺、脾和淋巴结等。血浆是血液中的液体成分，水分占 90% ～ 91%，其余为固体成分，其中血浆蛋白占 6.5% ～ 8.0%，另含电解质及其他小分子物质等。血浆的主要作用是运载血细胞，运输维持人体生命活动所需的物质和体内产生的废物等。血细胞是血液的主要成分，由红细胞、白细胞和血小板组成。其中红细胞占血液总容量的 40% ～ 50%。人体血液的总量占体重的 6% ～ 8%，无论是全血量的减少或血细胞生成障碍及有效循环血量减少，均将不同程度地影响机体的功能，甚至危及生命。

正常情况下，血液系统通过与呼吸系统、循环系统、消化系统及泌尿系统等的密切联系，对体内水和电解质的平衡、酸碱度平衡及体温的恒定等起决定性的作用，以维持内环境稳态；细胞与外界的沟通也要依靠血浆与组织间液之间的物质交换。同时，血液具有运送营养物质及运送代谢产物至排泄器官的功能，血液还依靠白细胞的吞噬作用，以及淋巴细胞、血浆球蛋白的免疫作用实现机体防御功能。血液中的凝血因子可防止出血，维持机体的正常功能。药物在体内的吸收、转运、分布都必须依靠血液循环，因而许多药物会对血液和造血系统产生影响，若应用不当就会引起血液和造血系统的不良反应。

血液系统药物不良反应 / 事件虽不常见，症状有轻有重，但有时发生的不良反应程度较严重，甚或导致死亡。以雷公藤为例，国家药品不良反应监测中心病例报告数据库数据显示，2004 ～ 2011 年 9 月，雷公藤多苷片的病例报告 633 例，涉及血液系统的不良反应主要表现为粒细胞减少、白细胞减少、血小板减少等；雷公藤片病例报告 201 例，涉及血液系统的不良反应主要表现为白细胞减少、血小板减少等；雷公藤双层片病例报告 5 例，其中严重者 1 例，表现为骨髓抑制。有数据显示，2004～2021 年福建省内上报的雷公藤及其制剂的不良反应 / 事件（ADR/AE）报告及福建省生产企业相关品种在全国收集的 ADR/AE 报告，共纳入有效报告 222 例，不良反应累及全身多个系统、器官损害；其中涉及血液系统的不良反应 16 例，分别为雷公藤多苷片 14 例，雷公藤煎剂 2 例。不良反应表现主要有白细胞减少症 5 例，血小板减少症 5 例，全血细胞减少症 1 例，贫血 1 例，骨髓抑制 1 例，循环衰竭 1 例，中性粒细胞减少症 1 例。

一、血液系统的中药安全问题

（一）临床表现

1. 贫血　是指单位容积循环血液中红细胞数、血红蛋白量或红细胞比容低于正常值时的机体状况。常见有再生障碍性贫血、溶血性贫血和缺铁性贫血等。当血红蛋白下降至一定浓度时，可出现倦怠、头昏、气短乏力、工作耐力下降、颜面及口唇苍白、劳力性心悸、起立时眼前昏黑、卧枕时耳内轰鸣，甚至不能胜任劳动或工作、卧床不起等。再生障碍性贫血者主要表现为进行性贫血、出血、反复感染及全血细胞减少；缺铁性贫血者可有口角炎、舌乳突萎缩、舌炎，严重者可有匙状指甲、食欲减退、恶心及便秘等特殊表现。据报道，可引起贫血的中药及其制剂有雷公藤、狼毒、蟾酥、雄黄、铅丹、皂荚、胆矾、大黄、葛根素注射液等。

2. 出血倾向和紫癜　出血倾向表现为容易出血，常无明显诱因，或轻微诱因即可导致严重出血，而且出血往往不易控制。临床可表现为皮肤黏膜局部出血，某些器官出血，诸如齿龈出血、鼻出血、尿血、便血等。紫癜为皮肤、黏膜下出血后颜色改变的总称，以瘀点、瘀斑，压之不退色、不高出皮肤为临床特征。发生过敏性紫癜或血小板减少性紫癜时，还可伴血小板减少。据报道，可引起出血倾向和紫癜的中药及其制剂有海马、使君子、代赭石、苍耳子、六神丸、十滴水、穿心莲注射液。

3. 白细胞减少症和粒细胞缺乏症　外周血白细胞（WBC）低于 4×10^9/L 时称为白细胞减少症。白细胞以中性粒细胞为主，中性粒细胞绝对计数（ANC）成人低于 2×10^9/L、儿童低于 1.5×10^9/L 者称为粒细胞减少症。当 ANC 低于 0.5×10^9/L 时称为粒细胞缺乏症。据报道，中药雷公藤及含砷的药物可引起骨髓造血功能异常，导致 WBC 减少，ANC 选择性减少或缺乏，患者除血象异常外，往往伴见发热症状等。

4. 发热和易感染　血液系统中药不良反应可伴发热和易感染。发热多因合并感染所致，如雷公藤和葛根素注射液引发贫血和粒细胞缺乏症时，往往并见发热症状。严重贫血可有低热、中度热至高热。

雷公藤所致的急性再生障碍性贫血、粒细胞缺乏患者，常表现为反复发生感染，以口腔、皮肤、软组织、呼吸道等部位好发，较难控制。

（二）发生机制

目前，关于中药致血液系统不良反应的发生机制尚不十分明确，可能的发生机制有以下几方面。

1. 抑制造血功能　过量服用某些毒性较强的中药，或含毒性成分的中成药，或某些患者因特异性过敏反应，以致造血干细胞损害，造血功能部分或全部衰竭，从而发生药源性再生障碍性贫血。

据报道，如雷公藤具有较强的细胞毒作用，对骨髓可产生毒性，使幼稚血细胞或未分化的多能干细胞内蛋白质合成障碍。部分患者对雷公藤代谢存在"特应性"反应，可引起骨髓造血功能衰竭，从而发生再生障碍性贫血。牛黄解毒片中含雄黄，其主要成分为硫化砷，进入机体后，可与组织中含巯基的酶结合，在骨髓内蓄积，影响细胞的正常代谢，导致造血干细胞受损，造血功能发生障碍。

2. 造血原料不足或利用障碍　某些中药可造成机体内铁缺乏，不能满足正常红细胞生成的需要，血红蛋白合成受抑制，则发生中药药源性缺铁性贫血。其特点是骨髓及其他组织中缺乏可染铁，血清铁蛋白及转铁蛋白饱和度均降低，呈现小细胞低色素性贫血。

大剂量长期使用富含鞣质的中药如五倍子、大黄等，可引起缺铁性贫血。一方面是铁元素与药物中的鞣酸结合成不溶性的铁复合物，妨碍了铁的吸收；另一方面大黄的导泻作用也可干扰铁的吸收。部分中药成分可中和胃酸，干扰铁与维生素 C 的氧化还原反应，妨碍铁的吸收，从而导致缺铁性贫血。

3. 破坏红细胞　某些中药可通过物理作用或免疫反应致红细胞破坏加速，而骨髓造血功能代偿不足，从而发生中药药源性溶血性贫血。

据报道，如富含皂苷类成分的皂荚，因口服用量过大，可对胃肠黏膜产生强烈刺激，在损伤的黏膜处吸收，从而导致溶血性贫血。含皂苷类成分的注射剂点滴速度快或剂量过大，可造成红细胞因物理作用被损伤，也可能发生溶血性贫血。葛根素注射液致溶血性贫血可能属于Ⅱ型变态反应，通过血液免疫学体外药物模拟抗球蛋白试验，检测到患者红细胞膜上的免疫复合物和／或血清中的抗葛根素抗体和能活化补体的药物免疫性抗体。

4. 发生变态反应　某些中药引发过敏反应时，往往伴见过敏性紫癜。过敏性紫癜是一种变态反应性出血性疾病，机体对某些中药发生变态反应，引起广泛性小血管炎，使小动脉和毛细血管通透性和脆性增高，伴发渗出性出血和水肿。但实验室检查可无异常。据报道，如海马所致过敏性紫癜的发病机理可能是抗原－抗体复合物引起的过敏反应。海马所含成分进入机体后刺激机体产生 IgG，海马的异体蛋白与 IgG 结合形成可溶性抗原－抗体复合物。由于复合物不易被吞噬细胞吞噬和清除，能在血液中保持较长时间，刺激嗜碱细胞释放组胺与 5-羟色胺，使血管壁通透性增加，可溶性复合物沉着于血管壁，并激活补体引起血管炎症与组织损伤，从而导致局部组织水肿与出血。

5. 引起血小板减少　某些中药可引起血小板减少，皮肤黏膜出现瘀点、瘀斑或内脏出血，即发生血小板减少性紫癜。据报道，如六神丸中麝香、蟾蜍均含动物蛋白，具有较强的抗原性，对过敏体质者可能引起免疫反应，并破坏血小板，导致血小板减少性紫癜。又如代赭石、穿心莲注射液可导致皮肤、齿龈和肠道出血等不良反应；实验室检查可见血小板减少，为血小板减少性紫癜。

6. 产生细胞毒性　某些有毒中药具有细胞毒性，不仅可导致血液系统不良反应，还会引起机体多个器官或系统毒副反应。据报道，如雷公藤对造血干细胞具有较明显的细胞毒，可抑制机体造血功能、导致再生障碍性贫血、白细胞减少、血小板减少等血液系统不良反应。苍耳子果实中的水溶性苷类，如苍术苷、羧基苍术苷可抑制体内 ADP/ATP 的转化，组织细胞因能量不足而导致细胞受损或坏死，且苍耳毒蛋白中毒后可使全身毛细血管扩张，通透性增高，引起广泛性出血，出现面色苍白、口唇发绀、全身散在出血点等，严重中毒可引起口鼻出血，甚至循环衰竭。

7. 影响凝血功能　某些中药成分可影响纤维蛋白原、凝血酶、凝血因子等，导致凝血功能异常。据报道，如大剂量长期应用活血类药可以导致出血。斑蝥的主要毒性成分为斑蝥素，可激活凝血系统，进而微循环中形成广泛微血栓，导致弥散性血管内凝血。临床表现为明显出血、休克、器官功能衰竭等，甚至死亡。

8. 并发感染 某些中药可通过抑制骨髓造血或加速破坏白细胞，而使白细胞数量绝对或相对减少，并发感染。据报道，如雷公藤导致再生障碍性贫血和粒细胞缺乏症时，由于患者白细胞减少、粒细胞减少甚或极度缺乏，机体抵抗力明显下降，故极易并发感染。

二、血液系统的合理用药管理

1. 谨慎用药 血液系统的中药不良反应首先要以防为主，防患于未然。雷公藤、狼毒、蟾酥、雄黄、铅丹、斑蝥、苍耳子、皂荚、牛黄解毒片等有毒中药或含毒性药材的中药制剂应谨慎使用，既往有血液系统疾病史的患者更应尽量避免使用。贫血患者应避免长期大量饮茶和使用大黄等含鞣质的中药。若患者有支气管哮喘、花粉症或药物过敏等病史，以及使用具有致敏反应的药物，应谨慎用药，防止发生过敏性紫癜。非用不可时，必须结合患者的病情需要和药物的具体情况，确定用药剂量和疗程，并应加强观察，发现可疑反应及时停药。

2. 严格监控 对于既往临床报道或实验研究发现可能造成血液系统不良反应的药物，在临床使用过程中应密切观察患者用药后的症状、血象变化及尿检结果。若患者出现疲乏无力、头昏、心悸等症状，可考虑发生贫血的可能。大量长期使用含鞣质的中药，除上述症状外，兼有食欲减退、口角炎、舌炎等症状时，应注意是否发生缺铁性贫血，必要时检测血清铁蛋白水平等。使用有毒中药时，尤应注意患者是否表现有进行性贫血、出血、发热等症状。若血液检查提示全血细胞减少者，应怀疑是否发生再生障碍性贫血，并进一步检查骨髓以确诊。若一般抗贫血治疗无效也应考虑再生障碍性贫血。若患者出现皮肤瘀点或瘀斑、齿龈出血、鼻出血、尿血、便血等症状，应考虑是否发生出血或紫癜。若持续发热不退，血象检查示 WBC、ANC 低于正常值者，应考虑白细胞减少症和粒细胞缺乏症。若口腔、皮肤、软组织、呼吸道等部位反复感染，应注意再生障碍性贫血、粒细胞缺乏症的可能。此外，黄疸、口舌灼痛、反复口舌溃疡、吞咽时胸骨后痛、急性腹痛、酱油尿、关节疼痛等症状对诊断也具有一定价值。

3. 果断停药 中药药源性血液系统的不良反应可在给药后立刻发生；有的则发病较缓，服药后数日甚至数月才发病。一旦怀疑为不良反应，就应果断停药，并采取相应的治疗措施。因此，不仅对于严重的不良反应应及时停药，对表现较轻的药物性损害亦应果断停药，以免延误治疗，加重病情。用药时要结合药物可能发生的不良反应，有重点地密切观察，必要时进行血液系统检查。

4. 及时治疗 血液系统药物不良反应有些病情较轻，停药后一般无须做特殊治疗和处理，患者症状就可逐渐减轻或自愈。但有些较严重的不良反应，停药后还必须及时治疗，以防止病情恶化，如再生障碍性贫血、溶血性贫血等。由于药物、症状和患者的情况各不相同，因此治疗方法也不尽相同。总体而言，应把握对症治疗、支持治疗、联合治疗和维持治疗四个原则。

对于再生障碍性贫血，应选用可刺激骨髓造血机能的药物，并应补充维生素等。对于溶血性贫血，轻者给予糖皮质激素或抗组胺药；症状严重者，给予输血、补液、保肝药物、血液透析等。对于缺铁性贫血，治疗应予铁剂，以补充组织内贮藏铁量。如患者白细胞减少，特别是粒细胞缺乏时，还要进行防止感染的支持治疗。如空气层流病房中护理患者，应定期紫外线消毒隔离病房内设施，避免接触各种感染源，采取无菌治疗操作。

三、案例分析

案例一

葛根素注射液致急性血管内溶血

【案例】

患者，男，72 岁，因脑动脉硬化、脑梗死于 1999 年 1 月 11 日入院治疗。12 日开始给予葛根素注射液 500mg，每日 1 次，静脉点滴。1 月 23 日停药 3 天。1 月 26 日继续给药，用法用量同前。从 2 月 2 日开始，患者自诉乏力，头晕加重，食欲差，小便浓茶样。查体：皮肤、巩膜黄染，肝脾未触及。2 月 3 日急查肝功示：总胆红素 36.5μmol/L，间接胆红素 30.5μmol/L，总胆酸 15μmol/L；血常规：红细胞（RBC）2.11×10^{12}/L，血红蛋白（Hb）73g/L。考虑药物引起溶血，立即停药。给予静脉点滴地塞米松，口服碳酸氢钠，并嘱多饮水，患者症状逐渐改善。2 月 24 日（停药 3 周后）复查血常规：RBC 3.36×10^{12}/L，Hb 125g/L；肝功能检查正常。

［资料来源：警惕葛根素注射剂引起急性血管内溶血．国家食品药品监督管理总局，药品不良反应信息通报，2006 年第 10 期］

【分析】

1. 发生机制　葛根素注射剂引发的不良反应以急性血管内溶血为主。此外，尚有皮疹、过敏性哮喘、全身性过敏反应，包括过敏性休克等。葛根素注射剂从 1993 年上市以来在临床使用中曾发生多例急性血管内溶血。

目前用来评价药物溶血的实验方法还不能全面反映中药注射剂溶血性的特性。关于葛根素注射剂引起的血管内溶血机制，动物体内外实验结果和临床研究结果不一致，可能与葛根素制剂生产厂家、研究对象及给药方式不同有关。动物实验结果显示，大剂量静脉注射葛根素致溶血属药物非免疫性溶血，与免疫反应无关。但临床研究发现，葛根素注射液引起的血管内溶血为免疫性溶血。通报中亦显示，再次用药后部分患者当日即刻（10 ～ 30 分钟）发生反应，也有部分患者为用药 6 ～ 7 日后发生，符合变态反应初次致敏，再次用药迅速激发或抗体累计达到一定数量后突发的规律。由于变态反应的偶发性，用动物实验方法来客观评价注射剂的免疫性溶血还有一定难度。

有临床研究认为，葛根素注射剂致溶血可能为抗原抗体复合物引起的免疫性反应，但是致敏原还未确定。目前认为可能是葛根素本身或其代谢物与蛋白类载体连接而形成半抗原载体复合物从而引发免疫应答，或者杂质为抗原或半抗原。有研究指出，葛根素注射液引起的溶血可能与葛根素原料中的三甲氧基葛根素或异黄酮有关，或是不溶性微粒引起的。关于葛根素注射剂引起溶血的过敏原有待深入研究。

2. 治疗原则

（1）及时停药。若疑为葛根素注射液引起的急性血管内溶血，患者出现发冷、发热、腰痛及尿色改变等症状，临床检验可发现血红蛋白降低、间接胆红素升高、网织红细胞增多、高胆红素、尿胆原增多、尿隐血等，应立即停药。

（2）密切观察，对症治疗。症状轻者给予糖皮质激素类药或抗组胺药；症状严重者，给予输血、补液、保肝药物、血液透析等。

3. 防范措施

（1）针对葛根素提取过程中技术方面的差异，建立严格的质量标准，改进制药工艺。修订说明书，增加不良反应项、禁忌项及注意事项描述等。

（2）使用葛根素制剂前，须仔细询问药物过敏史与既往用药情况，对有葛根素过敏史或者曾经使用过葛根素的患者，建议先检测免疫抗体。葛根素抗体阳性患者禁用，过敏性体质患者慎用。

（3）针对老年患者及肝、肾功能减退的患者，应调整用药剂量，密切观察患者的病情变化。

（4）减少合并用药的种类及数量，尽量避免与有类似溶血反应的药物合用，以防导致严重的不良反应和机体不可逆转的损伤。

（5）早期诊断、及时停药、积极对症治疗可避免严重不良反应。死亡病例的发生与临床未能及早判断溶血有关。因此，应特别注意溶血性贫血的早期诊断，疑似发生溶血反应即停药，以免延误救治的最佳时机。

案例二
雷公藤片致血液系统不良反应

【案例】

患者，女，33 岁，因银屑病半个月前自服中药雷公藤片，每日 1.5g，3 次分服，共服 3 天，逐渐感头昏、乏力、纳差，加重伴恶心、呕吐半月，重度贫血貌，遂入院治疗。血常规检查提示：血红蛋白 30g/L，红细胞 1.0×10^{12}/L，白细胞 6×10^9/L，中性粒细胞百分比 68%，淋巴细胞百分比 31%，嗜酸性粒细胞百分比 1%，血小板 100×10^9/L。骨髓象：有核细胞增生活跃。粒红比例（骨髓内粒细胞总和与红细胞各阶段总和之间的比）73∶1；早幼粒细胞 0.06，中幼粒细胞 0.18，晚幼粒细胞 0.14，杆状核粒细胞 0.07，分叶核粒细胞 0.28，淋巴细胞 0.23，单核细胞 0.01，浆细胞 0.02；红细胞系增生明显受抑，几乎缺失，仅见晚幼红细胞 0.01，巨核细胞 3 个，血小板多见。末梢血网织红细胞 0.002。入院给予输血、补液、强的松、左旋咪唑、丙酸睾丸酮治疗，1 个月后，红细胞系呈增生趋势，贫血纠正，治愈出院。

［资料来源：李向阳，张静岩.雷公藤引起纯红细胞再生障碍性贫血 1 例.中国误诊学杂志，2010，10（22）：5537］

【分析】

1. 发生机制　雷公藤为有毒中药，不良反应的发生率高，安全范围窄，个体差异大。雷公藤的毒性来源于其复杂的化学成分，根据毒性大小依次为二萜类、生物碱、三萜类和苷类。雷公藤对造血干细胞具有较明显的细胞毒作用。对雷公藤所致血液系统毒性患者进行检测，结果显示，其骨髓 T 淋巴细胞数增多，CD_8^+T 淋巴细胞集落增高，CD_4^+T 淋巴细胞减少，CD_4^+T/CD_8^+T 降低，T 淋巴细胞处于激活状态。雷公藤及其制剂小剂量亦可引起实验动物白细胞减少，大剂量可引起白细胞和红细胞减少、骨髓抑制。推测雷公藤致再生障碍性贫血的机理有两种可能：一是对骨髓的直接毒性作用，使幼稚血细胞或未分化的多能干细胞内的蛋白质合成发生障碍；二是药物代谢的"特应性"反应，包括使干细胞染色体发生畸变、半抗原引起的免疫反应、淋巴细胞功能损伤引起的骨髓造血功能的衰竭等。

2. 治疗原则

（1）停用可疑的肇事药物。发现贫血症状，应停用可疑药物或改用其他药物。

（2）防治感染。对伴中性粒细胞减少的患者应采取预防感染措施，包括于空气层流病房中护理患者或定期紫外线消毒隔离病房内设施，尽可能避免与各种感染者接触，认真执行无菌治疗操作。对贫血严重者，必要时可根据不同情况输入浓缩血细胞或浓缩血小板。

（3）根据病机、标本缓急、阴虚阳损的不同，辨证论治。辨证为气血两虚者，当益气补血，以八珍汤加减；心脾两虚者，可选用归脾汤加减；有出血者，可加阿胶、仙鹤草等；脾肾阳虚者，当健脾温肾，以四君子汤合右归丸加减；肝肾阴虚者，当滋补肝肾，以大补元煎合二至丸加减。

3. 防范措施

（1）雷公藤入药部位应为其根的木质部。皮部毒性较大，使用时必须严格剥净树皮，且新鲜雷公藤的毒性较陈旧者大。临床应尽量使用陈年药品，去净树皮。

（2）应充分评估雷公藤的风险效益，仔细阅读相关药品说明书，了解其适应证、禁忌证和注意事项。

（3）严重贫血、血小板和白细胞降低者禁用。

（4）临床观察发现，雷公藤制剂中午服药不良反应较严重，睡前服药或饭后服用可在一定程度上减轻不良反应。服药后饮酒可增加不良反应发生的可能性，忌空腹服用。与阿司匹林合用可加重胃肠道反应，与氯霉素合用会增加血液系统不良反应，与氨基糖苷类合用会加大对肾脏功能的损害，应避免与上述药物联合应用。

（5）避免大剂量、长期应用。一般用药 3 个月病情稳定后，宜咨询医师降低剂量维持治疗。

（6）用药期间应监测有关的生理功能指标，如血常规、尿常规、血中激素水平等，以便及时调整用药。

第五节　泌尿系统的中药安全问题与合理用药管理

泌尿系统由肾脏、输尿管、膀胱及尿道组成。泌尿系统的主要功能为生成和排泄尿液，排出机体新陈代谢中产生的废物和多余的水分等，保持机体内环境的平衡和稳定。肾脏的基本功能是生成尿液，尿的生成由肾小球滤过、肾小管和集合管重吸收及分泌三个环节完成。尿液由肾脏生成，后经输尿管进入膀胱，暂时储存后经尿道排出体外。肾是成对的实质性器官，肾的基本功能单位是肾单位，人的每个肾脏约有 150 万个肾单位，每个肾单位包括肾小体和肾小管两部分。肾小体包括肾小球和肾小囊。肾小管包括近端小管、髓袢细段和远端小管。肾单位根据所在部位不同，可分为皮质肾单位和近髓肾单位。肾脏还是重要的内分泌器官，对维持机体内环境的稳定起着重要的作用。如产生对血压有重要影响的肾素、参与红细胞生成的促红细胞生成素等物质。

肾脏是药物排泄的主要器官之一，药物通过肾脏排泄要经过肾小球和肾小管的重吸收。因此，肾脏的过滤和重吸收与药物排泄的快慢有关。中药在体内的代谢产物及部分药物原形经过肾脏排出体外，某些中药成分或代谢产物有可能引起泌尿系统的损害，导致不良反应。

泌尿系统常见中药不良反应一般有三个特点：①患者出现泌尿系统疾病与给药途径有明显相关性，以静脉注射的不良反应构成比最高。②药物剂量与病情轻重呈正相关。③发生不良反应时，停用可疑的肇事药物，可使病症减轻或痊愈。

《国家不良反应信息通报》2001 年 11 月至 2016 年 10 月统计的 8906 例中药不良反应中，肾损害有 86 例，肇事药物主要是关木通、马兜铃、青木香、寻骨风、广防己、朱砂莲等含马兜铃酸的中药。中药所致不良反应累及泌尿系统的，临床表现以血尿及尿道刺激症状最为多见。原国家食品药品监督管理总局宣布取消广防己、关木通和青木香药用标准后，文献分析提示泌尿系统不良反应构成比降低。例如，深圳市 2008～2009 年监测到的 1700 余例中药药品不良反应病例中泌尿系统不良反应占比为 0.68%。因此，加强中药泌尿系统损害的监测，对提高临床合理用药水平，保证用药安全有着重要意义。

一、泌尿系统的中药安全问题

（一）临床表现

1. 尿频、尿急、尿痛　正常成年人白天一般排尿 4～6 次，夜间 0～2 次。若排尿次数明显增多为尿频；尿意急迫要求立即排尿为尿急，主要由膀胱三角区和 / 或尿道的刺激所引起的反应；尿痛指排尿时伴随疼痛感，主要由于尿道破损部位受刺激所致。据报道，可引起此症状的药物有番泻叶、斑蝥酒、云南白药、牛黄解毒片等。

2. 少尿、无尿　正常成年人 24 小时尿液量约 1500mL。如果 24 小时尿量少于 400mL，或者每小时尿量持续少于 17mL 为少尿；如果 24 小时尿液量少于 100mL，或者 12 小时内完全无尿为无尿。据报道，如草乌、雷公藤和中华跌打丸等可对肾脏造成损害，引起少尿甚或无尿。

3. 血尿、蛋白尿　正常人的尿液中无红细胞或偶见红细胞。若尿液离心沉淀后镜检每高倍视野红细胞在 20 个以上为血尿；病情较轻时尿液颜色正常，镜检方见血尿为镜下血尿；病情较重者尿液颜色呈现洗肉水色甚至血红色为肉眼血尿。每日尿蛋白持续超过 150mg，或尿蛋白定性试验阳性为蛋白尿。据报道，中药因变态反应或其毒副作用损伤肾脏，可引起血尿或蛋白尿，如益母草、胖大海、三黄片、云南白药、槟榔四消丸、脉络宁注射液、牛黄解毒片可引起血尿，同时还伴有头晕、恶心等症状；葛根素注射液可引起一过性血尿、蛋白尿等。

4. 排尿困难、尿潴留　膀胱内尿液潴留、排出障碍由药物引起者称为药物性排尿困难，具体表现为尿线变细、排尿无力、排尿时间延长或滴沥不尽等，严重时尿液潴留在膀胱中不能排出，称为尿潴留。其中，尿液完全不能排出，称为完全性尿潴留；排尿后膀胱中仍有部分尿液潴留，称为部分性尿潴留。发病急骤的尿潴留称为急性尿潴留；发病缓慢的尿潴留称为慢性尿潴留。据报道，中药可以引起膀胱括约肌痉挛性收缩，即可引起尿液排出困难，甚至尿潴留。如斑蝥酒、复方桔梗片使用剂量过大可导致尿潴留。

5. 水肿　水肿是人体组织间隙液体积聚形成的一种病证。正常情况下，组织间隙中不应有过多的液体积聚。药源性水肿是某些药物通过肾脏因素或血管因素引起的血管内液体渗出过多和 / 或回流减少，导致液体积聚在组织间隙中。中药诱发泌尿系统不良反应所引起的水肿，通常表现为下肢水肿，严重者表现为全身浮肿，同时伴少尿或无尿，如参附注射液、海藻玉壶汤等。

6. 肾功能异常　中药可导致肾功能损伤或肾组织结构的改变，可引起急性肾小管坏死等。中药导致急性肾功能障碍，轻者可出现尿少、蛋白尿，尿检可见细胞和管型增多，并可伴随氮质血症；重者表现为明显尿少甚至无尿，进而发展为肾功能衰竭。据报道，莲必治注射液、穿心莲注射液、七叶皂苷钠注射液可引起药源性肾损害；蜈蚣粉可导致急性肾功能衰竭。

7. 其他泌尿系统相关病证　包括尿失禁、尿崩症、膀胱炎等不良反应。据报道，云南白药过敏反应可引起尿失禁、血尿、急性肾功能衰竭；强力宁可引起尿崩症；复方丹参注射液可致溶血尿毒综合征；中华跌打丸过敏反应可引起过敏性肾炎；牛黄解毒片可引起膀胱炎；鸦胆子油乳剂可引起双肾刺痛等。

（二）发生机制

中药引起泌尿系统不良反应的确切发生机制，目前尚不完全清楚。近年来的研究显示，可能与以下几个方面有关。

1. 泌尿道刺激作用 某些中药对泌尿道具有一定的刺激性，其成分及代谢产物经肾脏排泄时，对泌尿道产生刺激，引起膀胱和 / 或尿道发生炎症反应，从而引起尿频、尿急、尿痛、小腹坠胀疼痛等刺激症状。若患者患有尿路感染，则会使刺激症状加重。据报道，有斑蝥、壮骨关节丸等。

2. 变态反应 某些中药成分具有抗原性，其本身为完全抗原或半抗原，过敏性体质患者应用此类中药时易引起全身过敏反应，进而引起急性过敏性间质性肾炎、过敏性肾小球肾炎。肾脏毛细血管丰富，抗原抗体复合物容易沉积，故导致过敏性脉管炎，从而引起肾损伤。据报道，有脉络宁、穿琥宁注射液等。

3. 肾毒性作用 引起肾脏损害的中药一般均具有一定毒性。某些中药或其代谢产物可引起肾脏功能障碍甚至器质性损伤，最终导致肾损伤甚至肾衰竭。

（1）肾小管损伤 肾小管的排泄和重吸收作用可使药物成分及其代谢产物在肾小管上皮细胞内或肾近端小管浓度升高，容易引起肾小管细胞缺氧，使通透性改变，干扰肾小管的能量代谢，导致肾小管和乳头坏死，造成肾脏的直接损伤。据报道，鱼胆汁含有的组胺样物质和鱼胆汁毒素等，主要经过肾脏排泄，会增加肾毛细血管的通透性，可直接损害肾小管导致肾小管坏死。其他如马兜铃、青木香、广防己、苍耳子、鸦胆子、白果、蓖麻子、马钱子、雷公藤、斑蝥、铅粉、商陆、雄黄、汉防己、昆明山海棠等均可直接损害肾小管上皮细胞。

（2）肾小球损伤 部分有肾毒性的中药可直接损伤肾脏实质细胞，致使肾小球变性坏死，导致急性肾功能衰竭和尿毒症，甚至死亡。据报道，苍耳子毒蛋白，能损害肾脏实质细胞，使其发生混浊、肿胀、坏死，导致毛细血管渗透性增高，引起广泛出血。有文献显示，其他药物如雄黄、斑蝥、雷公藤、蓖麻子、松节、牵牛子等。

（3）肾间质损伤 含马兜铃酸的中药可诱导肾小管上皮细胞坏死，或作用于肾间质成纤维细胞使其活化，诱导肾间质状纤维化，造成间质性肾炎的同时，肾小球呈缺血性病变，并伴肾小管萎缩。

4. 其他肾毒性机制 富含有机酸的中药如乌梅、山楂、五味子、山茱萸、木瓜等及其制剂，与磺胺类药同用可使磺胺类药在肾小管中的溶解度降低而形成结晶，引起血尿，增加肾毒性。据报道，商陆、臭梧桐、瓜蒂、山慈菇等中毒后可引起水电解质紊乱、血容量降低、肾血流量减少、肾缺血缺氧而致肾小管上皮细胞坏死，出现急性肾功能衰竭。

二、泌尿系统的合理用药管理

目前，关于中药及其制剂引起的泌尿系统不良反应的研究有待深入。为减少泌尿系统中药不良反应的发生，应注意以下几点。

1. 规范、合理地使用中药 合理使用中药是避免造成中药肾损伤的首要环节。要严格遵循中医辨病辨证论治和中医组方原则，以法统方，避免滥用。有资料显示，56.3% 的中药肾损害事件为听信游医偏方，不按医嘱，擅自加大剂量或延长疗程所致。需重视中药的来源与产地，辨清品种，尤其对具有肾脏毒性作用的中药，用药前应注意检验尿常规和肾功能，检查心电图、肝功能、血常规等。同时应详细询问患者的用药史、家族遗传肾病史、过敏史等，对曾经引起过敏的药物应禁用。

2. 注意应用减毒方法 对于必须应用的毒性药物，要依据中医药理论，采用适宜的方法减毒增效。中药减毒的方法主要有配伍减毒法、炮制减毒法、煎煮减毒法、用量减毒法和服法减毒法等，需要做到炮制规范，配伍合理，煎煮得当，给药途径和给药方法正确等，以减少药物的毒性和不良反应。如雷公藤及乌头类药物入汤剂必须先煎，以减少其毒性成分。马钱子砂烫或适当配伍甘草等，其主要生物碱士的宁和马钱子碱的含量均会有不同程度的降低。

3. 避免超量与长期使用　严格控制中药剂量及疗程，避免随意改变剂型、剂量和服法。遵循"中病即止"的原则，避免长期、大量应用某种中药，每个疗程之间要有一定的间隔，以防止蓄积中毒。对患有慢性病、需要长期服药的患者，要了解有关中药成分的半衰期，对有可能产生蓄积的药，应采用少量、间断服药的方式，减少药物蓄积的可能。督促患者定期进行身体检查，甚或检测血药浓度，开展治疗药物监测，及时调整治疗方案。

4. 加强用药过程中的监测　用药期间定期监测泌尿系统各项功能指标，如尿常规、肾功能等。尤其老年人、儿童及肾病患者用药过程中，必须对其肾功能状况有一个相对正确的评估。对泌尿系统能产生不良反应的中药，应掌握其可能的临床表现，如腰部不适、排尿改变、尿少、血尿、肢体浮肿等。

5. 尽早发现，对症治疗　一旦发生泌尿系统不良反应，应立即停药，对症治疗，以减轻患者的痛苦。过敏者可及时应用抗过敏药物，应用糖皮质激素，如地塞米松、泼尼松等；少尿者可选用渗透性利尿药、强效利尿药或利尿合剂以利尿，必要时进行腹膜透析或血液透析；注意纠正水、电解质与酸碱平衡，控制氮质血症，防止感染、出血、高血压和心力衰竭。

6. 加强基础研究，指导临床安全用药　加强中药毒性机制和毒理学研究，为临床应用提供毒理学依据。对已发现具有泌尿系统不良反应的中药，可开展同科属药物的化学、药理、毒理等方面研究。如含有马兜铃酸的中药，除已被取消药用标准的广防己、关木通和青木香外，还有细辛、马兜铃、寻骨风、南木香、通城虎、管南香、白金古榄、天仙藤和朱砂莲等，对此应开展相关的基础研究工作，为临床提供用药参考。

三、案例分析

案例一

感冒清片（胶囊）致血尿

【案例】

患者，男，44岁，因患感冒服用感冒清片，每次4片，每日3次。连续用药3天后患者出现肉眼血尿及尿频、尿痛等尿路刺激征。入院检查尿常规：镜检见红细胞满视野。嘱立即停用感冒清片，给予对症治疗后，患者血尿及尿路刺激征缓解，好转出院。

2004年1月1日至2014年12月31日，国家药品不良反应监测系统数据库共收到感冒清片（胶囊）致血尿不良反应报告98例。

［资料来源：感冒清片（胶囊）致血尿.国家食品药品监督管理总局，药品不良反应信息通报，2015年第67期］

【分析】

1. 发生机制　感冒清片（胶囊）为中西药复方制剂，由对乙酰氨基酚、马来酸氯苯那敏、盐酸吗啉胍三种化药成分和南板蓝根、大青叶、金盏银盘、岗梅、山芝麻、穿心莲叶6味中药组方而成。功能疏风解表，清热解毒，用于风热感冒，症见发热、头痛、鼻塞流涕、喷嚏、咽喉肿痛、全身酸痛等。有研究显示，对乙酰氨基酚可导致尿血的不良反应。临床应用过程中，常出现与含有相同成分或功效类似的药品联合使用，造成组方成分超剂量使用或引起毒性协同作用，可能导致严重不良反应的风险增加。国家药品不良反应监测系统数据库数据分析显示，合并用药的不良反应中严重病例所占比例大于单独用药。

2. 治疗原则

（1）立即停药。若不伴蛋白尿，一般不需特殊处理。

（2）对症治疗。可选用止血与支持治疗，必要时采用抗感染治疗。

3. 防范措施

（1）患者在使用感冒清片（胶囊）前，应注意其血尿不良反应风险，并尽量避免与含有对乙酰氨基酚、马来酸氯苯那敏、盐酸吗啉胍等成分的药品联合使用。

（2）相关生产企业应尽快完善药品说明书的安全信息，增加或修订警示语、不良反应、注意事项、禁忌、特殊人群用药及药物相互作用等内容；同时应加强药品不良反应监测和临床合理用药的宣传，采取有效措施，降低用药风险。2016 年及 2021 年国家药品监督管理局多次要求修订感冒清制剂的说明书，并要求根据新修订说明书进行充分的获益 / 风险分析。

案例二
鱼胆致急性肾功能衰竭

【案例】

某医院 10 年内收治鱼胆中毒所致急性肾功能衰竭 80 例，男 42 例，女 38 例，年龄 22 ～ 48 岁，平均年龄 32 岁。每人服用 1 ～ 2 个鱼胆，为淡水鱼，如草鱼、鲢鱼、鲤鱼等。采用生服或与酒同服，服用鱼胆 2 ～ 8 小时后出现恶心、呕吐、上腹部疼痛、腹泻等症状。8 ～ 24 小时出现腰痛、尿量减少、肝区疼痛等。70 例患者出现代谢性酸中毒，80 例均出现高血钾，尿常规表现为尿蛋白（+ ～ ++），RBC 1 ～ 5/HP，WBC 0 ～ 3/HP。患者入院后诊断为急性鱼胆中毒，立即给予对症、支持治疗。经洗胃、血液透析，并给予肝素抗凝、利尿剂纠正水酸碱平衡失调、电解质紊乱等处理，最终临床症状消失，肾功能恢复正常。

［资料来源：李靖，乔着义，龚英 . 鱼胆中毒致急性肾功能衰竭 80 例临床分析 . 实用医学杂志，2005，21（1）：72-73］

【分析】

1. 发生机制 鱼胆性寒，味苦，有清热解毒之功，用于治疗喉痹等。分析检索中国医院知识总库（CHKD）期刊 1998 ～ 2008 年国内所有文献，鱼胆是引起泌尿系统不良反应较多的药物。鱼胆中毒多数为草鱼、青鱼、鲤鱼、鲢鱼等鲤鱼科鱼类，鱼胆汁中含有多种成分，可以引起中毒及过敏反应的有氢氰酸、组织胺样物质和鱼胆汁毒素等。鱼胆汁成分进入血液循环，可在肾脏被溶酶体获取，导致溶酶体膜受损破裂和线粒体受损，细胞能量代谢受阻，可直接损害肾小管，导致肾小管坏死，从而引发急性肾衰。部分患者少量食用即发生中毒与过敏反应有关。

2. 治疗原则

（1）立即停药，排出毒物。服用鱼胆之后的 2 小时内，尽快洗胃，并保护胃肠黏膜。

（2）血液净化治疗。尽可能早地进行血液透析治疗，或血液透析联合血液灌流，或采用连续静 - 静脉血液滤过、血液灌流等技术及时正确地处理急性肾衰。

（3）对症治疗。包括早期足量短程激素治疗，应用抗凝及利尿剂、保肝剂等。

3. 防范措施

（1）各种鱼胆均具有较大毒性，且毒素耐热，不易为乙醇和加热所破坏，故无论是用酒冲服抑或吞服生熟鱼胆，皆可发生中毒。

（2）应加大宣传力度，提高医务人员与患者对鱼胆肾毒性的认识，尽量减少鱼胆的误服、滥用，以预防不良反应的发生。

（3）鱼胆过敏者禁用。

第六节　男性生殖系统的中药安全问题与合理用药管理

生殖系统是产生生殖细胞、繁衍后代，分泌性激素以维持副性征的器官总称，有男性和女性两类。本节重点介绍男性生殖系统的中药安全问题与防范。女性生殖系统的中药安全问题见第八章。

按解剖学可分为内生殖器和外生殖器两部分。男性内生殖器包括睾丸、附睾、输精管、射精管、精囊腺、前列腺等。外生殖器有阴茎和阴囊。睾丸是男性生殖器的主要器官，具有产生精子和分泌雄性激素的作用。其中，精子由精曲小管产生，睾丸间质细胞则合成和分泌雄性激素，即睾酮、雄性二酮和脱氢表雄酮。附睾分泌类固醇等物质，提供精子贮存环境，使精子完成生理性成熟。阴茎为性行为器官，主要具有性交、射精和排尿功能。

中药在维护、保养男性生殖系统及其功能方面发挥着积极作用，但其潜在的生殖损害或毒性又同样不容忽视。目前，国内药物致男性生殖系统不良反应的报告以西药居多，中药引发的不良反应报告率相对较低。有研究对男性生殖系统药源性损害进行回顾性分析，统计了61种药物可引发男性生殖系统不良反应，其中与中药相关的占3.2%，在117例病例报告中其发生率为2.6%。另有学者基于荟萃分析评价中医药治疗前列腺炎的安全性，认为某些中药在治疗男性慢性前列腺炎时可致生殖系统副反应，表现为性欲减退或阴茎勃起反应。如雷公藤、昆明山海棠、穿心莲、砷及砷化物、斑蝥、罂粟壳、甘草、僵蚕、补骨脂等。中药制剂有六神丸、昆明山海棠胶囊、雷公藤多苷片等。

一、男性生殖系统的中药安全问题

（一）临床表现

1. 男性性功能障碍　主要表现：①男性勃起功能障碍，即阳痿；射精障碍疾患，包括不射精、逆行射精、早泄等；阴茎异常勃起属一种与性刺激无关的长时间的阴茎勃起，即俗称的阳强。如甘草可致阳痿，睾丸、阴茎萎缩；六神丸可致阴茎异常勃起；斑蝥可引起性生活无精液排出等。②性欲改变：包括性欲降低或丧失和性欲增强。如人参、蛤蚧、附子、鹿茸、淫羊藿、海马等，以及右归丸、金匮肾气丸、肾宝、鹿茸精等，如长期使用或用量过大均可导致性欲旺盛，表现为"壮阳药滥用综合征"。

2. 男性乳房女性化　系指男性一侧或两侧乳房呈女性样发育、膨大，有时有触痛或疼痛，也有乳汁样的分泌物。发生率虽然不高，但常被忽视或误诊。白芍是养血敛阴中药，从其干燥根中提取的有效成分白芍总苷被广泛用于自身免疫疾病的治疗。有报道显示，长期口服白芍总苷胶囊可引起男性乳腺增生。

3. 男性不育　表现为精子数量下降甚至无精子、精子形态异常和精子密度下降、阳痿等。据报道，雷公藤、大黄、商陆、苦参、青藤、川楝子、槟榔等可影响男性性功能。

（二）发生机制

1. 对男性生殖细胞的损害　某些中药对男性生殖腺具有损伤作用，可造成性器官萎缩，或阻碍精子形成、杀伤精子、降低精子活性等，从而对男性生殖系统产生不良反应。据报道，雷公藤可影响精子的生成及活力，并使精子畸形率增加；长期大量服用决明子可使睾丸曲精小管萎缩，无生精细胞；大黄可使睾丸萎缩、曲精小管生精上皮细胞受损；棉籽的成分棉酚可抑制细胞质中的线粒体、糖酵解途径，并抑制微管蛋白，破坏精子的能量产生和动力装置，使精子失去活力。

2. 对生殖神经内分泌调节的影响　人体的生殖机能受下丘脑－垂体－性腺轴这一神经内分泌系统的调控。某些中药的成分或代谢产物可以作用于中枢或外周神经系统，或影响激素水平而干扰生殖功能。据报道，部分补肾壮阳中药，如补骨脂、淫羊藿、蛇床子、菟丝子等通过类激素样作用影响下丘脑－垂体－性腺轴从而对生殖系统产生影响。雷公藤对男性生殖系统的毒性亦体现在影响生殖内分泌方面。实验研究显示，雷公藤多苷可致雄性 SD 大鼠不育症模型黄体生成素（LH）水平显著升高、睾酮（T）水平显著下降。

3. DNA 损伤　某些中药可诱发 DNA 结构的理化性质改变，而产生生殖细胞毒性。如昆明山海棠的抗生育作用，可能与其所致的人精子染色体损伤有关；一定剂量的狼毒、大戟水提物则能对小鼠产生致突变作用，引起精子畸形率显著增高。

二、男性生殖系统的合理用药管理

1. 慎重用药　目前关于中药致男性生殖系统不良反应的研究大多只是散在的个案报道，缺少全面、系统的中药生殖毒理学研究。男性生殖系统中药合理应用的首要原则是提高医患双方的安全用药意识，树立"安全用药，预防为先"的观念。一方面加强男性生殖系统中药安全用药知识的宣传和普及，提高大众的生殖健康预防意识，特别是针对有生育要求的男性，避免接触或使用已明确生殖毒性的中药，如雷公藤、昆明山海棠等；另一方面，临床医师、药师应及时追踪和了解中药导致男性生殖系统的不良反应情况和研究进展。对育龄期男子及有生殖要求的男子用药时，需有意识地规避已被临床和实验证实具有生殖毒性的中药。在不得不使用的情况下，注意给药剂型、途径、剂量、间隔时间和疗程等问题，同时作好患者的用药告知。

2. 严格监控　男性生殖系统中药的合理应用涉及中药生产、使用过程的严格管理和监控。首先要规范中药饮片的质量控制，尤其是有毒中药，加强中药炮制及剂型的管理。其次，临床医师要强化基本功训练，辨病与辨证相结合，严格掌握相关药物的用药指征，如证候禁忌、体质禁忌、中药配伍禁忌、中西药联合用药禁忌等。同时力求处方规范，准确向患者传达用法用量、疗程、煎服法、用药途径等。如雷公藤入汤剂必须先煎、久煎，以破坏其毒性成分；主动了解患者的用药反应，建立药源性疾病临床报告意识，对医疗过程中出现的疑似男性生殖系统不良反应的症状和体征，如用药过程中出现勃起功能障碍、阳强等，必须予以警觉。

监控过程中如需进一步确诊，可辅以必要的实验室检查（性激素检查、甲状腺素检查、肝肾功能检查、免疫学检查、三大常规检查等）、精液分析、前列腺液检查等。

3. 及时停药　在中药使用过程中，临床医师要密切观察患者的临床症状和体征，一旦发现或怀疑有男性生殖系统不良反应，应及时停药，以便及时终止可疑肇事药物对机体的继续损害，并有助于作出判断。同时要对患者的性经历、社会心理史（如社会际遇、工作压力、配偶关系等）和慢性疾病史（如慢性肾衰、糖尿病、肝硬化等）进行一定了解，以辅助诊断。若因病情需要，必须应用相关药物时，务必经伦理委员会批准，在医师、药师指导下谨慎用药。

4. 积极治疗　中药致男性生殖系统不良反应较少见，且大多症状轻微，停药后无须特殊处理，待药物自体内消除后，可以缓解，但症状严重者须进行对症治疗。

男性生殖系统不良反应亦可根据中医理论辨证施治，采用中药内服、外治及针灸等综合治疗方法。

三、案例分析

白芍总苷致男性乳腺增生

【案例】

患者，男，49岁。以头痛、头晕3年，伴纳差、乏力半年为主诉收住入院。入院诊断：慢性肾炎，继发性高血压。予贝那普利、双嘧达莫、肾炎舒、保肾康等药物治疗。治疗过程中考虑可能存在免疫功能失调，加用白芍总苷胶囊（0.6g，口服，1日3次）治疗，服至半月余时患者感左乳有明显胀感，未重视也未做任何诊治。后因暂缺白芍总苷胶囊而停服两周，患者左乳胀感消失。随后继续按上述剂量服用白芍总苷胶囊，服至10天左右，患者自感双侧乳房均有胀满感，但仍未重视；又继续服药1周，自觉双侧乳房明显增大，遂到医院就诊。医生检查后发现双侧乳腺增大，约核桃大小，质韧轻触痛，考虑可能与服用白芍总苷有关，遂建议停药观察1周。1周后患者双乳胀感减轻，继续停药至3周时，乳胀感消失，增大的乳房完全恢复正常。随访半年，双侧乳房未发现异常。

［资料来源：翟乾勋.白芍总苷致男性乳腺增生一例.山西医药杂志，2005（8）：627］

【分析】

1. 发生机制　药源性男性乳房发育的机制目前尚不完全清楚。一般认为，有些药物具有雌激素活性作用，可引起血浆中雌激素水平增加或作用增强而导致乳房发育；有些药物可减少睾酮的生物合成或干扰其作用导致乳房发育。本案例中患者在服用白芍总苷期间出现乳房胀满感及双侧乳腺增生，停药后逐渐消失，再次服药又出现，完全停药后，症状和体征完全消失。二者之间具有明显的相关性，故考虑白芍总苷引发男性乳腺增生。

白芍为毛茛根植物芍药的干燥根，具有补血养血、平抑肝阳、柔肝止痛、敛阴止汗等功效，现代常用于治疗风湿类疾病、自身免疫性疾病等。目前已提取出该药的药效成分单体主要为糖苷类物质，包括芍药苷、羟基芍药苷、芍药花苷、芍药内酯苷、苯甲酰芍药苷，统称为芍药总苷。既往研究显示，白芍总苷作用于下丘脑 - 垂体 - 肾上腺轴时，呈现小剂量兴奋和大剂量抑制调节作用。推测白芍总苷也可能作用于下丘脑 - 垂体 - 性腺轴而产生雌激素样作用。尤其在慢性肾功能不全时，男性雄激素分泌减少，雌激素相对增多，在白芍总苷的作用下，体内激素水平失衡会更明显，故导致男性乳腺增生。此外也不排除与患者的特异体质有关。

2. 治疗原则

（1）立即停止用药。

（2）对症治疗。乳房发育长期未消退者，需给予雄激素制剂或雌激素拮抗剂治疗，或通过中药辨证论治纠正不良反应。

3. 防范措施

（1）白芍总苷胶囊的副作用主要表现为大便性状改变，如大便变软或稀，大便次数增多，故素体脾胃虚弱、痰湿偏盛的患者慎用。

（2）对白芍及其相关成分过敏者禁用。

（3）患有影响雄激素生成或雌激素灭活不良的疾病，如肝硬化、慢性肾功能衰竭、肾上腺肿瘤等患者使用该药时尤当谨慎。

（4）某些西药如雌激素制剂、雄激素拮抗剂、三环类抗抑郁剂、钙拮抗剂，以及西咪替丁、螺内酯、异烟肼、利血平、苯妥英钠等也可导致男性乳房发育，原则上应避免与白芍总苷联用。

（5）注意用药剂量及疗程。

（6）传统"十八反"指出白芍反藜芦，故临床上不宜与藜芦及其制剂同用。

第七节　皮肤及其附属器官的中药安全问题与合理用药管理

皮肤是人体最大的器官，由表皮、真皮和皮下组织构成，并含有附属器官（汗腺、皮脂腺、指甲、趾甲）、血管、淋巴管及神经等。皮肤的生理功能主要包括阻止外界物理性、化学性和生物性等有害物质的侵入，具有触觉、压力觉、冷觉、热觉、痛觉、光滑、粗糙等感觉作用，感受外界温度和体温的变化，参与体温的调节，分泌、排泄汗液和皮脂，以及吸收、代谢和免疫等。

中药引起的皮肤及其附属器官损害临床表现多样，轻重程度不一，常常多种皮损同时出现，以瘙痒、红斑、潮红、丘疹、风团、水疱等最为常见。一般停药后可自行消失，偶有严重的皮肤及其附属器官损害，需经治疗后方可消失。近年来，《国家药品不良反应监测年度报告》显示，药品不良反应累及的器官系统排名前五位的依次是皮肤及其附属器官损害、胃肠损害、全身性损害、神经系统损害和心血管系统损害，其中皮肤及其附属器官损害占24%～27%。文献研究显示，湖北省药品不良反应监测中心2014年1月至2019年12月共收集到33446起由中药注射剂引起的药品不良反应事件，其中，引起皮肤及其附属器官损害的占36.42%，居第一位。因此，在临床使用中药过程中应详细了解患者的用药史和过敏史，密切关注患者的用药反应，警惕中药可能引起的皮肤及其附属器官损害，最大限度地保证患者的用药安全。

一、皮肤及其附属器官的中药安全问题

（一）临床表现

1. 瘙痒　是患者的一种自觉症状，由组织释放的某些化学物质如组胺、缓激肽、蛋白酶等所致，瘙痒的程度轻重不一，有的可以忍受，有的则剧痒难忍。由于剧烈瘙痒不断搔抓，可以出现抓痕、血痂等继发皮损。据报道，可引起皮肤瘙痒的中药有九节茶、槐花、胖大海、荆芥、金樱子等。

2. 潮红、红斑　潮红是由于植物神经功能紊乱造成末梢血管舒缩功能障碍导致的皮肤发红。红斑是真皮乳头层毛细血管网局限性充血而产生的局部红色斑疹，不高出皮肤，触之不碍手。潮红和红斑是中药引起的皮肤不良反应的常见表现，一般程度较轻，停药后可自行消退，不留痕迹。据报道，可引起皮肤潮红或红斑的中药有蝉蜕、续断、透骨草、车前子、川芎等。

3. 丘疹　为表皮或真皮浅层的实质性、局限性的凸起，小如针头，大如黄豆，多为圆形、类圆形、多角形或不规则形，由炎症反应、分泌物积聚或组织液渗出肥厚所引起。中药引起的丘疹多由变态反应所致，呈红色粟粒样，或融合成斑块。据报道，可引起丘疹的中药有土鳖虫、牛蒡子、鳖甲、僵蚕、槐花、桑寄生、荆芥、金钱草、全蝎、冰片、白芥子、白果等。

4. 风团　为荨麻疹样皮疹，是因皮肤、黏膜小血管扩张及渗透性增加而出现的一种局限性水肿反应。临床表现为大小不等的风疹块损害，骤然发生，迅速消退，伴有瘙痒，愈后不留痕迹。据报道，可引起风团或荨麻疹样皮疹的中药有藁本、蒲公英、地肤子、甘草、天麻等。

5. 水疱、脓疱　水疱为含有液体的局限性、腔隙性凸起，水疱的大小、形态不一，较重时水疱周围可绕以红晕，中药引起的水疱多为变态反应引起的炎症。脓疱则是含有脓液的局限性、腔隙性凸起，周围可有红晕和肿胀。中药引起的脓疱多由变态反应继发细菌感染所导致。据报道，

可引起水疱或脓疱的中药有雷公藤、伸筋草、毛冬青、地龙等。

6.糜烂、渗出　糜烂是指皮肤、黏膜的浅表性坏死性缺损。渗出是指炎症导致的局部组织血管内的液体和细胞成分，通过血管壁进入组织间隙、体腔、黏膜表面和体表的过程。据报道，可引起糜烂或渗出的中药有轻粉、白矾等。

7.灼热、疼痛　中药引起的各种皮肤损害常伴有灼热、疼痛的感觉，局部皮温可升高，炎症介质刺激感觉神经末梢可引起疼痛的感觉。据报道，可引起灼热、疼痛的中药有白芥子、鸦胆子等。

8.蚁走感、麻木　蚁走感是指皮肤表面有蚂蚁在爬行的感觉，麻木则是身体某些部位感觉发麻、对外界刺激感觉减弱甚至丧失的一种自觉症状。

9.脱屑　皮肤表层过度角化和更新导致皮屑过度脱落，可呈米糠样、片状或鳞屑样等。据报道，可引起皮肤脱屑的中药有轻粉、白矾、白果、仙人掌等。

10.色素异常　全身皮肤逐渐变黑兼见色素脱失，并伴有皮肤过度角化，长期口服含砷中药及中成药可引起皮肤色素异常。据报道，雄黄可引起砷中毒皮肤病。

（二）发生机制

1.过敏反应　是中药引起皮肤及其附属器官损害的最主要机制，包括口服或注射产生的过敏反应和接触性皮炎。口服或注射产生的过敏反应多为Ⅰ型超敏反应，也称速发型超敏反应，其机制为致敏原进入机体后诱导特异性B淋巴细胞产生抗体应答。此类抗体与肥大细胞和嗜碱性粒细胞的表面相结合，使机体处于对该过敏原的致敏状态，相同的过敏原再次进入机体时，通过与致敏的肥大细胞和嗜碱性粒细胞表面的抗体特异性结合，使细胞释放生物活性介质。生物活性介质作用于效应组织和器官，引起局部或全身过敏反应，从而导致组织损伤和功能紊乱。据报道，可引起Ⅰ型超敏反应的中药有丹参、川芎、续断、全蝎、地龙及某些中药注射剂等。

接触性皮炎多为Ⅳ型超敏反应，为抗原诱导的一种细胞性免疫应答，其机制为效应T细胞与特异性抗原结合后，引起的以单核细胞浸润和组织细胞变性坏死为主要特征的炎症反应，与抗体和补体无关，而与效应T细胞和吞噬细胞及其产生的细胞因子或细胞毒性介质有关。此超敏反应发生较慢，通常在接触相同抗原后24～72小时出现炎症反应，因此又称迟发型超敏反应。据报道，可引起接触性皮炎的中药有金樱子、伸筋草、白果、杜仲、斑蝥等。

2.光敏反应　药物中所含有的光感性物质经光源照射后吸收光子，并将能量传递给其他分子，促使局部皮肤发生光敏反应，造成局部皮肤组织损伤，常表现为瘙痒、红斑、丘疹、水肿，严重者可起水疱，溃破后形成糜烂或溃疡。据报道，可引起光敏反应的中药有无花果叶、补骨脂、白芷、天竺黄、前胡等。

3.刺激性损伤　由于中药及其制剂中含有刺激性物质或毒性成分，直接刺激局部皮肤引起不同程度的皮肤损害。刺激性损伤常见于中药外用剂型和部分中药注射制剂引起的皮肤不良反应中，如含有土鳖虫、斑蝥、仙人掌等的外敷中药制剂，以及β-七叶皂苷钠注射液等。

二、皮肤及其附属器官的合理用药管理

1.慎重用药　临床在使用可能会引起皮肤及其附属器官损害的中药前，要仔细询问患者的过敏史，避免使用已知的可能发生皮肤过敏反应的中药。对患有皮肤疾病的患者，应尽量避免使用可能会引起皮肤损害的中药，避免直接接触可能引发接触性皮炎的中药。由于患者有明显的个体差异，使用外用中药时可先局部涂敷少量药品，观察有无药物性皮损发生。使用容易引起日光性

皮炎的中药后可采用避光措施，避免日光性皮炎的出现。

中药引起的皮肤及其附属器官损害多发生于使用注射制剂或外用剂型时。中药注射制剂的成分较为复杂，其不良反应发生率远远高于其他剂型；中药外用时直接接触皮肤，中药中含有的刺激性物质、光敏性物质或毒性蛋白成分易导致不同程度的皮肤损害。因此，临床应选择合理的给药途径，减少皮肤不良反应的发生。

2. 严格监控　临床应用中药尤其是中药注射制剂的过程中要密切监测患者的病情变化，注意观察患者皮肤有无瘙痒、发红、斑丘疹、风团等皮损的出现，应用中药外敷制剂时注意有无异常的灼热、疼痛感觉。大部分中药引起的皮肤不良反应短时间内即可出现，相对容易发现并确定肇事药物；亦有长期服用中药后出现皮肤不良反应。如含雄黄的中成药制剂引起的色素沉着等，应嘱咐患者在用药过程中观察有无皮肤损害的发生。

3. 及时停药　结合患者的用药史和过敏史，以及既往有无基础性皮肤疾病，一旦怀疑或出现皮肤不良反应应立即停用可疑肇事药物，避免皮肤损害程度加重。

4. 积极治疗　一般皮肤过敏反应经停药后可减退或消失，若皮损较重，应给予对症治疗。皮损处应避免物理、化学刺激，以防皮损程度进一步加重。皮肤不良反应属过敏反应者可口服或外涂抗过敏药物治疗，属光敏反应者应暂时避免接触光源。当皮损继发感染时可给予局部消毒、包扎，必要时给予抗感染药物治疗等。

三、案例分析

案例一

喜炎平注射液致皮肤过敏

【案例】

患儿，男，7岁，因上呼吸道感染，静脉滴注喜炎平注射液，约10分钟后，患儿出现大汗淋漓、双眼球持续充血、两眼肿胀、全身荨麻疹伴瘙痒，停止使用药物，并静注地塞米松5mg，口服开瑞坦，测血压为63/30mmHg，加用多巴胺、阿拉明各1支，半小时后血压上升，上述症状有所缓解，留院观察。

[资料来源：警惕喜炎平注射液和脉络宁注射液的严重过敏反应.国家食品药品监督管理总局，药品不良反应信息通报，2012年第48期]

【分析】

1. 发生机制　2011年1月1日至2011年12月31日，国家药品不良反应监测中心病例报告数据库中有关喜炎平注射液的病例报告共计1476例，主要表现为全身性损害、呼吸系统损害、心血管系统损害、皮肤及其附属器官损害等。喜炎平注射液的主要成分为穿心莲内酯磺化物，具有清热解毒、抗菌消炎、止咳止痢功效，临床上主要用于治疗支气管炎、扁桃体炎、细菌性痢疾等疾病，尤其对上呼吸道感染疗效显著。其不良反应发生的机制主要是过敏反应。该患儿静脉滴注喜炎平注射液后出现了过敏反应，导致全身荨麻疹伴瘙痒、大汗淋漓、血压下降。

2. 治疗原则

（1）立即停止使用该药物。

（2）给予抗过敏、升压等对症治疗。

3. 防范措施

（1）给药前详细询问患者的过敏史和喜炎平注射液的使用史。

（2）临床应用时严格掌握用药指征，严格按照说明书规定的用法用量给药，不得超剂量使用。

（3）严禁与其他药物混合配伍，谨慎联合用药。

（4）用药时缓慢滴注，尤其用药开始 30 分钟内，密切观察患者的反应，警惕不良反应的发生。

案例二
中药熏洗致皮肤损害
【案例】

患者，女，76 岁，因反复头晕 6 年，再发 1 周入院。既往有脑血管供血不足、高血压病、类风湿关节炎病史。患者肥胖，双下肢水肿，怕冷。予对症治疗的同时，给予自拟中药足浴方熏洗，以温通经脉，祛湿消肿。方药：青风藤、夜交藤、赤芍各 15g，桂枝、花椒各 9g，红花 6g。患者傍晚用药后在病房内活动，睡前脱袜时发现双足背和小腿处出现点片状红色斑丘疹，触之高出皮肤，瘙痒。予抗过敏药口服，停中药熏洗后症状好转。患者自觉丢弃剩余方药包可惜，斑丘疹消退后又自行用药液足浴，当晚再次出现皮肤瘙痒，散在斑丘疹与前相同，予抗过敏治疗后症状好转。

［资料来源：庞咪咪，李宏春. 中药熏洗致皮肤过敏 3 例. 中国乡村医药，2018，25（7）：42］

【分析】

1. 发生机制　中药外用熏洗是临床较为常用的中医传统疗法，具有操作简单、疗效确切、不良反应少等特点。然而由于患者的体质差异等因素，中药外用引起的局部皮肤及其附属器官损害也屡见不鲜。该例患者在自拟中药方足浴后出现高出皮肤的点片状红色斑丘疹，伴瘙痒。中药复方制剂成分复杂，不易判定过敏原，但方中花椒、红花都有引起过敏反应的相关报道，且该例患者在口服抗过敏药后皮肤损害症状好转，斑丘疹消退。因此，上述皮肤损害为过敏反应所致。再次自行用药，引起同前的过敏反应。

2. 治疗原则

（1）停用可疑药物。

（2）给予抗过敏等对症治疗。

3. 防范措施

（1）临床使用中药外治法时应详细询问患者的过敏史和同类药物的使用史，若患者曾因中药外治发生过敏反应，则应禁用；曾对方中单味中药产生过敏反应者应禁用。

（2）应用中药外用制剂时可先在局部皮肤少量使用，观察有无过敏反应或皮肤刺激症状发生，然后再决定是否使用该药物。

（3）用药期间应嘱咐患者，若发现皮肤及其他不适症状应立刻停药并报告医生。发生过敏反应或其他明显刺激症状后应禁止再次使用该药物。

【思考题】

1. 如何发现呼吸、消化系统不良反应？

2. 简述泌尿、心血管系统不良反应的防治措施。

3. 查阅相关文献，试述中药雷公藤在消化系统、血液系统和生殖系统的临床表现、发生机制及防治措施。

4. 一中年男性患者，口服复方甘草片（1 天 3～4 片）18 个月，结果发现阴茎缩小，阴毛脱落，睾丸缩小至蚕豆大小。试问甘草所致的男性生殖系统不良反应可能的机制是什么？如何治疗及预防？请给出建议。

第八章

特殊人群的中药安全问题与合理用药管理

扫一扫，查阅本章数字资源，含 PPT、音视频、图片等

【教学要求】

1. 掌握特殊人群常见中药不良反应的临床表现。

2. 熟悉特殊人群常见中药不良反应的防范措施。

3. 了解特殊人群常见中药不良反应的发生机制。

4. 熟悉特殊人群安全用药管理，培养学生"医者仁心"的品质。

　　儿童、老年人、孕妇、哺乳期妇女，以及肝肾功能不全患者作为药物治疗的特殊人群，其生理、病理、药物代谢等方面与普通人群存在着一定的差异，药物体内代谢过程的改变可能影响疗效及安全性。如儿童的中枢神经系统、内分泌系统、肝肾等重要脏器的功能尚未发育完善，特别是新生儿及婴儿肝、肾均未发育成熟，肝药酶的分泌不足或缺乏，肾清除功能较差，选用药物不当就容易导致不良反应；老年人由于肝肾等器官功能的衰退，对药物的吸收、代谢等都发生了变化，用药不慎可能产生不良反应，甚至中毒。女性怀孕后，许多药物可通过胎盘进入胎儿体内，对胎儿产生不良影响；药物可从乳汁分泌，哺乳期妇女用药后也会对乳儿产生不利影响。肝脏、肾脏是药物的主要代谢场所，肝肾功能不全患者会减弱药物的代谢作用而影响疗效，并增加毒性。由于特殊人群用药的特殊性及存在的风险，关注这类人群用药的安全问题并加强用药管理尤为重要。对特殊人群用药安全的关注及警戒防范，体现了医药工作者的"仁爱"精神，体现了对老人、儿童及孕妇等弱势群体患者的关怀。

第一节　儿童的中药安全问题与合理用药管理

　　WHO 规定，年龄在 0 ～ 18 岁属儿童时期。由于儿童时期机体处于生长和发育阶段，身体机能在不断完善的过程中，在解剖、生理、生化、病理、免疫、药物代谢等方面有许多与成人不同的特点，属于特殊人群之一。根据解剖生理特点，西医学通常将儿童分为新生儿期、婴儿期、幼儿期、学龄前期、学龄期和青春期六个阶段。自胎儿娩出脐带结扎时开始至 28 天之前为新生儿期，根据年龄划分，此期实际包含在婴儿期内。自出生至 1 周岁之前为婴儿期。1 周岁至满 3 周岁之前为幼儿期。3 周岁至 6 ～ 7 岁入小学前为学龄前期。入小学开始至青春期前为学龄期。青春期年龄范围一般在 10 ～ 20 岁，青春期的进入和结束年龄存在较大的个体差异，可相差 2 ～ 4 岁，女性的青春期开始和结束年龄都比男性早两年左右。

儿童脏腑尚未发育完全，生理特点与成人存在诸多差异，具有发病容易、传变迅速的特点。此外，儿童生机旺盛，发育迅速，组织修复快，发病原因简单，受情绪影响少，疾病一般容易恢复。中医学认为儿童为稚阴稚阳之体，形气未充，脏腑娇嫩，用药当予关注。不同阶段的儿童脏器（如心、肝、肾）及神经系统、生殖系统发育程度不同，对药物的处理能力均弱于成人，故较成人更易发生药物不良反应。2021 年国务院第七次全国人口普查公报显示，我国 14 岁以下儿童约有 2.5 亿人，占总人口的 17.95%。2021 年儿童用药安全调查报告白皮书显示，虽然儿童门诊量一直处于增长态势，但我国专用于儿童药品批文数量较少，约占药品总体批文数量的 2.0%。儿童专用药品品种较少，药品说明书中缺乏对儿童用药的相关说明，儿童临床用药存在隐患。

2021 年《国家药品不良反应监测年度报告》显示，0～14 岁儿童患者相关的药品不良反应 / 事件占总体报告数量的 8.4%；中药监测情况显示，2021 年中药不良反应 / 事件中 14 岁及以下儿童患者占 5.7%，2022 年中药不良反应 / 事件中 14 岁及以下儿童患者占 5.8%。近年来的监测数据提示，儿童发生中药不良反应的案例时有发生。其中，涉及的可疑药物以清热剂、解表剂、开窍剂较为常见，且中药注射剂引发的不良反应 / 事件占比最高。临床还可见儿童用药安全问题的研究报道，如某军队医院对 5000 余例患儿药品不良反应报告分析结果显示，中成药导致的药物不良反应占 8.16%，且多数为中药注射剂，该报道显示 19.17% 的患儿使用中药及类中药注射剂后出现不良反应。中药饮片导致的不良反应亦不容忽视，广州一儿童医院调查常用中药儿童不良反应案例中，中药饮片所导致的不良反应亦较为常见。儿童的中药安全问题应予以高度重视，临床应以儿童的生理、病理特点为基础，关注儿童的用药安全问题，做好合理用药建议。

一、儿童的中药安全问题

（一）临床表现

儿童常见中药不良反应主要表现在神经系统、消化系统、呼吸系统、泌尿系统和过敏反应等方面。

1. 神经系统表现　常见哭闹、头痛、头晕、嗜睡、昏睡、惊厥、烦躁、兴奋、失眠等。例如，马钱子、细辛、苦参、吴茱萸等可引起头痛、头昏；延胡索、酸枣仁、远志等可引起嗜睡、昏睡；苍耳子、白果会导致惊厥，甚至死亡；麻黄、人参、肉桂等可导致烦躁不安、兴奋、失眠。

2. 消化系统表现　常见胃部不适、恶心、呕吐、食欲减退、厌食、腹泻、呕血、便血和黄疸等。其中恶心、呕吐是最常见的消化系统不良反应症状，也是毒性反应最早出现的症状。清热类中药药性寒凉，易发生消化系统不良反应。如山豆根、天花粉、龙胆、苦参、痰热清注射液、清开灵注射液、鱼腥草注射液等可引起脘腹不适、恶心、呕吐、腹泻等；丹参、番泻叶、大黄等中药可导致患儿胃肠出血；苍耳子、细辛、麻黄、柴胡、大黄、番泻叶等，应用不当可导致不同程度的肝损伤。

3. 呼吸系统表现　常见咳嗽、咳痰和呼吸困难。主要因药物刺激咽喉部出现的反射性咳嗽，如远志、苍耳子、半夏等；或药物过敏所致的急性咳嗽，多伴有哮喘及呼吸困难，如双黄连注射液所致的阵发性、痉挛性咳嗽，考虑与过敏有关。

4. 泌尿系统表现　主要是尿液的色、质、量和排尿异常，常见症状有少尿、蛋白尿、血尿、尿频、尿急、尿痛等。中药对泌尿道的直接刺激，或药物有毒成分损害肾脏，或变态反应导致肾实质的炎症反应为引起泌尿系统不良反应的主要原因。如含马兜铃酸的中药对肾小管上皮细胞具有直接损害作用；朱砂可致急性肾衰竭，儿童服用含有朱砂的中成药，如一捻金、琥珀抱龙丸、小儿七珍丸（丹）、小儿至宝丹、牛黄抱龙丸、冰硼散、六神丸等需注意对肾功能的影响。

5. 过敏反应　包括皮肤及其附属器官损害和全身性反应，如全身或局部皮疹，荨麻疹，皮肤潮红、瘙痒，过敏性休克，寒战，发热等。过敏反应发生的原因主要与中药中含有的蛋白、多糖、多肽等大分子物质所具有的免疫原性有关。值得注意的是，中药注射剂易导致过敏反应，原因在于中药注射剂本身含有抗原或半抗原成分，与其质量和制备工艺及临床不合理应用有关。

（二）发生机制

1. 儿童药代动力学的特殊性　药物在儿童特别是新生儿的体内过程与成人有很大差异，体现在对药物的吸收、分布、代谢和排泄有别于成人，且年龄越小，差异越大。儿童常见中药不良反应的发生机制主要与儿童药代动力学的特殊性有关。

（1）药物吸收

①胃肠道给药：不同年龄的儿童具有不同的吸收功能。新生儿和婴幼儿胃液 pH 偏高，约 2～3 岁才达到成人水平。同时消化酶分泌不足，胃排空时间相对较长，胃肠蠕动不规则，肠黏膜通透性较高，肠道菌群尚未完善。一般情况下，口服给药后血药浓度较低，一些病理情况，如脱水或休克时肠系膜血流锐减，则对药物吸收的影响更大。酸性条件下不稳定的药物和主要在胃部吸收的药物，在新生儿期吸收较完全，药物入血水平较高。婴幼儿胆汁分泌较少，会影响脂溶性药物的吸收。新生儿肠管长度为身长的 8 倍，婴儿为 6 倍，成人为 4～5 倍，新生儿和婴儿的肠管相对长度较成人长，吸收面积相对较大，且肠黏膜血管丰富，故某些药物在肠道吸收量较成人增加。随着年龄的增长，胃肠道的吸收功能趋向稳定，6 岁以后儿童口服药物的吸收情况类似于成人。

②注射给药：新生儿和婴幼儿皮下脂肪组织较少，容量有限，皮下给药吸收较慢，皮下注射的用药容量和应用范围受限。儿童尤其是新生儿肌肉较少，肌肉血流量不稳定，特别是周围循环不良时，药物吸收降低，肌内注射时药物吸收不规律。静脉用药时，药物直接进入血液循环，起效快，但小儿静脉用药易引起静脉炎。

③外用药：儿童皮肤、黏膜血管丰富，体表面积相对较大，且黏膜娇嫩，皮肤角质层薄，具有较强的吸收功能。局部有炎症或破损时，外用药吸收速度更快。使用外用药可因透皮吸收较多而引起全身性的不良反应。

（2）药物分布　一般来说，儿童总体液量在体重中所占的比例较成人要高，且不同年龄段儿童的体液比例不同，故药物的分布也不同。儿童体内水溶性药物的负荷剂量（按公斤体重计算）比成人高。另外，儿童新陈代谢旺盛，血液循环时间较短，所以药物吸收和发生作用较快，排泄也快。

脂溶性药物在儿童脂肪含量较低时，如肾病综合征、肝硬化、早产儿，与脂肪的结合较少，血中游离的药物浓度较高，易出现不良反应。婴幼儿尤其是新生儿血脑屏障发育不完善，脂溶性药物易通过血脑屏障直接作用于中枢神经系统而导致神经系统不良反应。

婴幼儿和新生儿血浆白蛋白浓度低，药物的蛋白结合率低，且新生儿血浆中存在大量胆红素竞争结合血浆蛋白，故药物的游离型浓度较成人高，易发生不良反应。有些药物还可将与蛋白结合的胆红素置换出来，引发高胆红素血症或核黄疸。

（3）药物代谢　大多数药物需经肝脏的药物代谢酶系统催化后，与葡萄糖醛酸、甘氨酸、乙酰基或硫酸盐等结合成水溶性药物而排出。药物在肝脏的代谢一般需经两期反应：第Ⅰ期为氧化、还原、水解反应，第Ⅱ期为与蛋白及脂肪进行的结合反应。儿童肝脏相对较大，但肝脏的酶系统发育不完全，特别是新生儿肝微粒体氧化酶系功能发育不全，氧化作用低下；第Ⅱ期反应中葡萄糖醛酸转移酶相对缺乏，对某些药物的解毒作用弱。故儿童药物代谢速率较慢，半衰期延长且个体差异较大，易出现药物中毒。新生儿与婴幼儿肠道菌群不完善，对药物的代谢转化功能较成人低。

（4）药物排泄　药物主要由肾脏排泄，或经肝代谢后由胆道排泄。儿童肾脏功能发育尚不成熟，如新生儿碳酸酐酶、谷氨酰胺酶较少，且肾脏有效血流量及肾小球滤过率较低，肾小管浓缩功能较差，HCO_3^-肾阈值较低，泌氨和铵的功能较差，许多经肾脏排泄的药物排泄慢，血药浓度升高，毒性增加，易发生蓄积中毒。

2. 儿童药效动力学的特殊性　儿童的生理解剖特点与成人不同，易出现药效学作用差异而致不良反应的发生。例如，儿童神经系统发育不健全，血脑屏障功能差，药物易通过血脑屏障造成神经系统的反应；儿童肠管相对较长，消化面积相对较大，通透性和吸收率高，药物过量易引起毒副反应；新生儿、婴幼儿泌尿系统不成熟，儿童肾脏对水、电解质、酸碱平衡调节功能差，对影响水、电解质、酸碱平衡的药物敏感。

3. 药物因素　由于儿童专用药品的缺乏，儿科常使用非儿童专用药物。这些药物多缺乏针对儿童用药的研究数据，用药剂量的确定主要是根据患儿的年龄和医生的用药经验来判断，易导致用药剂量误差而致不良反应的发生。由于缺乏儿童用药的规格、剂型，临床上常将成人剂型、规格的药品分剂量用于儿童，导致剂型破坏、剂量不准确而引起药物不良反应。对于儿童常用的混悬剂、糖浆剂等，其中的防腐剂、着色剂、调味剂等也可能与不良反应有关。

二、儿童的合理用药管理

为预防和避免儿童常见中药不良反应的发生，应注意以下几点。

（一）遵循个体化用药原则

儿科疾病的病因相对比较简单，处方用药力求精简，以"药味少，剂量轻，疗效高"为儿科处方基本要求。儿科用药剂量的确定不应单纯按照成人用药剂量折算或完全照搬成人用药时间及疗程，必须根据患儿的年龄、体质、病情和药物的药性等，从患儿整体出发，考虑用药剂量与疗程。作为医生应详细了解患儿的基本情况，包括既往病史和现病史，全面评估患儿的疾病情况和自身体质，结合儿童的生理和病理特点，在分析临床用药指征的基础上选择恰当的药物进行治疗，并合理选择用药剂型、给药剂量、用药间隔时间和疗程等，制定个体化用药方案，并做好必要的用药监察。

（二）提高儿科医师的用药安全意识

儿科的中药不良反应多为用药不合理引发。提高儿科医师的用药安全意识可以有效降低儿科药品不良反应的发生，保障儿童的治疗安全。

1. 加强中医药知识的学习　儿科中成药亦可以由西医背景的儿科医师所开。由于中医药知识局限，导致药不对证，从而发生毒副作用。为此，儿科医生应加强中医药知识的学习，掌握中医辨证用药的基本规律，做到对证用药，而不是简单对病治疗。

2. 遵循中药配伍原则和禁忌　中药联合应用时应遵循药效互补和增效减毒的原则。配伍用药时，应注意各药味、各成分间的配伍禁忌。两种以上中成药合用时，应避免因药物剂量叠加而致超剂量。中西药如无明确禁忌，可适当联合应用，应针对具体疾病制定用药方案，考虑中西药物的主辅地位确定给药剂量、给药时间和用药途径。给药途径相同的则应分开使用，避免副作用相似和有不良相互作用的中西药联合使用。

（三）提高患儿家长的安全用药意识

我国儿童药品不良反应中很大一部分是家长用药错误导致的，如家长自行给药、用药方法不合理、自行改变用药原则、自行拆分药物及药物保存不善引起幼儿误服等意外。

儿科医护人员、临床药师要向患儿家长讲解正确用药的相关知识，做好患儿家长的用药指导工作。尽可能详细地介绍药物的适应证、用药的意义，使患儿家长接受治疗方案；耐心向患儿家长交代用药时间、次数、剂量、使用方法、贮存方法、效果观察及可能出现的问题；说明用药注意事项，如药物的不良反应及处理方法、对正常生理的影响，以及需要注意的饮食问题、复诊时需对其他医生说明的问题等。

（四）完善儿童用药监测体系

针对儿科临床用药存在的问题，应加大投入，开展相关研究，进一步完善儿童用药相关制度与监测体系。鼓励开展儿童用药研究，包括不同年龄段和不同病理状态下儿童药代动力学研究、儿童用药剂量研究、儿童临床试验研究、儿童中成药剂型研究等，完善药品说明书和临床用药指南中对儿童用药的标注，在选择药物、用药剂量、剂型、给药间隔及疗程等方面为儿童用药提供参考。对儿科用药不良反应进行监测，完善儿童用药不良反应/事件监测体系和儿科药物上市后再评价系统，切实保障儿童用药安全。同时，注意根据儿童的特殊性，建立专属性用药监测体系。

三、案例分析

案例一

细辛脑注射剂致过敏性休克

【案例】

患儿，男，1岁5个月，因喘息性支气管炎给予5%葡萄糖100mL+细辛脑注射液8mg+地塞米松3mg静滴，约2分钟患儿出现面色发白、牙关紧闭、大汗淋漓、四肢厥冷，血压下降至0/0mmHg。立即给予吸氧，肌注肾上腺素1mg，地塞米松和生理盐水扩容，多巴胺改善微循环，40分钟后患儿意识逐渐恢复。

［资料来源：警惕细辛脑注射剂的严重过敏反应．国家食品药品监督管理总局．药品不良反应信息通报，2011年第38期］

【分析】

1. 发生机制　细辛脑注射剂的主要成分是天南星科植物石菖蒲的提取物α-细辛脑，剂型包括细辛脑注射液、注射用细辛脑和细辛脑氯化钠注射液三种。临床主要用于肺炎、支气管哮喘、慢性阻塞性肺疾病伴咳嗽、咳痰、喘息等。2004年1月1日至2011年2月28日，国家药品不良反应监测中心病例报告数据库中有关细辛脑注射剂的病例报告共计5631例，其中严重病例710例，严重病例报告中6岁以下儿童患者较多，占所有严重病例的半数以上，主要不良反应表现为过敏性休克、过敏样反应、呼吸困难等。多数反应发生在用药30分钟内。细辛脑注射剂引起过敏性休克的机制尚不完全清楚，可能与主要成分细辛脑（α、β、γ 细辛脑）在注射剂配制、灭菌、存储过程中含量发生改变及助溶剂吐温 –80 有关。

2. 治疗原则

（1）立即停药，撤除一切可疑的致敏药物。

（2）对症治疗。及时抗过敏、抗休克治疗。

3. 防范措施

（1）用药前详细询问患儿的过敏史，对本品所含成分过敏者禁用，过敏体质者慎用，严防再次应用致敏药物。给药期间对患者密切观察，一旦出现过敏症状，立即停药或给予适当的救治措施。

（2）鉴于细辛脑注射剂严重病例报告中儿童患者较多，尤其是 6 岁以下儿童，建议 6 岁以下儿童慎用。

（3）严格按照说明书规定的用法用量给药，不得超剂量使用，并在使用细辛脑注射剂时尽量单独用药，以减少严重不良反应的发生。

（4）对说明书相关内容进行修订，增加不良反应描述，尤其应明确严重不良反应。完善生产工艺，提高产品质量标准，开展相应的安全性研究。

（5）加强临床合理用药宣传，尤其是加强儿童使用该品种的风险宣传，确保产品的安全性信息及时传达给患者和医生。

案例二

茵栀黄注射液致新生儿过敏

【案例】

患儿，女，出生 7 天，因皮肤黄染 6 天入院，诊断为新生儿高胆红素血症、新生儿脐炎。给予茵栀黄注射液 15mL 加入 5% 葡萄糖注射液 3mL 静脉滴注，每日 2 次；氨苄西林 0.5g 加入 5% 葡萄糖注射液 3mL 静脉滴注，每日 2 次；哌拉西林 0.8g 加入 5% 葡萄糖注射液 4mL 静脉滴注，每日 1 次。治疗第 4 日，输注茵栀黄时，患儿四肢凉，口唇及四肢末端发绀。心电图示窦性心动过速，电轴右偏。立即停用茵栀黄注射液。给予吸氧，地塞米松、异丙嗪肌内注射。5 小时后上述症状缓解。其他药继续应用，未再出现上述反应。

[资料来源：周燕宁 . 茵栀黄注射液致新生儿不良反应 2 例 . 药物不良反应杂志，2003，5（3）：290–291]

【分析】

1. 发生机制　茵栀黄注射液为茵陈、栀子、金银花、黄芩提取物组成的复方制剂。茵栀黄注射液中含有的成分主要有绿原酸、栀子苷、黄芩苷等。有研究认为，茵栀黄注射液所导致的不良反应主要表现为变态反应。茵栀黄注射液中所含有的黄芩苷、绿原酸及其他杂质，易作为抗原引起变态反应。绿原酸属半抗原物质，与蛋白质上的氨基结合后而具有致敏活性，导致过敏反应。此外，不良反应的发生与患者的免疫遗传及特异体质等因素相关，具有明显的个体差异。

2. 治疗原则

（1）立即停药。

（2）对症治疗。选用糖皮质激素等抗过敏治疗；血压下降、休克者，采用升压、抗休克药治疗。

3. 防范措施　为防范茵栀黄注射液出现的不良反应，原国家食品药品监督管理总局关于修订茵栀黄注射液说明书的公告（2016 年第 140 号）中明确提出以下要求。

（1）本品不良反应包括过敏性休克，应在有抢救条件的医疗机构使用，使用者应接受过过敏性休克抢救培训，用药后出现过敏反应或其他严重不良反应须立即停药并及时救治。

（2）辨证施药，严格掌握功能主治。黄疸属寒湿阴黄者及虚证引起的面目萎黄者不宜使用，禁止超功能主治用药。

（3）严格掌握用法用量。按照药品说明书推荐剂量和溶媒使用药品，不得超剂量、过快滴注和长期连续用药。

（4）本品保存不当可能会影响药品质量。用药前、配制后及使用过程中应认真检查本品及滴注液，发现药液出现浑浊、沉淀、变色、结晶等药物性状改变，以及瓶身有漏气、裂纹等现象时，均不得使用。

（5）严禁混合配伍，谨慎联合用药。本品应单独使用，禁忌与其他药品混合配伍使用。如确需联合使用其他药品时，应谨慎考虑与本品的间隔时间，以及药物相互作用等问题。

（6）本品与葡萄糖酸钙注射液、红霉素、四环素、回苏灵注射液、钙剂、酸性药物存在配伍禁忌，尤其不能与青霉素类药物合并使用。本品不能与氨基糖苷类、头孢菌素类、复方氨比林联合应用，与其他抗生素类药物、维生素 K_1、法莫西丁、还原型谷胱甘肽联合应用时也应谨慎。

（7）对本品或含有茵陈、栀子、黄芩、金银花制剂及成分中所列辅料过敏或有严重不良反应病史者禁用。

（8）新生儿、婴幼儿禁用；目前尚无儿童应用本品的系统研究资料，不建议儿童使用。孕妇禁用。同时，老人、哺乳期妇女、过敏体质者等特殊人群和初次使用中药注射剂的患者应慎重使用，如确需使用，应加强监测。

（9）静脉滴注时，严格按说明书要求配制及使用。首次用药，宜选用小剂量，慢速滴注。加强用药监护。用药过程中，应密切观察用药反应，特别是初始 30 分钟。发现异常，立即停药，及时采取积极救治措施。

案例三

强力枇杷露致婴儿中毒

【案例】

患儿，女，日龄 37 天。因嗜睡、面色发灰 2 小时，于 2012 年 3 月 12 日入院。患儿于入院前半天出现单声咳嗽，口吐少量白色泡沫，无声嘶，无发热，无气促，精神尚可，吃奶及大小便均正常。当地私人诊所给予强力枇杷露口服，用药 2 次后，患儿出现嗜睡，面色发灰，呼吸微弱，不吃奶，精神差，刺激不哭。遂来我院就诊。查体：体温 35.8℃，脉搏 128 次 / 分钟，呼吸 32 次 / 分，神志不清，呈嗜睡状态，精神反应极差。前囟平软。面色发灰，双瞳孔等大，直径约 2mm，对光反射稍迟钝。口唇发绀，呼吸微弱。胸廓对称，呼吸浅表，双肺呼吸音清晰，未闻及干、湿啰音。心脏及腹部未查及异常。四肢肌张力低下，四肢末梢凉。入院诊断：急性强力枇杷露中毒；婴儿肺炎。立即给予畅通呼吸道，面罩吸氧，静脉泵注纳洛酮维持，常规抗感染、对症及支持治疗。约 2 小时后，患儿意识转清，开始啼哭，面色转红，呼吸转为平稳。6 小时后，精神明显好转，刺激反应灵敏。

［资料来源：王楠，王来录 . 纳洛酮救治强力枇杷露致婴儿中毒 2 例报道 . 中国优生优育，2013，19（6）：529–530］

【分析】

1. 发生机制　强力枇杷露成分主要有罂粟壳、枇杷叶、百部、桔梗、桑白皮、薄荷脑等。该药常见不良反应有胃肠道反应、心律失常、头痛、嗜睡、软弱等。罂粟壳中含有罂粟碱、吗啡、可待因、蒂巴因、那可汀等成分。吗啡有抑制大脑呼吸中枢和咳嗽中枢活动的作用，急性中毒可导致呼吸中枢麻痹，呼吸停止，甚至死亡。儿童对吗啡类药品比较敏感，超过治疗剂量极易中毒；罂粟碱剂量过大可引起低血压、心率异常，还可抑制心脏传导，导致心律失常，并可抑制中枢神经系统，引起嗜睡、呼吸暂停、发热等。此外，亦有研究认为百部也具有呼吸中枢抑制作用。该患儿口服强力枇杷露后出现嗜睡、呼吸抑制等症状与罂粟壳中所含的罂粟碱、吗啡等成分及百部的毒副作用有关。

2. 治疗原则

（1）立即停药。

（2）对症治疗。积极给予吸氧，兴奋呼吸中枢，应用纳洛酮类阿片受体拮抗剂。

3. 防范措施

（1）应在医师指导下应用，避免大剂量、长疗程服用。

（2）儿童、孕妇及哺乳期妇女禁用；对本品过敏者禁用，过敏体质者慎用。

第二节　老年人的中药安全问题与合理用药管理

WHO对老年人的定义为60周岁以上的人群，亦有国家则认为65岁是分界点。2021年第七次全国人口普查显示，我国65岁以上人口为1.9亿，占13.50%。中国已经成为世界上老年人口最多的国家。随着人均寿命的延长，与年龄相关的老年性疾病和失能患者人数逐渐增加，老年人用药引发的安全问题相应增加。中医学认为老年人"气血衰，其肌肉枯，气道涩，五脏之气相搏，其营气衰少而卫气内伐"。随着身体各项生理功能衰退，药物体内过程也会发生改变。一方面，老年人是药物代谢动力学和药物效应动力学的特殊群体，机体对药物的敏感性及耐受性随年龄增长而发生改变。另一方面由于机体代偿功能的减退及基础疾病的存在，老年人出现药物不良反应的程度更严重。据《国家药品不良反应监测年度报告》显示，65岁及以上老年患者药品不良反应/事件（ADR/ADE）报告占报告总数的比例，2018年为27.2%，2019年为29.1%，2020年为30.3%，2021年为31.2%，2022年为30.3%。自2009年以来，老年患者药品不良反应占比呈高位状态，且严重报告占比高，提示临床应重点关注老年患者的用药安全。然而有循证医学证据的、可供临床医生参考的老年人合理用药资料甚为缺乏。因此，关注老年人用药的特殊性，保证老年人有效、合理、安全用药是值得全社会共同关注的问题，体现我国传统文化中尊老敬老的美德。

一、老年人的中药安全问题

（一）临床表现

1. 胃肠道反应　常见食欲下降、恶心、呕吐、腹泻、便秘或腹部不适、消化道出血、胃肠道溃疡等。如老人应用生半夏、天南星、桔梗等药物，易致胃黏膜损伤。老年人因心脑血管疾病常服用三七粉、银杏叶制剂、丹参片等，合用抗凝西药如华法林、阿司匹林等，有增加消化道出血的风险。

2.变态反应　全身性变态反应主要表现为发热、寒战、过敏性休克等；呼吸道变态反应为主者表现为呼吸困难、胸闷、憋气、喉头水肿；皮肤及黏膜的变态反应主要表现为皮疹、剥脱性皮炎、血管神经性水肿等。尤其是静脉注射剂导致的变态反应发生概率较高。

3.中枢神经系统反应　多见头晕、失眠、耳鸣、听力下降等，亦可出现不同程度的幻觉、抑郁、痴呆等，或加重原有中枢神经系统疾病的症状。如老人常用于治疗骨关节疾病的中成药滋阴补肾丸、风湿关节炎片、腰痛宁胶囊、骨刺胶囊等都含有马钱子，使用不当可能会出现头痛、头晕、焦虑、烦躁不安或轻度抽搐等。

4.心血管反应　心血管不良反应主要表现为血压下降或升高、心动过速或过缓、心律不齐等。对于有心血管基础疾病的老年人，更易发生不良反应，或加重原有的基础疾病。如部分老年人服用人参制剂后会出现血压升高、心悸等症状；服用乌头类药物容易出现心律失常。

5.药物性肝损害　可见乏力、食欲不振、厌油、恶心、上腹胀痛、黄疸等，并伴谷丙转氨酶、谷草转氨酶、胆红素等升高，严重者可出现肝衰竭。有文献报道，可引起肝损害的药物包括壮骨关节丸、珍菊降压片、仙灵骨葆胶囊、三七粉、何首乌、补骨脂等。

6.药物性肾损害　表现为急性肾功能不全、慢性肾功能不全、电解质紊乱等。老年人常患有糖尿病、高血压、血脂异常、高尿酸血症等基础疾病。常见多品种、长疗程服用药物，可增加药物性肾损害的风险。如长期服用珍菊降压片可导致水电解质紊乱、缓慢进展的肾功能减退；含马兜铃酸的药物可引起肾损伤，导致肾纤维化或肾衰竭。

7.血液系统影响　老年人造血机能下降，部分药物可导致红细胞、白细胞或血小板减少，或影响凝血机能。如长期使用雷公藤制剂或雄黄制剂，可致血细胞减少。

（二）发生机制

1.老年人药代动力学变化　随着年龄的增长，人体的多种器官和系统的机能储备功能会发生渐进性退化，从而影响药物在体内的吸收、分布、代谢和排泄过程。

（1）**药物的吸收**　老年人食道和胃的蠕动减弱，胃排空延迟，使药物吸收变慢。胃壁细胞功能降低，腺体和小肠绒毛萎缩，胃酸、胃蛋白酶、淀粉酶、胰脂肪酶等分泌减少，消化功能减退，直接影响药物的解离度、脂溶度，进而影响药物的吸收，降低药物的生物利用率。此外，老年人胃肠道供血量减少，且常患有便秘、腹泻，均可影响药物的吸收。

（2）**药物的分布**　影响药物在体内分布的因素有组织器官的血液循环、组织成分、体液的pH值、药物与血浆蛋白的结合等。老年人体内水分下降，脂肪成分增加，非脂肪组织减少，从而导致体内水溶性药物分布容积减少，脂溶性药物分布容积增加；体液pH值下降，可以改变药物的结合力；血浆蛋白减少，使与蛋白结合率高的药物结合部分减少，游离药物浓度增高，增加了药物中毒的风险。

（3）**药物的代谢及生物转化**　肝脏是药物代谢或生物转化的主要器官。老年人肝脏实质细胞数减少，纤维组织增生，肝合成蛋白质能力降低，肝细胞酶活性减弱，肝血流量下降。这些因素对主要经肝脏代谢灭活或需经肝转化的药物影响较大。肝代谢药物能力随年龄增长而下降，使药物的半衰期延长，影响药物的清除，易导致药物过量或药效下降，带来用药隐患。许多药物在肝脏经微粒体CYP_{450}酶代谢。老年人的CYP_{450}酶活性降低，导致药物的半衰期$t_{1/2}$延长。这可能是老年人易发生药物蓄积中毒的原因之一。

（4）**药物的排泄**　多数药物以原型及代谢物的形式由肾脏排出体外。老年人肾单位数、肾小球细胞数和肾小管上皮细胞数均明显减少。肾组织形态学改变，会出现肾小球玻璃样变、动脉硬化和间质纤维化，使肾血流量、肾小球滤过率、肾小管分泌和排泄功能均有所降低，肾功能减退、储备和代偿能力下降。使用相同剂量药物时，主要经肾排泄的药物在老年人体内清除率降低，血浆半衰期延长，易发生药物蓄积，因此更易发生药物不良反应。老年人罹患糖尿病肾病、高血压性肾病等疾病者较多，肾脏功能受损可导致肾脏清除能力不同程度地减弱，因而应慎用具有肾毒性的药物。如含马兜铃酸的药物等会增加肾损害的风险。

2. 药效学和药物耐受性的变化　随着年龄的增长，组织器官对药物的反应能力下降，有时会出现药效作用下降或延迟。加之老年人对药物的耐受性较低，如果盲目加大用药剂量，可引起不良反应。如老年人房室传导束支纤维化，会出现不同程度的房室或束支传导障碍，其对心肌具有抑制作用，使老年人对传导有影响的药物更加敏感。乌头类药物川乌、草乌、附子、雪上一枝蒿等，老年人服用后易致心悸、胸闷、心律失常等。老年人脑细胞功能逐渐减退，脑脊液的分泌和吸收减慢，故中枢神经系统对于一些药物的耐受性降低。如白果的毒性成分主要作用于神经系统，老年人过量服用白果或服用生白果易发生中毒。

3. 药物相互作用　包括药物之间的协同作用及拮抗作用，可以发生在药代动力学和药效学的任何阶段。老年人大多患有多种慢性疾病，在治疗中往往需要多药联合以达到治疗效果，故而更易发生药物相互作用。特别是中西药合用问题在老年人中尤为突出。有报道显示，抗酸中成药乌贝散可升高胃肠道 pH 值，改变阿司匹林、氨茶碱等药物的解离而影响吸收。

二、老年人的合理用药管理

临床需根据每个老年患者的实际情况，综合分析，制定合理的治疗方案。依靠老年患者、家属及医务人员三方面共同努力，减少老年人用药不良反应的发生，确保用药的合理、安全、有效，提高老年人的生活质量和健康水平。

（一）坚持合理用药

1. 避免重复、叠加用药　老年人随着年龄增长慢性疾病增多，如心脏病、脑血管病、糖尿病、关节炎、骨质疏松和老年痴呆等，中西药物合用或多种中成药同用情况普遍存在。因此，老年人用药具有长期性、多样性的特点，导致药物对机体影响复杂化，药物的不良反应发生率增高。如治疗心血管疾病的药物中，复方丹参滴丸和麝香保心丸均有冰片成分，如重复用药会引起冰片所致的胃肠道等不良反应。老年人用药要严格用药指征，选用针对性强、作用较缓和的药物。对患有多种疾病的老年人，选用种类要少而精，避免不必要的重复用药和联合用药。如头痛、关节痛等慢性疼痛可以通过辨证及药物归经特点，综合用药。皮肤病、牙龈炎、扭伤等可先外用药物治疗，以减少内服药品种类。

2. 注意用药缓急，优选适当剂型　老年人常身患多种慢性疾病，但是当突发急性病证时要优先治疗急症。如患冠心病的老年患者感冒发热时，要先缓解发热症状，暂停使用增强免疫功能的药物，以避免多种药物同时使用而引起药品不良反应的发生。在给药途径上应首先考虑外用，然后是内服，最后才是注射，以减少药品不良反应的发生。

3. 用药减量原则　正常剂量下药物自身毒性并不明显，但若用量过大则易发生不良反应。如肉桂口服过量可引起血尿、人参大量服用可引起中毒、黄芪内服过量可致肢痛等。老年人用药需根据年龄、体重和体质、病证等进行综合考量。一般情况下应从小剂量开始，逐渐加量，直至达到个体化最佳治疗剂量和最小有效维持量。

（二）加强用药管理

老年人因记忆力减退、注意力不集中，容易发生多服、漏服和误服药物情况。针对老年人用药的特点，护理人员或家属需协助做好药物标识，提醒定时服药。定期检查药物保质期。建立老年患者健康档案，做到早发现、早诊断、早治疗，有针对性地跟踪随访。同时，完整保留患者的用药记录和管理记录，以利于其他医生、患者和家属全面了解患者的用药史，也利于定期核查用药。充分利用各种手段加大合理用药宣传力度。医护人员和老年人的家属应关注老年人用药后的反应及影响药物疗效的因素。用药期间应关心老年人，并经常与其沟通，了解老年人是否有不适或异常感觉。一旦出现异常症状应立刻停止用药，保存好剩余药品，及时就诊。服用毒性反应比较大的药物要定期检查肝肾功能和血尿常规，以便及时发现问题并尽早处理。服用抗凝活血药物时，应定期检查血常规和凝血功能。

（三）加强医师和药师的培训

针对老年患者用药依从性差、多药合用情况，应加强医师、药师培训，提高其专业素质，保障老年人安全合理用药。医务人员应熟悉药物的作用、不良反应和配伍禁忌，合理处方用药。医师需严格把握使用中药指征，辨证使用中成药。药师应具有较高的人文及专业素质，不断更新用药指导观念，拓宽知识面，为患者提供最佳的服务。临床药师要参与老年病房、老年医疗机构的临床工作，保证老年人合理用药。

（四）加强老年人用药安全性研究

新药研发为了规避风险，在新药研发过程中常将老龄因素排除在外。有循证医学证据的、可供临床医生参考的老年人用药基础研究数据缺乏。

重视老年人临床药理学研究，开展老年人药动学和药效学研究，对指导临床医生合理用药、减少不良反应、增加老年人用药安全意义重大。药物研发应重视老龄因素。动物实验阶段，应包括一定数量的老龄动物；临床试验阶段，在不违背伦理原则的前提下，也应设置老年人受试组，以探明药物对老年人的有效性和安全性。

新药上市后应开展大样本、多中心的老年人应用的安全性研究，将研究结果补充到药品说明书中，指导老年人安全用药，加快制定老年人合理用药规则。

三、案例分析

案例一

仙灵骨葆口服制剂致肝损伤

【案例】

患者，女，79岁，因腰椎间盘突出自服仙灵骨葆胶囊。4个月后自觉乏力、纳差，尿为浓茶色，且皮肤黄染。12月7日查生化指标：总胆红素405μmol/L，直接胆红素237μmol/L，谷丙转氨酶1250U/L，谷草转氨酶1351U/L，γ-谷氨酰转移酶129U/L，碱性磷酸酶128U/L，血清白蛋白28g/L，球蛋白25g/L，凝血酶原时间37.3s，活动度＜40%。12月8日以"肝损待查"收入院，11日患者尿色黄，出现烦躁、意识模糊、病理征阳性等肝性脑病表现，医院采取积极治疗，截至报告时（12月15日）患者症状尚未好转。

［资料来源：仙灵骨葆口服制剂引起肝损伤.国家食品药品监督管理总局，药品不良反应信息通报，2016年第72期］

【分析】

1. 发生机制　仙灵骨葆口服制剂是一类补肾壮骨药，组成药物有淫羊藿、续断、丹参、知母、补骨脂、地黄，具有滋补肝肾、接骨续筋、强身健骨的功效。近年来，相继有临床和实验研究报道，表明补骨脂及其水提物都有一定的肝毒性，作用途径可能为降低胆汁酸转运体将胆汁酸排出肝细胞的能力，引起肝细胞中胆汁酸水平升高而导致细胞损伤。认为仙灵骨葆致肝损伤的可能原因与所含的补骨脂有关。此外，淫羊藿有雄激素样作用，可干扰肝细胞的代谢及干扰胆汁的排泄，引起胆汁淤积。另有动物实验证明，丹参在剂量高于20mg/mL时可明显造成大鼠肝细胞的脂质过氧化损伤。尚未见其余成分口服对肝功能造成损害的文献报道。仙灵骨葆口服制剂造成肝损伤还与老年人肝脏代偿能力下降、CYP_{450}酶活性降低、影响药物代谢及生物转化有关。

2004年1月1日至2016年7月21日，国家药品不良反应监测数据库严重不良反应报告中，仙灵骨葆制剂致肝胆系统损害多见于中老年患者，其中45～64岁患者占40.5%，65岁以上患者占51.9%。大多数肝损伤不良反应报告中的用药时间在30天以上。2013年国家药品不良反应监测中心曾开展对仙灵骨葆口服制剂的安全性评价，并要求企业修订药品说明书，提示肝损伤风险。此后，国家药品不良反应监测中心持续密切监测该品种，近期的分析结果显示，长期连续用药、老年患者用药等可能会增加肝损伤风险。

本案例为79岁老年女性，自行服用仙灵骨葆胶囊，服药时间为4个月。出现黄疸、肝功能异常，继而出现肝性脑病表现，属严重不良反应。存在未经医师指导用药，服药时间过长，未进行服药监测等问题。对于此类用于治疗慢性疾病的中成药，往往存在自行服药、超剂量或超疗程服药等问题，对药物不良反应认识不足。而此类药物所出现的不良反应也多以缓慢进展为特点，不易发现，或被老年人基础疾病症状所掩盖，需要加强关注。

2. 治疗原则

（1）立即停用可疑药物。

（2）对症治疗。重症患者需要给予保肝、降酶等治疗措施。

3. 防范措施

（1）医务人员在使用仙灵骨葆口服制剂前需详细了解患者的疾病史和用药史，阅读说明书，避免同时使用其他可导致肝损伤的药物。有肝病史或肝生化指标异常者应避免使用仙灵骨葆口服制剂。

（2）患者用药期间需定期监测肝脏生化指标。若出现指标异常或全身乏力、食欲不振、厌油、恶心、上腹胀痛、尿黄、目黄、皮肤黄染等可能与肝损伤有关的临床表现时，应立即停药并到医院就诊。

（3）加强药品不良反应监测，更新相关的用药风险信息，及时修订仙灵骨葆口服制剂的药品说明书，如不良反应、禁忌、注意事项等。加大合理用药宣传力度，最大限度地保障患者的用药安全。

案例二

脑络通胶囊致过敏反应

【案例】

患者，男，64岁，因头晕、嗜睡就诊，门诊诊断为脑供血不足，给予脑络通胶囊口服，1次

2 粒，1 日 3 次。上午首次服药后 1 小时，患者上肢内侧出现米粒样红色皮疹，伴局部瘙痒；中午暂停用药后皮疹、瘙痒症状消失；当晚患者再次服药，药后约 1 小时再次出现米粒样皮疹伴瘙痒症状。立即停药，次日患者皮疹、瘙痒症状消失。

［资料来源：关注中西药复方制剂的用药风险 . 国家食品药品监督管理总局，药品不良反应信息通报，2015 年第 67 期］

【分析】

1. 发生机制　脑络通胶囊为中西药复方制剂，由盐酸托哌酮、甲基橙皮苷、维生素 B$_6$、丹参浸膏、川芎浸膏、黄芪浸膏组方而成。功能补气活血，通经活络，具有扩张血管、增加脑血流量的作用。用于脑血栓、脑动脉硬化、中风后遗症等各种脑血管疾病气虚血瘀证引起的头痛、眩晕、半身不遂、肢体发麻、神疲乏力等。2004 年 1 月 1 日至 2014 年 3 月 31 日，国家药品不良反应监测系统数据库共收到脑络通胶囊过敏反应报告 183 例，占总报告数的 22.3%，其中严重过敏反应占 3.3%。主要累及消化系统、精神 / 神经系统、皮肤及其附属器官等，临床表现以头晕、头痛、恶心、呕吐、腹痛、腹泻、皮疹、乏力多见。

脑络通胶囊主要活性成分为盐酸托哌酮，过敏反应可能与盐酸托哌酮组分有关。WHO 的监测数据显示，与盐酸托哌酮有关的不良反应报告中，过敏反应占报告总数的 65.1%，有 58 例过敏性休克报告。来自欧盟的监测数据显示，盐酸托哌酮的不良反应报告中一半以上为过敏反应，其中过敏性休克占不良反应报告的 1.2%。因果关系评价结果显示，约 90% 的过敏反应与托哌酮有关。本例患者服用脑络通胶囊后出现皮肤过敏症状，可能与所含的盐酸托哌酮有关。而且患者属老年人，存在不同程度的脏器功能退化，药物代谢速度慢，可能导致药物蓄积超过安全剂量。同时，由于老年患者血浆蛋白含量降低，药物血浆蛋白的结合率降低，使游离的药物浓度增加，故易引发药物不良反应。

2. 治疗原则

（1）立即停用药物。

（2）必要时对症治疗，给予糖皮质激素及抗过敏治疗等。

3. 防范措施

（1）医务人员和患者使用脑络通胶囊前，应仔细阅读药品说明书，充分了解脑络通胶囊的用药风险。老年患者药物代谢较慢，易导致药物蓄积，应在医师指导下调整剂量或给药间隔时间。

（2）详细了解患者疾病史和用药史，避免或减少过敏反应的发生。患者服药期间如发生过敏反应，需立即停药就诊。

（3）相关生产企业应尽快完善药品说明书的安全性信息，增加或修订警示语、不良反应、注意事项、禁忌、特殊人群用药及药物相互作用等内容。2015 年国家食品药品监督管理总局发布脑络通说明书修订公告，要求老年患者需个体化用药，并根据情况谨慎用药。

（4）加强药品不良反应监测和临床合理用药的宣传，采取有效措施，降低用药风险。

案例三

珍菊降压片与西药联用致肝损伤、电解质紊乱

【案例】

患者，女，69 岁。患者因头痛一个月入院，有高血压病史，一直服用珍菊降压片。入院前一个月服用卡马西平、布洛芬等药物，入院后发现肝损、低钠、低氯，ALT 412U/L，AST 117U/L，r-GT 173U/L。入院后予补充电解质、护肝等治疗，半个月后肝功能指标有所恢复，但低钠、低氯仍明显，转上级医院继续治疗。

［资料来源：中西药复方制剂珍菊降压片致肝损伤、电解质紊乱．国家食品药品监督管理总局，药品不良反应信息通报，2015 年第 53 期］

【分析】

1. 发生机制　珍菊降压片为中西药复方制剂，含有野菊花膏粉、珍珠层粉及盐酸可乐定、氢氯噻嗪和芦丁。主要功效为降血压，用于高血压病。卡马西平、氢氯噻嗪、盐酸可乐定均可引起肝功能损害或水、电解质代谢紊乱，合用更易导致肝功能损害和严重的电解质紊乱。布洛芬可拮抗氢氯噻嗪的利尿作用。且由于老年人药代动力学发生变化，导致药物在体内的蓄积，更易出现肝功能损害或水、电解质代谢紊乱，且难以恢复。

本案例为典型的中西药复方制剂与多药合用情况。中西药复方制剂常被误认为是纯中药制剂，而忽略了其中所含西药成分。老年人由于多种疾病共存，且对药物认知不足，同时服用多种药物，易出现药物相互作用。本例患者因高血压病长期服用珍菊降压片，后又服用卡马西平、布洛芬等药物，出现肝损伤、电解质紊乱等不良反应。与多药合用，未能进行药后及时监护有关。

2. 治疗原则

（1）立即停用可疑药物。

（2）对症治疗。补充电解质、保肝治疗等。

3. 防范措施

（1）对于有基础疾病的老年患者，需了解已服药物种类，开具合理处方，尽量减少用药品种。

（2）加强宣教，指导用药。阅读说明书，对于中西药复方制剂，要特别提醒老年人及其家属其中的西药成分及可能发生的不良反应。

（3）服药期间加强观察，做到不良反应早发现、早治疗。

（4）加强中西药复方制剂不良反应发生机制的深入研究，综合评价该品种的风险 / 效益，及时将研究结果告知相关监管部门。

第三节　备孕期、孕期妇女的中药安全问题与合理用药管理

备孕期是指妇女有怀孕要求并开始准备怀孕的时期。备孕期母体生殖系统发育成熟且功能正常，包括卵巢能产生和排出正常的卵子、输卵管畅通、健康的子宫内膜，以及正常内分泌环境。若卵巢、输卵管、子宫及内分泌等方面出现异常，均可导致不孕。如子宫内膜炎能妨碍孕卵着床。输卵管炎可造成管腔粘连，输卵管阻塞，可导致不孕，或诱发异位妊娠。下丘脑 – 垂体 – 卵巢轴异常可导致月经失调，表现为月经量过多、频发，不规则子宫出血等。

孕期即怀孕过程，是受精卵在母体发育成为胎儿的过程。卵子在输卵管中受精后即由输卵管向宫腔方向移动并分裂形成胚泡，胚泡缓慢地移动到子宫，植入子宫内膜，即为怀孕。胚泡中细胞继续分裂、分化，逐渐发育成胚胎，怀孕后 8 周左右发育成胎儿。孕期母体疾病、营养状况及临床用药等均可能影响到胎儿，轻则导致胎儿生长发育迟缓，重则导致流产、早产等情况。

原卫生部《中国出生缺陷防治报告（2012）》显示，我国是出生缺陷高发国家，根据世界卫生组织估计，我国出生缺陷发生率与世界中等收入国家的平均水平接近，约为 5.6%，每年新增出生缺陷数约 90 万例。有数据显示，92% 的妇女怀孕期间至少服用一种以上药物，4% 的人服用 10 种以上药物。孕期母体用药可以通过胎盘屏障，经脐静脉进入胎儿体内，经过胎儿血液循环

后被胎儿机体组织吸收，也可经消化道等途径进入胎儿体内，可能对胚胎、胎儿造成影响。《中国妇幼健康事业发展报告（2019）》显示，出生缺陷防治成效明显，在《中国出生缺陷防治报告（2012）》中亦指出谨慎用药是出生缺陷的防范措施。因此，备孕期、孕期用药应避免使用对母体受孕、胚胎及胎儿生长发育造成影响的药物，减少安全隐患是合理用药的重要内容。

一、备孕期、孕期妇女的中药安全问题

（一）临床表现

备孕期、孕期常见中药不良反应是指药物对备孕期妇女及胎儿的影响，主要表现为引起月经不调，以及导致胚胎或胎儿的损伤等。

1. 月经不调　是指女性月经经量、周期和经期等出现异常情况，月经不调是女性常见病及多发病，主要临床表现为月经先期、月经后期、月经先后不定期、经期延长、月经过多、月经过少、闭经等。临床上运用中药不当，常可导致或加重月经不调，如活血化瘀药乳香、没药、三棱、莪术、川牛膝、虻虫、水蛭、土鳖虫等月经量过多者应慎用。苦寒清热药可造成寒凝血脉，致月经量过少，如黄芩、黄连、金银花、连翘、栀子等。温燥之品可引起血热造成月经先期，如附子、干姜、肉桂、苍术等。补气补血药可引起月经量多，如当归、黄芪等。

2. 胎儿损伤　主要是影响胎儿生长发育，致畸或导致胎儿死亡。其中导致胎儿畸形或死亡为损伤较严重的情况。导致胎儿畸形或死亡的原因，主要有遗传因素、环境因素等。环境因素致畸包括生物、物理、化学、药物等方面。20世纪60年代造成大量肢体畸形的"反应停"，是化学药品沙利度胺致畸的实例。中药使用不当也可导致胎儿畸形或死亡。实验研究表明，杜仲、板蓝根、羌活、桔梗等有致突变作用；雪上一枝蒿、川乌、草乌、马钱子、土鳖虫、水蛭、雄黄等可导致死胎、畸胎。

3. 孕妇流产　妊娠不足28周、胎儿体重不足1000g、身长小于35cm而妊娠终止者称流产。流产发生于妊娠12周前者称早期流产，发生在妊娠12～18周称晚期流产。根据产程又分为先兆流产、不可避免流产、不全流产和完全流产。历代本草文献关于中药可导致流产的记载较多，东汉时期《神农本草经》记载牛膝、瞿麦、水银等有堕胎作用。梁代《本草经集注》在卷首序例列有堕胎药共41种。唐代《新修本草》列出堕胎药42种。《本草纲目》记载妊娠禁忌药物84种及堕胎、产难、滑胎等共200余种药物。

（二）发生机制

1. 影响神经内分泌系统调节功能　下丘脑、垂体和卵巢之间形成完整协调的神经内分泌系统。在下丘脑促性腺激素释放激素（GnRH）的控制下，垂体前叶分泌卵泡刺激素（FSH）和少量黄体生成素（LH），促使卵巢内卵泡发育并开始分泌雌激素。神经内分泌功能失调是引起月经不调的常见原因，药物可通过影响下丘脑－垂体－卵巢性腺轴功能，影响正常排卵，使血中雌激素水平发生变化，引起月经不调。如雷公藤可致血清雌二醇水平下降，卵泡刺激素和黄体生成素水平升高，抑制卵巢引起月经失调和闭经等。研究发现，人参能够作用于肾上腺皮质，促进网状带细胞分泌脱氢异雄酮、雌二醇等激素，对卵巢及子宫内膜产生直接或间接影响，引发月经不调。仙茅具有雌激素样作用。淫羊藿总黄酮对去垂体所致下丘脑－垂体－性腺轴阻断大鼠仍表现一定的促性腺激素作用。

2. 致畸及致突变作用　胎盘屏障是胎盘绒毛组织与子宫血窦间的屏障，药物经过简单的扩

散、易化扩散、主动转运、胞饮等方式进行转运，通过胎盘屏障，经脐静脉或羊水进入胎儿体内。胎儿对药物代谢、排泄能力较低。因此，若孕妇使用中药不当，药物可通过胎盘损伤胎儿，影响胎儿正常发育，造成胎儿畸形或引起死胎。如含有砷的药物，可透过胎盘屏障引起胎儿中毒，损伤胎儿肝、肾、脑组织，或引起胎儿死亡。有些药物具有细胞毒性，可损伤绒毛膜，毒害胎儿，终止妊娠。有些药物对胚胎发育可产生毒性作用，如半夏、雄黄、朱砂等。

3. 影响子宫收缩 妊娠早期胚胎主要由孕酮维持其生长发育，有些药物具有抗孕酮作用，可使孕酮失去活性，引起子宫蜕膜和绒毛变性坏死，使胚胎生长的内环境遭到破坏而停止发育。有些药物可使宫颈结缔组织胶原纤维降解，使宫颈软化，通过兴奋子宫肌层，刺激子宫内源性前列腺素持续上升，引起子宫平滑肌收缩，增加或诱发早孕子宫自发收缩的频率和幅度，增强子宫张力及宫内压，使妊娠物排出。益母草对子宫平滑肌有双向调节作用，使用不当可导致流产。麝香对妊娠大鼠、家兔离体子宫有明显的兴奋作用，能够使子宫收缩力逐渐增强，节律增快，对妊娠后期家兔的子宫作用更为明显。

二、备孕期、孕期妇女的合理用药管理

备孕期、孕期妇女应尽量避免用药，若因疾病必须用药，应选用安全、有效的药物。孕期避免药物对母体、胚胎及胎儿造成损害。某些药物不但对母体有影响，而且还可通过胎盘影响胎儿。孕妇用药后，许多药物能通过胎盘进入胎儿体内。孕早期胎儿各器官处于迅速发展过程中，药物及其代谢产物均可影响发育过程，引起中毒，影响各器官发育甚至导致畸形。孕期妇女用药应遵循如下原则：区分孕程，审慎用药，避开胎儿敏感期，明确药物妊娠期危险性分级，选用相对安全的药物。开展药学服务，关注孕妇身心健康，指导合理用药，调适心理，给予专业的医疗指导与人文关怀。

1. 用药期注意避孕 备孕期妇女常因受孕困难或优育等原因进行中医治疗及调理。治疗过程中应谨慎用药，注意所用药物的性质、药物剂量及疗程。备孕期调理或治疗均宜用平和之品，慎用峻烈毒性药，以防损伤生殖细胞，或影响内分泌系统。同时告知患者用药期不宜受孕。

备孕期还应根据月经周期的不同阶段选择用药，避免用药不当引起月经不调等情况发生。如行经期宜和血调经，忌用大补峻攻之品致月经过多，也应避免及盲目使用收涩止血药，而影响子宫内膜排泄。月经后期应用养血滋腻药物时，应顾护脾胃，防止脾胃运化功能障碍。经前期若过度使用活血或温热之性药物，可致月经先期、经量过多等。

2. 避免用药对孕期妇女损害 孕期妇女体内的酶系统有一定的改变，机体对药物的氧化、还原、水解等作用会受到一定影响，从而影响药物的解毒与排泄，导致药物在体内蓄积。妊娠后肝脏的解毒功能降低，转氨酶等可升高，肝功能可出现异常现象。因孕激素的作用，代谢酶受到抑制，影响药物的代谢，药物在体内蓄积时间延长。某些药物需要与血浆蛋白结合进行解毒，而孕期可能出现血浆蛋白水平下降，容易增加药物毒性。备孕期及孕期应避免使用对肝肾有损害作用的中药，慎用或禁用可能诱发或加重原有病情的药物。

3. 避免用药损伤胎儿 孕期妇女确需使用药物时，医生需根据妊娠禁忌，用药时优先选择药理作用类似但不良反应较小的药物，以保障胎儿安全。

（1）根据孕程，审慎用药 不同胎龄用药，对胎儿造成的不良反应不同。受精后 3～8 周，是胎儿器官高度分化时期，药物可通过胎盘进入胎体。此期胚胎细胞开始定向发育，难以通过细胞分化的代偿来修复受损细胞，对各种致畸因素都非常敏感，因此用药应特别慎重。中药可经胎盘屏障进入胎儿血循环。如生川乌、生草乌、生白附子、生附子、生半夏、生南星、生巴豆、洋

金花等药物可能对胎儿造成危害。一些抗癌中草药可影响胚胎细胞的增殖、分裂，有一定的致畸作用，如斑蝥、青黛、莪术等。即使孕中期虽然多数器官分化基本完成，但该阶段生殖器官和中枢神经系统分化仍在继续，药物仍有可能导致生理机能缺陷及胎儿发育异常。

（2）防止中药导致流产 孕期避免使用具有收缩子宫平滑肌作用的中药。一般认为，一些毒性大、作用猛烈的中药如三棱、莪术、水蛭、虻虫、巴豆、牵牛子、大戟、斑蝥、商陆、麝香等均可能导致流产。其他具有行气、活血化瘀、泻下等作用的药物，如枳实、青皮、桃仁、红花、大黄、天花粉等，在剂量过大或疗程过长的情况下，可能导致流产，孕期妇女应禁用或慎用上述药物。

（3）备孕期、孕期不可随意用药 某些中药对孕妇本人、胚胎及胎儿均可产生不良影响，因此备孕期、孕期应尽量不用药，且更不可随意用药。若因疾病的治疗需要必须应用中药时，不仅应严格遵循中药"妊娠用药禁忌""十八反"和"十九畏"用药原则，还要根据现代中药药理毒理学研究成果，审慎选药。同时应注意尽量减少药物剂量和使用时间，必要时可终止妊娠。另外，怀孕后应注意饮食起居，劳逸结合，增强体质。

4. 根据药物安全性选药 目前，国际上关于化学药物的孕妇用药分级主要根据美国食品药品管理局（FDA）制定的标准，根据药物对妊娠损害的程度分为五个等级。中药妊娠危险性分级的判断标准目前尚未统一，有学者根据传统药性和峻烈之性、妊娠用药禁忌，将中药进行妊娠期用药分级，可供临床用药参考。

传统将妊娠用药禁忌分为慎用与禁用两大类。慎用的药物主要包括活血通经、行气破滞和辛热滑利之品，如桃仁、红花、牛膝、大黄、枳实、附子、肉桂、干姜、木通、冬葵子、瞿麦等；禁用的药物是指毒性较强或药性猛烈的药物，如巴豆、牵牛子、大戟、商陆、麝香、三棱、莪术、水蛭、斑蝥、雄黄、砒霜等。凡禁用的药物绝对不能使用，慎用的药物可以根据病情由医师斟酌使用。有学者借鉴美国食品药品监督管理局（FDA）妊娠用药A、B、C、D、X五个等级的分级使用理念，提出妊娠期使用中药的安全性分级方法。通过梳理中药妊娠期使用安全性的古今认识，妊娠禁用、忌用和慎用药的分级思想，并从现代生殖毒理、胚胎毒理和循证药学角度关注未知或已知的安全性风险，提出妊娠期使用中药的安全性五等级的分类方法。A级药物：无毒，药性平和，多可药食两用。动物实验和临床观察均未见药物对胎儿产生危害迹象。该类药物对胎儿的影响甚微，孕妇可按常量使用，但仍需遵医嘱。B级药物：一般无毒，药性缓和但有所偏性，治疗目的突出。在动物实验中未见药物对胎儿的不良影响，但未进行孕妇对照研究验证；或在动物实验中发现药物有副作用，但无临床验证资料，孕妇须在医师观察下按常用量慎用。C级药物：无毒或有小毒，药物偏性明显。动物研究证实药物对胎儿有危害性，尚无妊娠妇女的用药研究。本类药物只有在权衡用药益处大于危害时方可谨慎使用。D级药物：有小毒或有毒，或者药物偏性较大，作用猛烈，具有破气、活血作用。有证据显示药物对人类有明显危害，因此仅在孕妇用药后效益大于风险，为挽救孕妇生命急需用药而又无其他替代药时，方可考虑应用。X级药物：有毒、大毒的药物，药性峻烈，具有破血消癥、堕胎等作用。对动物和人类的药物研究或人类用药经验表明对胎儿有危害，且对孕妇无益，禁止用于妊娠或可能怀孕的患者。为中药妊娠合理使用提供参考。

三、案例分析

孕期服用雄黄致先天性内耳畸形

【案例】

患者，男，2 岁，因语言发育迟缓 1 年余就诊。询问既往史，患儿顺产，出生时为左手六指畸形（患儿 1 岁时手术切除），有呼吸喘鸣音，当地医院诊断为喉软骨发育不良，现喉部症状已消失，无高热及耳毒性药物使用史，否认耳聋家族史；患儿的两个同胞姐姐均听力正常，身体健康。母亲体健，无先兆流产保胎史。在孕 40 多天时服用了中药偏方（主要成分是雄黄），具体用量不详。对患儿行听力学检查：声导抗测试双耳 A 型曲线；畸变产物耳声发射，双耳未通过；听觉脑干诱发电位显示，双耳 90 分贝刺激未记录到 ABR 波形；多频稳态诱发电位显示，双耳 110 分贝未记录到阈值。颞骨 CT 显示：双侧耳蜗螺旋结构不完整，呈囊状扩张，半规管发育畸形，部分壶腹部明显扩张，内耳道增宽。临床判断患儿六指畸形、内耳畸形可能与母亲孕期服用雄黄有关。

［资料来源：刁明芳，孙建军，刘阳. 孕期服用雄黄致先天性内耳畸形 1 例. 临床耳鼻咽喉头颈外科杂志，2015，29（15）：1390-1391］

【分析】

1. 发生机制　雄黄味辛，性温，有毒；功能为解毒杀虫，燥湿祛痰，截疟，是一种常用的含砷矿物类药物，具有细胞毒性、肝肾毒性和致癌作用，对生殖系统等均存在毒性。雄黄的毒性与其含有的砷化合物有关，可对胚胎发育产生毒性，主要表现为胚胎生长迟缓及发育不良，四肢短小，泌尿生殖异常，死胎率增高，子代的生存力及成活力降低等。溶解后砷可通过胎盘屏障进入胎儿体内，导致早产、低出生体重等不良妊娠。本例患儿的母亲在孕 40 天左右服用雄黄，对胎儿的正常发育产生毒性作用，而在此之前孕育的两个女儿发育均正常。本例患儿手指六指畸形（骨骼缺陷）、喉软骨发育不良（骨骼软化延迟）、内耳发育畸形（感觉系统发育畸形）、听力丧失的病因，可能与砷中毒导致胚胎发育不良和砷耳蜗毒性有关。

2. 治疗原则

（1）避免妊娠期用药。

（2）对症脱砷治疗。在医生指导下选用二巯丙醇、二巯基丙酸钠等螯合剂治疗。

（3）必要时终止妊娠。

3. 防范措施

（1）谨慎用药。雄黄有毒内服宜慎，不可久用，孕期及备孕期妇女禁用。

（2）提高认识，孕期慎用偏方、秘方，不可随意应用成分不明的药物。

第四节　哺乳期妇女的中药安全问题与合理用药管理

哺乳期指产后产妇用乳汁喂养婴儿的一段时期，从开始哺乳到停止哺乳大约 1 年左右。脑垂体前叶分泌泌乳素，使乳腺细胞生成乳汁。同时，子宫在胎盘娩出后收缩减小，逐渐恢复到孕前状态。

哺乳期用药应结合该时期患者的生理、病理及药物代谢特点，避免使用可能影响子宫收缩或影响母乳分泌的药物，以免造成恶露不尽，乳汁质与量异常等。哺乳期妇女用药，除药物直接作用于母体外还可由母体经血浆–乳汁屏障进入乳儿体内。哺乳期妇女用药宜慎，以免药物进入乳汁后对乳儿产生毒副作用。若必须使用有毒或峻烈药物则应停止授乳。即使药性平和、作用和缓的药物，使用过程中，也应密切观察乳儿的反应，避免乳儿出现不良反应。有学者检索 1964 年 1 月至 2020 年 8 月的文献发现，中药大黄、芒硝、番泻叶、黄连、赤芍、丹参、漏芦、益母草、瞿麦、制川乌、附子、斑蝥、雷公藤、苦丁香、洋金花、何首乌、半夏、苦杏仁、干漆的汤剂或制剂等，可引发产后哺乳期妇女及婴儿的不良反应。其临床表现主要涉及消化系统、生殖系统、呼吸系统、五官、皮肤及其附属器官损害。提示哺乳期妇女用药，对母亲或乳儿可能存在安全风险。

一、哺乳期妇女的中药安全问题

（一）临床表现

1. 恶露不尽　恶露是产后子宫复旧过程中从阴道排出的、残留在子宫内的蜕膜、胎膜、血液、宫腔渗出物及宫颈黏液等的混合物。正常产后血性恶露一般持续 3 ～ 7 天，以后逐渐转为浆性或白色恶露，正常产褥恶露可持续 4 ～ 6 周。产后 6 周恶露未净或伴有不规则子宫出血，称为恶露不尽。多种因素导致宫缩乏力是引起产后恶露不尽的常见原因。因此，产后应避免使用具有抑制子宫收缩的药物。研究表明，能够影响子宫收缩的中药有川芎、陈皮、藁本、豨莶草、香附等。

2. 乳汁分泌异常　产后乳汁分泌异常主要有乳汁量与质的改变、乳汁不通等情况。药物可引起乳汁分泌减少，如大黄、花椒、芒硝、炒麦芽等均可引起乳汁分泌减少。中药成分尚可通过血乳屏障进入乳汁，影响乳汁质量。

3. 乳儿的异常　哺乳期妇女使用中药导致乳儿不良反应主要的临床表现为消化系统症状等。如乳母用药不当除可致母体不适外，也可致乳儿发生呕吐、腹泻、黄疸和核黄疸等。临床需区分新生儿生理性黄疸与病理性黄疸。病理性黄疸常有反复，黄疸持续时间常超过生理性黄疸。据报道，可引起肝损害的中药及中成药制剂有苍耳子、何首乌、番泻叶、天花粉、六神丸、牛黄解毒丸、复方丹参注射液等。

（二）发生机制

1. 影响子宫恢复　产后未能充分休息，以及生产或者剖宫产手术时间过长，致宫缩乏力，引起产后恶露不绝。一些中药可影响子宫收缩而致恶露排出异常。另外，能够影响凝血功能的药物也可引起恶露不尽，如破血中药三棱、桃仁、泽兰、水蛭等应尽量避免产后单味药使用。

2. 影响泌乳素分泌　乳汁分泌由一系列复杂的生理过程组成，受到多种激素调控。乳汁生成最重要的激素是脑垂体前叶分泌的催乳激素。催乳激素在整个泌乳过程中起到关键作用，它通过乳腺上皮细胞酪氨酸激酶 / 转录激活子通路促进乳汁分泌和诱导合成乳汁中重要的营养物质。促进乳汁分泌的药物多可通过中枢神经升高催乳激素水平，从而促进乳汁分泌。某些中药可以通过影响泌乳素引起乳汁减少，如炒麦芽、芒硝等。

3. 药物分泌进入乳汁　药物进入乳汁的量，主要取决于乳汁与母亲血浆中的药物浓度比值，也受多种因素影响。①药物的分子量：分子量小于 200 的药物较易通过细胞膜，可通过血乳屏障进入乳汁，分子量大于 600 的药物难以进入乳汁。②药物的蛋白结合率：药物只有处于游离状态时才能进入乳汁。因此血浆蛋白结合率低的药物游离型多，较易通过血乳屏障，血浆蛋白结合率高的药物不易进入乳汁。③药物的解离度：解离度越低，乳汁中药物浓度也越低。④药物的溶解性。脂溶性高的药物易透过血乳屏障，进入乳汁。⑤药物的酸碱性：弱碱性药物易于在乳汁中排泄，而弱酸性药物较难排泄。⑥药物的半衰期：半衰期长的药物容易在乳汁中积聚。

二、哺乳期妇女的合理用药管理

哺乳期妇女用药应考虑药物对母体、婴儿可能造成的危害。尤其应避免药物对婴儿的危害。一些药物在乳汁中排泌量较大，可能对婴儿造成危害。哺乳期妇女用药应遵循"能不用药尽量不用"的原则。根据患者病情，若必须用药，应综合考虑药物对乳汁量与质的影响，避免滥用药物。根据哺乳期妇女的生理特点，哺乳期妇女中药不良反应的防范主要注意如下方面。

1. 避免中药对哺乳期妇女机体的损害 哺乳期用药要顾护母体，注意避免影响乳汁分泌。一些可增加或减少泌乳的药物应慎用，以免造成漏乳或回乳，如王不留行、穿山甲等活血通经药可使乳汁分泌增加；炒麦芽与山楂大剂量使用可使乳汁分泌减少。哺乳期妇女皆应慎用。

哺乳期妇女易发生产后腹痛、便秘、抑郁等，运用中药调养时，应根据具体情况，慎用或禁用可能诱发或加重原有病情的药物。如产后腹痛患者应慎用寒凉药。补虚时慎用温燥之品。另外，哺乳期妇女治疗原有疾病，选药时既要考虑哺乳也要顾及原有疾病。

2. 避免中药对乳儿的损害 哺乳期妇女用药应注意顾护乳儿，乳母用药时药物可通过血浆 - 乳汁屏障进入乳汁。尽管一些药物进入婴儿体内的剂量较低，但由于新生儿各系统发育尚不完善，药物仍可对乳儿产生影响。乳母长期用药，亦会导致药物在乳儿体内蓄积，引起不良反应，如抗精神病药物、肝毒性药物等。因此，哺乳期妇女用药应慎重选药，权衡利弊。如果必须用药，需停止哺乳或选择对婴儿影响较小的药物。如乳母便秘应少用大黄等泻下药物。另外，药量宜轻，用药时间宜短。忌长期、大量、反复用药。用药期间应密切观察乳儿反应，如出现烦躁哭闹不休、安静嗜睡、食量骤减、腹胀肤黄等异常表现，应及时停止哺乳。

3. 停止哺乳或调整哺乳时间 目前关于中药进入乳汁的文献资料研究甚少，从安全角度考虑，应防范中药成分进入乳汁。一般而言，能够通过胎盘屏障的药物，多数也能通过血乳屏障，故哺乳期用药范围可参照围孕期用药情况。如禁用药有斑蝥、马钱子、草乌、川乌、甘遂、大戟、芫花、商陆、牵牛子等。慎用药有苦杏仁、桃仁、蒲黄、五灵脂、附子、肉桂、瞿麦、通草、天南星、代赭石、磁石等。若必须使用毒副作用大的药物，应考虑停止哺乳，以免药物对婴儿产生危害。

避免在乳母血药浓度高峰期间喂养，哺乳期妇女用药时须在医师的指导下调整哺乳及服药时间，选择在血药浓度较低时段哺乳婴儿，以减少药物对婴儿的影响。也可选择暂停哺乳，尽量减少乳儿吸收药物的剂量。推迟哺乳时间，可使乳汁血药浓度相对较低；避免使用长效药物及多种药物联合应用。

哺乳期应尽量避免使用药物，必须运用药物治疗时，除谨慎使用外，还应注意哺乳时间。即使药性平和，也应注意疗程不宜过长，剂量不宜过大，密切观察用药过程中的不良反应。

4. 避免中药对产后子宫恢复的影响 妇女生产后进入哺乳期，子宫在胎儿娩出后逐渐恢复。这一时期用药不当，可能会影响子宫收缩异常，出现子宫收缩乏力或子宫痉挛，导致子宫复旧不良；亦可能影响凝血功能，导致出血过多或恶露不尽等不良反应。应慎重使用部分活血药、理气药。如益母草、川芎、三七、三棱、莪术等。

三、案例分析

案例一

雷公藤致婴儿中毒

【案例】

典型案例1：

患者，女，8个月，因其母亲患类风湿关节炎住院治疗，正值哺乳期。其母亲服雷公藤全根制剂（每日约合生药用量11.25g）1周。母亲除有口干、胃脘不适外，未见其他副反应，但患儿则逐渐出现吐奶、呃奶、吵闹不安、一日数次腹泻稀水样便、肛周发红等症状。其母服药达两周时，患儿颈部出现鲜红色丘疹，初为针头大小，后渐为绿豆大，疹间皮肤正常。2～3日后延至颜面、腋窝皱襞处，红疹密集，外搽风油精，口服清热银花露和清热消暑中药2剂治疗无效，红疹渐大，遍及躯干、四肢，有的为黄豆大小，口角、鼻缘发红伴少许溃烂，球结膜充血，上眼睑皮肤亦可见皮炎反应样改变，无发热。考虑到其母正服雷公藤制剂并值哺乳期，可能为雷公藤经乳汁引起婴儿中毒，嘱停止哺乳观察，未做处理。3天后婴儿消化道症状消失，红疹逐渐消退。自此断奶后，未再发生类似情况。

［资料来源：李瑞林，余明焕，杨大鸿．雷公藤经乳汁致婴儿毒副反应1例．中医杂志，1983（4）：31］

典型案例2：

患者，女，22岁。分娩后2月内患类风湿关节炎，颈椎骨、肩关节、手指关节肿胀，晨僵等症状明显，疼痛难忍，夜不能寐。曾服多剂中药及消炎痛片等，疗效不佳。改用雷公藤多苷片，60mg，每天3次，口服，连服5天后，关节肿胀消退，疼痛基本控制。随后患者改服雷公藤浸膏片（此为粗制剂，是雷公藤用乙醇－乙酸乙酯提取后制片，疗效与雷公藤多苷片相近）3片，每天2次（相当于雷公藤生药22g）。患者服药1天后，其2个月哺乳女婴突然出现哭闹不眠、拒乳、呕吐、腹泻（为水样便）等症状，经查患婴肛门周围红肿。患者即停服雷公藤浸膏片，12小时后，患婴上述症状消失。2天后患者再服雷公藤浸膏片3片，当夜其哺乳幼婴再次出现上述症状。患者再度停药，1天后患婴又恢复正常。

［资料来源：王兴门．哺乳期妇女应慎用雷公藤制剂．药学通报，1988，23（2）：92］

【分析】

1. 发生机制　雷公藤有毒，具有活血化瘀、清热解毒、消肿散结、杀虫止血等功效。含生物碱类、二萜类、三萜类、倍半萜类等成分，其中二萜类成分及雷公藤皂苷为主要毒性成分。其可引起胃肠道、皮肤、睾丸、卵巢及肝肾等脏器损害，常见的症状有恶心、呕吐、食欲不振、胃痛、腹泻、皮疹等。两个案例中患儿在其母服用雷公藤制剂期间哺乳而出现消化道、皮肤黏膜等症状，与服用雷公藤制剂的中毒症状相似，且断乳后不良反应症状消失，未再出现类似症状，再次哺乳后症状再现，说明婴儿出现的不良反应可能与其母乳中含有雷公藤成分有关。

2. 治疗原则

（1）及时停止哺乳，暂时改用人工喂养。

（2）对症治疗。改善消化系统及皮肤黏膜的不良症状。

3. 防范措施

（1）雷公藤有毒，孕妇及哺乳期妇女慎用。

（2）若因治疗需要在哺乳期用药，需注意雷公藤所含的成分可经乳汁分泌，治疗期间应停止哺乳。

案例二

益母草制剂致宫缩痛

【案例】

12 例因服用益母草制剂致宫缩痛患者，均来自妇科门诊。其中年龄最小 23 岁，最大 40 岁；人流术后 9 例，足月产后 3 例；服益母草膏者 6 例，益母草冲剂者 5 例，益母草片者 1 例。服药时间最短 2 天，最长 5 天。4 例为急诊就医。主要表现均为下腹正中阵发性剧痛，或伴恶心、呕吐、出冷汗、肛门下坠等症。妇科检查和 B 超检查示，盆腔无异常情况。停服该药后腹痛逐渐缓解，以至消失。

典型案例 1：

患者，女，38 岁。1999 年 5 月 23 日初诊。自 5 月 20 日因孕 48 天，行人流术，手术过程顺利，术后无腹痛，阴道出血不多。遵医嘱，口服阿莫西林 2 粒，每日 3 次；益母草膏 15g，每日 3 次。两天后出现下腹隐痛，未在意。后腹痛渐剧难忍，呈阵发性，同时伴有恶心、汗出、肛门下坠感，急来就诊。诊见表情痛苦，唇绀面黄，四肢潮冷。检查：腹部平软，深压痛，无反跳痛和肌紧张；妇科检查：除子宫体轻度压痛外，余无异常。B 超示：宫腔少量积血，血常规各项值均示正常。根据症状、体征，考虑为宫缩痛，嘱停服益母草膏观察，次日腹痛消失。

典型案例 2：

患者，女，26 岁。2001 年 6 月 26 日初诊。6 天前顺产一胎，产后服益母草冲剂，每次 1 袋，每日 3 次。两天前开始腹部疼痛，服姜糖水未缓解。今腹痛阵作而剧，每遇痛时腹部可触及硬块，饮食、二便正常，恶露量中等，色黯红，无血块。考虑为益母草冲剂促使宫缩所致。嘱停服该药观察，3 日后随访，已一切正常。

[资料来源：张淑杰，王春芳 . 益母草致产后宫缩痛 . 浙江中医杂志，2002（6）：235]

【分析】

1. 发生机制　益母草味辛苦，性寒，功能活血调经，利尿消肿，清热解毒。用于月经不调，痛经经闭，恶露不尽，水肿尿少，疮疡肿毒。主要成分是水苏碱，其药理作用是兴奋人体子宫平滑肌，促进子宫肌肉收缩，使残留组织排出，肌层压迫止血，并可双向调控凝血因子表达，使表层血管收缩止血。人流术后或产后子宫收缩过程中，益母草制剂可促进子宫收缩。可能因益母草引起子宫过度收缩，导致局部缺血缺氧、神经纤维受压而出现疼痛。

2. 治疗原则

（1）及时停药。

（2）对症治疗。及时检查子宫内是否有残留物，在医生指导下给予镇静、止痛药，或做下腹部按摩。

3. 预防措施

（1）产后宫缩疼痛明显者，慎用益母草或含益母草中成药。

（2）孕妇不可自行用药。

（3）人流或产后应用益母草制剂，应监测临床表现，如阴道出血情况。

第五节 肝肾功能不全患者的中药安全问题与合理用药管理

肝功能不全是指某些病因严重损伤肝细胞时，引起肝脏形态结构破坏并使其分泌、合成、代谢、解毒、免疫等功能严重障碍，出现黄疸、出血倾向、严重感染、肝肾综合征、肝性脑病等临床表现的病理过程或临床综合征。

肾功能不全是指由多种原因引起的肾小球及肾小管严重破坏，人体在排泄代谢废物和调节水电解质、酸碱平衡等方面出现紊乱的临床综合证候群。以血生化检查肌酐、尿素氮增高为特征，分为急性肾功能不全和慢性肾功能不全，是威胁生命的主要病证之一。

肝脏的表面有一薄层致密的结缔组织构成的被膜，被膜深入肝内形成网状支架，将肝实质分隔为 50 万个具有相似形态和相同功能，由肝细胞、毛细胆管、血窦、中央静脉和相当于毛细淋巴管的窦周隙（狄氏间隙）所组成的肝小叶。肝脏是最主要的药物代谢器官。肝脏通过新陈代谢对来自体内和体外的许多物质具有生物转化作用，可将这些物质分解或以原形排出体外。某些毒物经过肝脏的生物转化，可转化为无毒或毒性较小、易于排泄的物质。这种作用也被称作"肝脏解毒功能"。肝脏解毒功能的生物化学反应可分为四种形式：①氧化作用。如乙醇在肝内氧化为乙醛、乙酸，再氧化为二氧化碳和水。这种类型又称氧化解毒。②还原作用。某些药物或毒物如氯霉素、硝基苯等可通过还原作用产生转化，三氯乙醛在体内可还原为三氯乙醇，失去催眠作用。③水解作用。肝细胞含有多种水解酶，可将多种药物或毒物如普鲁卡因、普鲁卡因胺等水解。④结合作用。这是肝脏生物转化的最重要方式，可使药物或毒物与葡萄糖醛酸、乙酰辅酶 A、甘氨酸、3'- 磷酸腺苷 -5'- 磷酸硫酸、谷胱甘肽等结合。还应注意某些药物成分经肝脏代谢可产生有毒物质。

肾脏是人体的主要排泄器官。肾单位是组成肾脏的结构和功能的基本单位，包括肾小囊、肾小球和肾小管。肾小球由毛细血管网组成。其血管壁的内皮细胞与基底膜、肾小囊上皮细胞一起构成肾小球滤过膜，对流经肾小球的血液起滤过作用。肾小球外有称为肾小囊的包囊，囊腔与肾小管相通。肾脏的基本功能是生成尿液，机体尿液的生成依赖于肾小体、肾小管和集合管的协同活动。正常人每昼夜排出尿液 1 ～ 2L，以清除体内代谢产物及某些废物、毒物，并经重吸收功能保留水分及其他有用物质，如葡萄糖、蛋白质、钠离子、钾离子、碳酸氢钠等，以调节水、电解质平衡及维护酸碱平衡。肾脏同时还有内分泌功能，生成肾素、促红细胞生成素、活性维生素 D_3、前列腺素、激肽等，又为机体部分内分泌激素的降解场所和肾外激素的靶器官。肾脏的这些功能，保证了机体内环境的稳定，使新陈代谢得以正常进行。

肝、肾是人体分解、代谢和排泄药物的主要器官。水溶性、分子量小的药物，可直接经肾脏由尿液排出体外；而脂溶性、分子量大的药物，则必须在肝脏分解，转化为水溶性代谢物，使分子量大的物质变为分子量小的物质后，再经肾脏由尿液或随胆汁经肠道排出体外。因此，肝肾易受到药物的损害，所以许多药品都注明"肝肾功能不全者慎用"。对于肝肾功能不全的患者，临床治疗时，尤其要慎重用药。

近年来，随着中药临床应用日益广泛，引起肝、肾损害的报道随之逐渐增多。截至 2023 年 1 月，国家药品监督管理局共发出《药品不良反应信息通报》77 期，通报的具有不良反应的药物 104 种，中药制剂有 27 种。这些中药制剂中明确导致肝、肾损害的 9 种，占 33.33%；明确导致肝损害的 3 种，占 22.22%；明确导致肾损害的 3 种，占 11.11%。有研究对 2001 年 11 月至 2016 年 10 月《药品不良反应信息通报》的 8906 例中药不良反应进行分析，结果显示，发生肝、肾损害的 202 例，占 2.26%。其中肝损害 116 例，占 1.3%；肾损害 86 例，占 0.97%。因此，如何既能保证中药的疗效，又能减少肝、肾损害，尤其是在治疗肝、肾功能不全基础疾病时避免患者的肝、肾再次受到药物损害，已成为当今医药学界关注的热点。

　　肝、肾病患者因为在生理、病理上的特殊性，应该给予高度重视，更应"先发大慈恻隐之心"，用药指征要严格掌握，用药指导要合理。耐心仔细跟患者说明用药剂量、用药时间、注意事项、禁用和慎用药物等，以防止不良反应的发生或加重原有病情，保障患者生命安全。

一、肝肾功能不全患者的中药安全问题

（一）临床表现

　　肝肾功能不全患者的中药不良反应没有明显的特异性，其临床表现与肝肾功能不全的基础疾病相似，往往会导致原发疾病进一步加重或症状呈现多样性。

　　肝功能不全患者的中药不良反应轻者可出现乏力、纳差、恶心呕吐、肝区不适或疼痛、腹胀腹泻、皮肤瘙痒、头痛头晕、抽搐、嗜睡、厌油腻、肝功能异常等，重者可出现肝区剧烈疼痛、肝脾肿大、黄疸，甚者则出现肝昏迷、消化道出血或伴肾功能衰竭甚至死亡。

　　肾功能不全患者的中药不良反应多为肾功能衰竭，根据病情发展快慢，可分为急性肾功能衰竭、渐进性肾功能衰竭和肾小管疾病等。临床表现主要有尿频、尿急、尿痛、少尿甚至无尿、结晶尿、蛋白尿、血尿、水肿、血压异常及肾功能异常等。

（二）发生机制

　　1. 肝功能不全患者　　肝脏是许多药物代谢的主要场所，当肝功能不全时，药物代谢必然受到影响，药物生物转化减慢，血中游离型药物增多，从而影响药物的效应并增加毒性。因此必须减少用药剂量及用药次数，特别是给予肝毒性的药物时更需慎重，应强调个体化用药。

　　（1）**药动学的改变**　　肝功能不全会改变药物的吸收、分布、代谢、排泄，这就为不良反应的发生带来了隐患。

　　①对药物吸收的影响：肝脏疾病时，可出现肝内血流阻力增加，门静脉高压，肝内外的门体分流及肝实质损害，肝脏内在清除率下降。内源性的缩血管活性物质在肝内灭活减少，影响高摄取药即流速限定药物的摄取比率，药物不能有效地经过肝脏的首关效应，首关效应使主要在肝脏内代谢清除的药物生物利用度提高，同时体内血药浓度明显增高而影响药物的作用，而药物的不良反应发生率也可能升高。

　　②对药物在体内分布的影响：药物在体内的分布主要通过与血浆蛋白结合而转运。药物的血浆蛋白结合率主要与血浆蛋白浓度减少程度密切相关，血浆中与药物结合的蛋白质主要是白蛋白、脂蛋白和酸性 α - 糖蛋白。酸性药物主要与白蛋白结合，碱性药物主要与脂蛋白和酸性糖蛋白结合。在肝脏疾病时，肝脏的蛋白合成功能减退，血浆中白蛋白浓度下降，使药物的血浆蛋白结合率下降，血中结合型药物减少，而游离型药物增加。虽然血药浓度测定可能在正常范围，但具有活性的游离型药物浓度增加，使该药物的作用加强，同时不良反应也可能相应增加，尤其对于蛋白结合率高的药物，其影响更为显著。

　　肝脏疾病患者血中胆汁酸、胆红素的含量升高时，药物竞争性与蛋白质结合，结果使药物的蛋白结合率下降，血浆中游离型的药物浓度升高。

　　③对药物代谢的影响：肝脏是药物代谢最重要的器官。在肝脏疾病时，肝细胞的数量减少，

肝细胞功能受损，肝细胞内的多数药物酶活性降低，特别是细胞色素 P450 酶系的活性和数量均可有不同程度的减少，使主要通过肝脏代谢清除的药物的代谢速度和程度降低，清除半衰期延长，血药浓度增高，长期用药还可引起蓄积性中毒；对于某些肝脏高摄取的药物，如丹参酚酸、盐酸川芎嗪等，在肝脏摄取后由于生物转化速率降低，口服药物后大量原型药通过肝脏进入血液循环，血药浓度上升，生物利用度增强；某些需要在体内代谢后才具有药理活性的前体药如青蒿琥酯、蒿甲醚等则由于肝脏的生物转化功能减弱，这些药物的活性代谢产物的生成减少，使其药理效应也降低。

因此，对于肝功能损害的患者，在临床用药时应该根据肝功能损害的程度及药动学的特点调整药物剂量。一般来说，对于肝功能损害较轻者，静脉或短期口服给予安全范围较大的药物，可不调整剂量或将药物剂量下调 20% 左右，对于肝功能损害较重者，给予主要在肝脏代谢且需长期用药、安全范围较大的药物，药物剂量应下调 30% 左右，以保证临床用药的安全性。

（2）药效学改变　慢性肝功能损害患者由于肝功能损害而影响药物的吸收、分布、血浆蛋白结合率、药酶数量和活性以及排泄，结果导致药物作用和药理效应发生改变。也就是说，在慢性肝功能损害时，由于药代动力学发生改变，药物的药理效应可表现为增强或减弱。慢性肝病时，血浆白蛋白合成减少，药物的蛋白结合率下降，在应用治疗范围的药物剂量时，游离血药浓度相对升高，不仅使其药理效应增强，也可能使不良反应的发生率相应增加。例如临床上在慢性肝病患者中给予巴比妥类药物往往诱发肝性脑病，即与肝功能损害时药效学的改变有关。

2. 肾功能不全患者　肾功能不全时，药物代谢和排泄都会受到影响。对于同药物、相同剂量，肾功能正常患者使用可能是安全的，但对肾功能不全患者则可能会引起蓄积而加重肾脏损害。

①对药物吸收的影响：肾功能不全患者肾单位数量减少、肾小管酸中毒。如维生素 D 羟化不足，可导致肠道钙吸收减少。慢性尿毒症患者常伴有胃肠功能紊乱，如腹泻、呕吐，这些均可减少药物的吸收。

②对药物分布的影响：肾功能损坏能改变药物与血浆蛋白的结合率。一般而言，酸性药物血浆蛋白结合率下降，而碱性药物血浆蛋白结合率不变或减低。肾功能不全，血浆蛋白结合率改变，药物分布容积也可改变。大多数药物表现为分布容积增加。

③对药物代谢的影响：肾脏含有多种药物代谢酶，氧化、还原、水解及结合反应在肾脏均可发生，所以有肾脏疾病时，经肾脏代谢的药物生物转化障碍。由于肾功能受损，药物的代谢也可能发生改变。如药物的氧化反应加速，还原和水解减慢，但对药物的结合反应影响不大。

④对药物排泄的影响：肾功能损害时，主要经肾脏排泄的药物消除减慢，血浆半衰期延长。因药物在体内蓄积作用加强，甚至产生毒性反应，其作用机理是肾小球滤过减少、肾小管分泌减少、肾小管重吸收增加、肾血流量减少。某些药物在体内的代谢产物仍有药理活性，甚至毒性，肾功能受损时，这些代谢产物在体内蓄积产生不良反应。如在肾功能不全时，斑蝥酸酐不能及时排出，在血和组织内发生蓄积，更易出现毒性反应。

二、肝肾功能不全患者的合理用药管理

（一）掌握肝肾功能不全患者的合理用药原则

1. 肝功能不全患者的合理用药原则

（1）明确诊断，合理选药　肝功能不全患者在使用药物之前需要明确诊断，这样才可以有效

地进行针对性治疗。因为如果在治疗之前不能够明确治疗目标的话，往往会在一定程度上影响最终的治疗效果。一般肝功能不全者首先需要改善肝功能，主要是针对原有的问题进行解决，比如抗病毒或者是调整代谢。

（2）避免或减少使用肝毒性大的药物　有很多药物都是具有肝毒性的，所以肝功能不全者在用药时需要了解药物的成分及剂量。大部分药物的成分在摄入身体后，还需要在肝脏进行代谢，因此，在药物的选择上更需要加强重视，可以向医生询问，或者由医生来进行药物配比。

（3）注意药物相互作用，特别应避免与有肝毒性的药物合用　如果肝功能不全者想要使用多种药物来控制疾病，此时一定要注意药物之间的相互作用，因为药物的成分是比较复杂的，在使用药物的时候，有可能会出现两种药物的代谢产物形成了肝毒性物质的情况。这种时候需要谨慎服药，避免多种药物影响肝脏功能。

（4）合理调整给药方案　由肝脏清除，但并无明显毒性反应的药物须谨慎使用，必要时减量给药。经肝或相当药量经肝清除，肝功能减退时其清除或代谢形成减少，在有肝病时尽可能避免使用可致明显毒性反应的药物。在严重肝功能减退时，肝肾两种途径清除的药物血药浓度升高，加之此类患者常伴肾功能不全，可使血药浓度更明显升高，故须减量应用。经肾排泄的药物在肝功能障碍时，一般无须调整剂量。但这类药物中肾毒性明显的药物在用于严重肝功能减退者时，仍需谨慎或减量，以防肝肾综合征的发生。

（5）定期检查肝功能　在长期使用药物的时候，肝功能不全的患者需要定期检查肝功能，这是为了确保在用药期间不会对肝脏功能产生巨大影响。有些药物可能会存在未知的副作用，所以长期使用药物之后需要进行一定的筛查，避免在药物使用过程中产生不可预料的影响。

肝功能不全的患者，一般是由于疾病因素或者是错误地使用药物而导致的，这种时候用药就需要更加谨慎。除此之外，肝功能不全患者需尽量加强对肝脏的保护，避免引发其他肝病，否则很容易引起肝脏器质性改变。

2. 肾功能不全患者的合理用药原则

（1）明确诊断，合理选药　在治疗时，首先应明确疾病诊断，对疾病的病理、生理过程及现状做出准确的分析，合理选择药物，既要针对适应证，又要排除禁忌证；接着应明确治疗需要达到的目标，是治标或治本，还是标本同治。治疗一段时间后，观察目标是否达到，以确定用药是否合理，是否需要调整，避免盲目用药。

（2）避免或减少使用肾毒性大的药物　肾脏排泄是药物排泄的主要途径，肾功能不全者用药更应谨慎，对可能导致肾损害的药物应尽量不用；必须用者，应尽量采用肾损害较小的药物来替代，可短期或交替使用，切不可滥用。

（3）注意药物相互作用　凡同时服用多种药物者，要注意药物间的相互作用，警惕药物间的代谢产物形成新的肾损害。

（4）坚持少而精的用药原则　肾功能不全患者往往出现多种并发症或合并其他疾病，可出现各种各样的临床症状和表现，治疗中一定要对患者的疾病状态做一个全面的分析，减少联合用药，选用切实有效的药物进行治疗。

（5）定期检查，及时调整治疗方案　对待肾功能不全者应始终负责，在治疗中必须严密观察病程发展、肾功能变化及药物不良反应的出现，及时调整剂量或更换治疗药物。一般情况下，如按肾功能损害程度递减药物剂量或延长给药间隔时间，可避免肾毒性药物对肾脏的进一步损害。内生肌酐清除率是测定肾功能的可靠方法，它与药物半衰期（$t_{1/2}$）呈反比关系，例如某一主要经肾排泄的药物，在正常人的 $t_{1/2}$ 为 1 小时；当肾功能减退，内生肌酐清除率为正常的 50% 时，$t_{1/2}$

为 2 小时；内生肌酐清除率为正常的 25% 时，$t_{1/2}$ 为 4 小时。

（二）熟悉肝肾功能不全患者应用中药的注意事项

肝肾功能不全时，药物的吸收、分布、代谢和排泄均会受到不同程度的影响。对于同一药物，采用相同剂量，肝肾功能正常者使用可能是安全的，但对肝肾功能不全患者则可能会引起蓄积而加重肝肾损害。所以对肝肾功能不全患者进行药物治疗，不能简单地以疾病是否治愈作为判断用药是否合理的标准，还应考虑所用药物对肝肾有无损害。为达到安全合理应用中药的目的，肝肾功能不全患者应用中药时需注意以下事项。

1. 坚持中医药理论指导　首先明确诊断，对肝肾功能不全患者的病情做出准确的辨证分型，进而明确治疗需要达到的目标。选用的治疗药物既要针对适应证，又要排除禁忌证；注意"十八反""十九畏"等配伍禁忌。治疗一段时间后，观察目的是否达到，以确定用药是否合理，是否需要调整，避免盲目用药。

2. 坚持合理用药基本原则　肝肾功能不全的患者治疗用药要坚持"少而精"的原则，并在医生指导下用药，不可随意自我药疗，特别是不能盲目使用成分不明的验方、秘方等，亦不可私自增加中药用量和服药时间。忌用或慎用目前已经明确对肝肾具有损害作用的药物。凡必须用者，应尽量控制疗程，减少剂量或交替间歇用药。

3. 加强用药监护　对于既往曾经罹患肝肾疾病的患者，选药宜慎，观察宜严，检查宜勤。在应用中药治疗时，应密切观察和询问患者的临床表现，定期检查肝肾功能，及时调整给药方案，一旦发现有肝肾损害的症状和体征，需立刻停药，并及时给予相应的救治措施。

三、案例分析

案例一

复方甘草酸苷注射液致肝硬化患者低血钾

【案例】

患者，男，43 岁，因乏力、食欲不振 2 年，间断腹胀 1 年于 2013 年 3 月 1 日入院。病程中患者出现上腹痛，呈间断性，无放射、餐后加重状况。患者既往有饮酒、吸烟史。查体：血压 120/80mmHg，肝病面容，全身浅表淋巴结未触及肿大，双肺呼吸音清，未闻及干湿啰性音，心率 70 次 / 分，律齐，未闻及杂音。腹部彩超检查：肝实质回声增粗、增强，分布不均匀；腹腔积气明显。超声提示：肝实质弥漫性病变。甲胎蛋白：3.30ng/mL，门冬氨酸氨基转移酶 173U/L，丙氨酸氨基转移酶 108U/L，碱性磷酸酶 163U/L，γ - 谷氨酰转肽酶 864U/L，球蛋白 32.5U/L，直接胆红素 11.7μmol/L，总胆汁酸 44.7μmol/L。诊断：酒精性肝硬化，失代偿期。

从第 1 日起给予保肝治疗。治疗药物：复方甘草酸苷注射液 120mg、注射用还原型谷胱甘肽 1.8g、复合辅酶 200IU，分别配伍 5% 葡萄糖注射液 250.00mL，1 天 1 次静脉滴注。第 4 日，患者出现心悸，胸闷伴四肢肌肉酸痛，肌腱反射减弱。心电图：窦性心动过速。患者的症状无法用病程进展解释，怀疑为药物不良反应。辅助检验示：K^+ 2.38mmol/L，Na^+ 163mmol/L。药师考虑患者肾功能正常，低血钾可能与复方甘草酸苷注射液的不良反应有关，建议停止使用。

给予氯化钾注射液 1.5g 补钾，改用 5% 葡萄糖注射液 250.00mL+ 多烯磷脂酰胆碱注射液 697.5mg，1 天 1 次静脉滴注；还原型谷胱甘肽、复合辅酶继续使用。第 6 日血钾值明显升高，但仍低于正常值，继续静滴氯化钾 1.5g，1 天 1 次静脉滴注。第 9 日，K^+3.66mmol/L，Na^+146mmol/L。

停用氯化钾注射液，继续给予保肝对症治疗。第 11 日，离子检验值示：K⁺、Na⁺ 均在正常值。第 12 日患者病情明显好转，出院。

［资料来源：赵玉杰，宋燕青，张杰，等 . 复方甘草酸苷静滴致严重低钾血症 1 例 . 药学与临床研究，2014（2）：186］

【分析】

1. 发生机制　复方甘草酸苷注射液用于治疗慢性肝病，改善肝功能异常，亦可用于治疗湿疹、皮肤炎、荨麻疹。说明书提示，本品重要的不良反应有休克、过敏样症状、假性醛固酮症，在增大药量或长期连续使用下，可出现低血钾症。甘草酸苷的化学结构基团与醛固酮类似，甘草酸苷及其代谢产物甘草次酸在体内可抑制氢化可的松的代谢酶 11β - 羟基类固醇脱氢酶的活性，导致体内氢化可的松的过量富集，从而直接引发类醛固酮增多症的临床表现，影响内分泌，排钾保钠，可导致低血钾、水钠潴留、水肿、血压异常等。

本例使用 120mg 的复方甘草酸苷注射液，符合用药指征，且用量亦在规定的范围内。在说明书标示剂量下首次使用复方甘草酸苷注射液 3 天后，出现低钾血症。不良反应发生机制与下列因素有关：①患者酒精性肝硬化、失代偿期，肝功能不全，对甘草酸的代谢能力减弱，可导致甘草酸体内蓄积，血药浓度升高，引起甘草酸苷类醛固酮作用增强，排钾保钠效应凸显。②患者长期乏力、食欲不振，且间断性腹胀，可能存在饮食上钾的摄入不足。两者综合作用，导致低血钾。

2. 治疗原则

（1）立即停用药物。

（2）对症治疗。给予补钾、保肝药物等。

3. 防范措施

（1）用药期间注意定期监测血钾、水肿、肌力、血压、肝功能等指标，发现异常情况，应立即停药。

（2）使用复方甘草酸苷前详细询问病史，肝肾功能异常患者慎用，过敏者禁用。

（3）对长期用药者，可常规补钾，以避免发生低血钾的不良反应。

案例二

雷公藤多苷片致肾病综合征患者再生障碍性贫血

【案例】

患者，男，26 岁。因眼睑、下肢水肿并逐渐加重伴头昏、乏力入院治疗。既往有肾病综合征病史 3 年。否认既往出血性疾病史，无药物过敏史。本次入院前在外院服用激素治疗 3 个月。查体：慢性病容，心肺未见异常。腹软，全腹无压痛，肝脾未触及。血常规：红细胞 2.1×10¹²/L，血红蛋白 85g/L，白细胞 6.3×10⁹/L，嗜酸细胞 0.14，中性粒细胞 0.70，淋巴细胞 0.16，血小板 132×10⁹/L。血尿素氮 10.7mmol/L，肌酐 194μmol/L，尿蛋白定量 6.65g/24h，诊断为肾病综合征。治疗：给予雷公藤多苷片口服 10mg，日 3 次，服用 25 天时，患者中度发热，腹泻稀水样大便，日 3～4 次。予以氨苄青霉素 3.5g 静滴，5 天，病情逐渐加重，大便检查发现霉菌 1 次。停氨苄青霉素，改大蒜素治疗。实验室检查血常规：红细胞 1.55×10¹²/L，血红蛋白 40g/L，白细胞 1.7×10⁹/L，中性粒细胞 0.20，淋巴细胞 0.80，血小板 12×10⁹/L。血尿素氮 7.14mmol/L，肌酐 133μmol/L，尿蛋白定量由 6.65g/24h 降至 0.41g/24h。立即停用雷公藤，行骨髓穿刺 2 次。第一次骨髓象：粒细胞系 0，只有分叶核 0.02，主要是淋巴细胞。3 天后第二次骨髓象：原始细胞 0.004，晚幼细胞 0.004，原红细胞 0.004，早幼红细胞 0.004，晚幼红细胞 0.004，淋巴细胞 0.86，单核细胞 0.008，浆细胞 0.06，网状细胞 0.052。诊为急性再生障碍性贫血。

患者随后鼻腔出血，眼底出血，全身皮肤散在出血点。给予输新鲜血以及成分输血。继续抗炎，用复达欣每日 4.0g 静脉滴注。经抢救 10 天，患者周围血象三系逐渐回升。复查血常规：血红蛋白 120g/L，白细胞 $4.4×10^9$/L，嗜酸细胞 0.02，中性粒细胞 0.58，淋巴细胞 0.40，血小板 $53×10^9$/L。骨髓象大致正常。

［资料来源：焦宝珠．雷公藤治疗肾病综合征出现急性再生障碍性贫血一例．中华内科杂志，1995（12）：845］

【分析】

1. 发生机制　雷公藤多苷片功能祛风解毒、除湿消肿、舒筋通络，具有抗炎及抑制细胞免疫和体液免疫等作用。用于风湿热瘀、毒邪阻滞所致的类风湿性关节炎、肾病综合征、白塞三联症、麻风反应、自身免疫性肝炎等。雷公藤多苷片不良反应发生率较高，可引起消化系统、血液系统、泌尿系统、心血管系统、生殖系统、内分泌系统、神经系统等多系统器官损害。

本例患者因肾病综合征应用雷公藤多苷片 25 天，出现再生障碍性贫血，不良反应发生机制与下列因素有关。雷公藤多苷可抑制骨髓，导致造血功能障碍。患者肾病综合征病史 3 年，肾功能不全，对雷公藤多苷的代谢、排泄能力减弱，可导致雷公藤多苷体内蓄积，血药浓度升高，出现骨髓抑制，表现为三系血细胞低下。患者停药后，对症治疗骨髓造血功能恢复，排除因肾病综合征疾病进展导致的血象异常。

2. 治疗原则

（1）立即停用药物。

（2）对症治疗。给予输血、抗感染等治疗措施。

3. 防范措施

（1）用药期间注意定期监测血象、肝肾功能等指标，发现异常情况，应立即停药。

（2）使用雷公藤多苷前详细询问病史，肝肾功能异常患者慎用；过敏者禁用；备孕期男女慎用，孕期妇女禁用。

（3）对长期作为免疫抑制用药，宜采取间歇治疗，以免药物蓄积中毒。

【思考题】

1. 儿童中药不良反应防范的特殊性是什么？

2. 结合老年人用药不良反应案例，谈谈老年人用药应注意哪些问题。

3. 如何防范备孕期和孕期妇女中药不良反应？

4. 肝肾功能不全患者用药应注意什么？

第九章
中药饮片的安全问题与合理应用

【教学要求】

1. 掌握中药饮片安全问题的防范。

2. 熟悉中药饮片安全问题的常见临床表现。

3. 理解中药饮片"从田间地头到临床应用"全过程质量控制对安全用药的影响。

第一节　概　述

中药饮片系指药材经炮制后可直接用于中医临床或制剂生产使用的处方药品。饮片质量的优劣、应用是否合理直接关系到临床疗效和用药安全。传统认为，中药饮片为天然药物，药性平和，毒副作用小，可久服。实际上，中药饮片因受诸多因素的影响，亦可能引起不良反应，临床使用不当存在潜在的安全问题，仍需引起人们的重视。为保证中药饮片安全合理使用，提高临床疗效，降低毒副作用，应根据中药饮片不良反应发生的原因，针对不同中药饮片的特点进行用药安全警戒。中药饮片的安全合理应用与中药饮片的质量密切相关。在中药饮片的应用过程中，要时刻牢记"工匠精神"，保证饮片来源清晰、炮制规范、质量可靠，提升学生责任感、使命感，保障临床安全合理应用饮片。

一、中药饮片不良反应的现状

在国家药品不良反应监测中心相关报告中，中药饮片的不良反应 / 事件（ADR/ADE）报告数量相对较少。2011 年 1 月至 2022 年 12 月，国家药品不良反应监测中心发出的 33 期药品不良反应通报中，涉及不良反应 73077 例次，其中中药饮片不良反应比例约从 1.0% 下降到 0.89%。但也有中药饮片因不良反应引起严重后果，甚至危及生命的报道，故中药饮片不良反应仍需引起足够重视。有学者系统梳理了 30 年来国内外文献中关于 652 味常用中药饮片的 ADR/ADE 报道，共收集纳入中药饮片 ADR/ADE 文献报道 2761 篇，案例 11326 例，涉及 ADR/ADE 的中药饮片为 335 味。

二、中药饮片不良反应的特点

1. 临床表现多样　对 335 味中药饮片不良反应的 2761 篇文献报道进行系统梳理发现，中药饮片不良反应可涉及各个系统，不良反应的临床表现差异甚大。如补骨脂可影响皮肤及其附属器官，其光敏反应可导致剥脱性皮炎和色素沉积；含有毒性成分的中药饮片，如川乌、草乌、附子等乌头类饮片，毒副反应涉及皮肤、消化系统、循环系统、神经系统、呼吸系统、泌尿系统、血液系统等，可引起昏迷、晕厥、意识丧失，甚至危及生命。

2. 影响因素较多　中药饮片不良反应发生是多种因素综合作用的结果，主要原因包括药物自身因素、临床使用因素和患者自身因素。药物因素中药材种植过程的农药残留、重金属污染；同名异物、同物异名、一药多源所引起的品种混乱；炮制配伍不当未达到减毒目的，可引起药物毒性反应；药材在贮藏过程中发生变质现象等，均可增加临床不良反应的发生概率。临床使用因素中医生辨证不当、处方出现配伍禁忌；药师调配时处方应付错误，用量过大或煎煮不当等误用、滥用现象可导致不良反应。患者因素中性别、年龄、体质、自行服药等亦是中药饮片不良反应的原因。临床应用中药饮片发生不良反应时，应仔细分析原因。

3. 传统饮片不良反应判断困难　中药饮片在临床上单用较少，多以复方配伍入汤剂或配合使用中成药的形式应用，中药复方出现不良反应时，难以判断是其中何种饮片的不良反应。

4. 新型饮片的安全隐患　近年来，新型饮片不断在行业中出现，如中药配方颗粒、中药破壁饮片和口服粉末饮片等。中药配方颗粒是由单味中药饮片经水提、分离、浓缩、干燥、制粒而成的颗粒，在中医药理论指导下，按照中医临床处方配方后，供患者冲服使用。中药配方颗粒的质量监管纳入中药饮片管理范畴。中药破壁饮片是将符合法定要求并具有细胞结构的传统中药饮片，经现代超微粉碎技术加工至粒径 D90 < 45μm（300 目以上）的粉体，可直接口服，或者加水或不同浓度的乙醇黏合成型，干燥，制成的 30 ～ 100 目颗粒状饮片。口服粉末饮片指经粉碎加工，使用过程无需经过煎煮，可直接口服或冲服的中药饮片。新型中药饮片是传统中药饮片的重要补充，具有体积小、重量轻、携带及贮藏方便、服用简单等优势，但亦存在一定的安全性问题。如新型饮片质量标准有待完善；新型饮片所含成分的溶出度改变，有效性和安全性研究有待深入；产品鉴别难度大等。有学者对配方颗粒的临床使用情况进行了统计，纳入的 692 项临床研究中有 93 项研究报告了不良事件发生情况，主要不良反应表现包括恶心、呕吐、便秘、腹痛、腹胀、腹泻、头晕、头痛、皮疹等，但在停药后均能缓解和恢复正常。亦有文献研究显示，口服粉末饮片的安全性与传统饮片相似，临床如果合理使用，一般不会产生安全性问题；一些破壁饮片对实验动物的胃肠组织、胃肠黏膜超微结构具有一定的损伤作用。因此，新型中药饮片在临床使用时，也要关注其安全问题。

从文献中还可看出，中药饮片安全问题不仅存在于蟾酥、乌头等含有毒性成分的饮片，一些补虚药、药食两用之品也会引起严重的不良反应，如人参、鹿茸、山药、百合等。从中药材和中药饮片不良反应 / 事件的报道看，绝大部分是因过用、误用、滥用所致，也提示多数不良反应是可以避免的。

第二节　中药饮片安全问题的临床表现与发生原因

一、临床表现

对近 30 年来国内外文献涉及 ADR/ADE 的中药饮片相关病例进行分析显示，中药饮片不良反应表现涉及皮肤及其附属器官、消化系统、呼吸系统、泌尿系统、神经系统、心血管系统、生殖系统、血液系统、内分泌系统、五官等多个方面。

1. 皮肤及其附属器官损害   主要表现为皮肤瘙痒或灼痛，皮肤丘疹、斑疹、疱疹、红斑、风团，皮肤干燥、脱屑，皮肤水疱、脓疱、溃破、糜烂、结痂，皮肤散在出血点、色素异常等。有报道，牛蒡子、黄连、甘遂、祖师麻过量使用能引起丘疹，白芷、补骨脂可引起光敏反应，鸦胆子可使皮肤破溃、灼痛等。

2. 消化系统损害   主要表现为恶心、呕吐、呃逆、口干、口苦、反酸、嗳气、纳呆、腹胀、腹痛、腹泻、便秘、便血、脱肛、黄疸、肝功能异常等。有报道，如过量服用西洋参、枸杞子能引起恶心呕吐。有报道过量服用赤小豆、决明子能引起腹痛、腹泻。何首乌长期服用能引起恶心、呕吐、腹泻、纳差、黄疸。砒石、铅丹、密陀僧则能引起肝损伤或肝肾功能的异常。

3. 神经系统损害   主要表现为头晕头痛、昏迷、意识障碍、记忆减退、冷汗或大汗淋漓、面瘫、幻听幻视、二便失禁、嗜睡或失眠、痉挛、惊厥、抽搐、震颤、口角㖞斜、双眼斜视上翻等。有报道，如过量服用黄芪可引起头晕头痛，巴豆霜可诱发癫痫持续状态；附子、川乌、草乌能引起神志恍惚、烦躁不安、嗜睡、晕厥、全身麻木及紧束感、发抖发冷、肌张力下降或肌肉强直、痉挛等。

4. 心血管系统损害   主要表现为心悸、胸闷胸痛、心前区不适、血压下降或升高、心律失常、循环衰竭等。有报道，如过量服用冬虫夏草、甘草、人参能导致出现心悸，罂粟壳可致循环衰竭，砒霜能引起低血压性休克和心律失常，乌头类药附子、川乌、草乌可能引起心前区不适、血压异常、多种心律失常。

5. 呼吸系统损害   主要表现为呼吸困难甚则呼吸抑制、气促、咳嗽、哮喘、咳痰、鼻塞、咽干、咽痛、咽痒、咽喉异物感、声音嘶哑或失音、喉头水肿、黏膜充血、肺有水泡音等。有报道，如过量服用菟丝子、紫河车、茵陈能引起呼吸困难，番泻叶、商陆、藜芦能导致气短、气促，雪上一枝蒿、草乌可引起呼吸停止。

6. 泌尿系统损害   主要表现为少尿、无尿、尿频、尿急、尿崩、血尿、蛋白尿、泡沫尿、尿道不适和肾功能异常等。有报道，如长期服用溪黄草可引起少尿、无尿；青木香能导致全身浮肿和肾功能衰竭；大量服白蔹可引起急性肾小管坏死、慢性肾小管间质炎性反应及纤维化等。

7. 五官损害   主要表现为视力异常、眼睛干涩、流泪、畏光、灼痛，耳痛、耳鸣、耳道红肿发痒、鼓膜充血，口舌发麻、口角和口腔溃疡、口唇肿胀和糜烂，鼻衄、鼻黏膜灼热感等。有报道，如过量服用牛蒡子能引起视力下降、流泪、畏光；小蓟长期服用可导致耳内痛、咽部刺痛；砒石可引起耳痛、耳鸣、听力下降；苍耳子能导致鼻衄。

8. 生殖系统损害   主要表现为阴道灼烧、疼痛、月经异常、乳房发育异常、流产、早产、死胎，阴茎异常勃起、早泄、精液检查异常等。有报道，如过量服用人参、西洋参能引起月经异常；轻粉、砒石、芫花能引起阴道灼伤、疼痛；白芷、艾叶、天花粉能导致流产、早产和死胎；鹿茸、雷公藤能引起异常勃起、早泄和精液异常。

9. 血液系统损害   主要表现为溶血性贫血、白细胞及血小板减少、紫癜、中性粒细胞升高和骨髓抑制等。有报道显示，铅丹、青风藤和续断能引起贫血；海马、苍耳子、三七能诱发紫癜；雷公藤能引起骨髓抑制。

10. 其他损害   主要包括内分泌系统、全身性反应等方面。有报道显示，地骨皮可引起糖尿病加重；赤芍可使泌乳量改变；甘草可引起全身乏力、出汗、肌肉震颤；雷公藤、川乌可导致弥漫性毛发脱失等。

二、发生原因

引起中药不良反应的原因众多，主要有中药饮片方面的因素、临床使用方面的因素、患者因素以及监管等方面的因素。

（一）中药饮片方面的因素

1. 成分　某些中药自身就含有毒性成分，如雷公藤含有雷公藤生物碱，可造成神经系统、生殖系统、免疫系统等多个系统毒性；矿物类药朱砂、雄黄、红粉等均具有强烈的毒性；桑寄生如果寄生在有毒植物上就会具有毒性。

2. 品种　由于历史原因，很多药材存在一药多源、同名异物、同物异名等现象。如《药典》中规定白附子是天南星科植物独角莲的干燥块茎，商品名禹白附，而黑龙江、吉林、上海、广东等地使用的是毛茛科植物黄花乌头的块根，商品名关白附，毒性比禹白附大。又如重楼和拳参都被称为草河车，然重楼有小毒，两者误用可能导致不良反应。

3. 产地　我国幅员辽阔，各地区生态环境如土壤、水质、气候、雨量、光照、温度及海拔高度等差别很大。同一品种，不同产地，由于生境的差异，化学成分含量有别，功效和毒性亦有不同。有学者比较四川、陕西、湖北、重庆、云南等多个产地附子的毒性，发现产地不同，毒性差异较大。中药材产地不同，诱发的不良反应类型也不尽相同。

4. 采收　中药中活性物质和毒性成分的积累随着植物生长期、季节的不同会发生变化。如附子的传统采收时间在 7 月底，但此时其总生物碱含量虽高，毒性成分乌头碱含量也相对高。研究发现，如把采收时间改在 8 月 15 日前后，附子的产量、总生物碱含量相对较高，而乌头碱含量却低，附子品质好于传统药农 7 月底采收的。药理研究显示，种植年限超过 5 年的人参对心脏的影响更为明显，5 年及 5 年以下的种植人参可列为新资源食品，若作药用则效力不足。而 5 年以上生长期的人参则不宜作为保健品。

5. 炮制　中药饮片经过炮制，不仅有增强疗效、改变或缓和药物的性能等作用，还可以降低或消除药物的毒性或副作用。对毒性和烈性中药的合理炮制是确保用药安全的重要措施。炮制不当或不经加工炮制，也是引起不良反应的原因之一。如斑蝥米炒后，可使毒性成分斑蝥素升华而降低毒性。乌头经蒸、煮等法炮制后，剧毒的乌头碱被水解成毒性小的乌头原碱而减小毒性，若炮制不当，水解不完全，则易引发不良反应。

6. 贮藏　中药材贮藏与药材的质量、疗效和临床安全用药密切相关。若贮藏保管不当，则会引起药物变质或造成事故，轻则影响疗效，重则危及生命。中药贮藏养护中常见的变质现象有虫蛀、霉变、变色、走油、风化、气味散失等。霉变的中药含有黄曲霉菌，食用可引起消化、循环等多系统病变，严重可致癌症；服用走油的药材后，易出现头痛、呕吐、发烧、腹痛等症状。

7. 农药残留和重金属污染　农药残留和重金属污染是影响药物安全性和疗效的重要因素。中药的农药残留污染以有机氯农药为主，有机磷和拟除虫菊酯类农药次之。根类药材极易受到有机氯农药的污染，如白术、人参、西洋参、三七、党参等。花类、果实类和部分根类药材中有机磷农药残留较为严重，如金银花、枸杞子、川芎、大黄等。重金属包括铜、铅、镉、汞、砷等，其毒性作用在于重金属元素进入人体后与体内酶或蛋白上的游离巯基、羧基等结合，从而使蛋白质变性，酶失去活性，组织细胞出现结构和功能上的损害。研究发现，药材中铅、镉、砷的平均含量块根类大于全草类；如浙贝母、温郁金、白术、白芍镉超标情况相对严重。

（二）临床使用方面的因素

1. 药不对证与药不对病 辨证论治是中医临床治疗疾病的核心，"寒者热之""热者寒之""虚则补之""实则泻之"是中医临床用药的指导原则。若辨证错误，或辨病不当则处方用药必然偏离，可能导致药物伤害。如热证、阴虚患者，骤然使用附子、肉桂等性热的药物，可伤阴耗液加重病情；阳虚者使用阿胶、龟甲等养阴药可致阳气不易恢复。

2. 三因失宜 天时气候、地域环境与疾病的发生、发展变化与转归密切相关。治疗时，应因人因时因地制宜。如夏天天气炎热，出汗相对较多，此时给予大剂量麻黄发汗，易导致出汗过多而损伤正气。我国幅员辽阔，南北自然环境差异较大，组方遣药应考虑南北方患者人体禀赋差异，如同是治疗风寒感冒，若用相同剂量的麻黄汤，在南方则可能发汗太过，伤了正气，在北方则可能未显示发汗作用。

3. 煎煮失当 中药饮片的煎煮宜选择砂锅、瓷罐等器皿，不宜使用铁、铜、锡等金属器具。高温作用下，药材易与金属产生反应，导致药效降低，甚至产生毒性。如五味子、何首乌、大黄等含鞣质的中药，因铁元素与药液中的鞣质发生反应，生成不溶于水的鞣酸铁，使药味苦涩、汤液变色；同时鞣质减少后，生物碱不能与鞣酸结合生成易溶于水的盐，降低有效成分的浸出和药效。部分中药饮片对煎煮时间有特殊要求，如山豆根一般不宜长时间煎煮，以免增加毒性；乌头、附子、商陆等毒性中药则需久煎以降低毒性，煎煮时间短，易引起临床安全问题。

4. 用量和疗程不当 长期使用含有毒成分的中药可引起蓄积中毒，导致不良反应发生。如朱砂具有镇静安神、清热解毒的作用，但长期服用会造成汞蓄积中毒，引起神经、消化、泌尿和心血管等系统的损害。不仅性能峻烈之品如此，即使平和的甘草大剂量服用或小量长期使用，患者也可出现满闷、水肿、血钾与血压异常等。

5. 配伍不当 配伍是临床用药的常用形式，配伍不当是导致中药安全性问题发生的重要影响因素。配伍不当包括组方过大或忽视配伍禁忌等。有的医生所开处方过大，药物多达40余味。药物越多成分越复杂，安全隐患越多，甚至在煎煮过程中，产生新成分，引发不良反应。有些药物配伍，会降低或丧失药效，甚至产生毒副作用。如山豆根与大黄配伍应用可发生头晕眼花、足软无力举步、手指颤抖等症状。再如中药传统配伍禁忌中的"十八反""十九畏"，研究发现，"十八反"中瓜蒌、白及、半夏、贝母可通过抑制 P_{450} 酶系的 CYP3A 和 CYP1A2 活性，减缓乌头碱的代谢速率，使其毒性增加；人参可诱导 P_{450} 酶系的 CYP1A 酶活性，影响藜芦中重要毒性成分藜芦定的代谢，致使 I 相代谢中间体生成增多而致毒性产生。

6. 中西药联用不当 中西药合用在临床已经十分普遍。中西药物合理使用，有提高疗效、减少不良反应的优点，但不合理的中西药物联用，则易引起各种不良反应，甚至危及生命。如含颠茄类生物碱的中药洋金花、天仙子、曼陀罗、颠茄、华山参等，会减慢胃蠕动和胃排空，患者若同时服用洋地黄类强心药，就会增加洋地黄类强心苷的吸收量，导致血药浓度升高，引起中毒反应。

7. 剂型选择不当 不同的剂型同样影响药物的疗效和毒性。中药成分复杂，剂型开发及改良过程中，质量控制和制剂工艺难度较大。中药制剂尤其是注射剂型，质量标准高，杂质去除不充分，辅料使用不当，易出现不良反应。如鱼腥草，传统煎汤口服未见明确的不良反应，制成鱼腥草注射剂则易发生安全性问题。又如大黄等泻下药，入汤剂泻下作用峻猛，入丸剂作用缓和，可减轻腹痛的不良反应。

8. 饮食宜忌 服药期间，一般应禁食生冷、腥臊、辛辣或油腻等不易消化食物，同时忌烟、酒等。若饮食不当，轻则影响疗效，重则诱发中毒。有报道服用荆芥或含荆芥的方剂后食鱼虾，可致胃肠道反应，并伴皮下出血。又如麻黄中含的麻黄碱，是单胺类神经递质，通过单胺氧化酶代谢灭活，甜酒（尤其是葡萄酒）含有丰富的酪胺，与麻黄碱一起竞争单胺氧化酶，可能导致麻黄碱不能被灭活而引起恶心、呕吐、呼吸困难，严重时可出现高血压危象。

（三）患者因素

1. 体质因素 人体对药物的反应常因个体差异而不同。种族、性别、年龄、体重、遗传、生理状况、情绪等不同，对中药的敏感性、耐受性也不同。儿童、老人、孕妇、乳母这些特殊人群更须引起关注。因儿童（包括新生儿、婴幼儿）身体正处于发育阶段，各脏器功能尚不完全；老人因各系统生理机能的衰退，且往往不同程度地伴有心、肺、肝、肾功能障碍。因此，儿童、老人对药物的敏感性和反应性及药物在体内的代谢过程都与青壮年人不同。特殊体质、特殊人群患者，临床用药时尤应加以注意，以防不良反应发生。例如，儿童服用罂粟壳后可出现昏迷、脸色苍白、口唇青紫等中毒反应；儿童服用白果，可产生恶心、呕吐、腹泻、烦躁不安、昏迷等中毒现象；孕妇误用牛膝，易造成流产、堕胎。

2. 自我用药 "中药是天然药物""无任何毒副作用"等不正确认识，使一些患者自我用药，或自用偏方、秘方，以致滥用中药现象比较普遍。引起中药不良反应的案例中，因盲目用药所致者不少。不仔细阅读说明书、轻信别人的经验或推荐、轻信广告宣传，甚至听信游医而自行购买使用药物后引起的不良反应时有发生。何首乌因其"乌发"的功效被人们所津津乐道，有患者以生何首乌泡酒服用，结果导致肝损害。

此外，药食两用之品，在使用过程中往往会麻痹大意，忽略了其作为药物固有的药性而导致不良反应的发生，如少量食用山楂，有开胃消食、活血化瘀等作用。但若一次进食过多，空腹及胃病患者服用山楂时可以引起上腹部疼痛、恶心、呕吐、腹泻等症状，甚者可导致结石、肠梗阻。

（四）监管方面的因素

中药饮片不仅有片、块、段、丝等炮制规格的区别，同一种片型还有薄片、厚片、直片、斜片等规格的异同，种类和数量众多，标准很难统一。再者中药材多是作为农副产品进行市场化管理，医药监管部门不易严格监管，掺伪掺假、以次充优等时有发生。常见利用泥沙、杂质、明矾、食盐、硫酸镁等对中药材进行人为非法增重。如用明矾水浸泡全蝎、将乌梢蛇灌铅后再剖杀以增重；再如冬虫夏草，2020年版《药典》收载的是冬虫夏草菌寄生在蝙蝠蛾科鳞翅目昆虫幼虫的复合体，具有补肾益肺、止血化痰之功。由于价格昂贵，目前市场上采集或收购的"冬虫夏草"药材来源混乱，有亚香棒虫草菌寄生在蝙蝠蛾科鳞翅目昆虫幼虫的复合体（亚香棒虫草）、虫草菌寄生在野蛾昆虫幼虫的复合体（金虫草）、凉山虫草菌寄生在蝙蝠蛾科鳞翅目昆虫幼虫的复合体（凉山虫草）、新疆虫草菌寄生在蝙蝠蛾科鳞翅目昆虫幼虫的复合体（新疆虫草），以及来源不清楚的湖北虫草，在民间均作为"冬虫夏草"使用。事实上，某些"冬虫夏草"不仅没有补益功效，反而有一定的副作用，不可药用。如有学者进行了亚香棒虫草对怀孕大鼠致畸敏感期的毒性试验，结果表明，亚香棒虫草 9.0g/kg 组怀孕大鼠体重显著下降，仔鼠成活率显著降低，仔鼠体重、体长、尾长均显著低于正常对照组，故孕妇若误服会对胎儿有潜在的危害。

第三节　中药饮片安全问题的防范

中药在我国有着良好的发展空间。《中华人民共和国中医药法》的实施，有力地推动了中医药的发展，提升了中医药的国际影响力，扩大了中医药对外交流与合作。中药饮片的安全合理使用关系到中医药行业的发展，也关乎广大人民群众的身体健康。

一、坚持中医药理论指导

中医药具有独特的理论体系，中医治病需严格遵循辨病辨证论治原则，因人、因时、因地制宜，考虑个体与整体的综合状态，方能遣方用药。临床辨证辨病失误、用药不当，或不经辨证辨病而随意用药，是发生毒副作用，导致用药安全问题的重要原因。由于人们对于中药安全性的认识不足，加之一些商业宣传的推波助澜，将不少中药视为"昂贵补品"，故未经医师指导自行购买服用，从而导致不良反应的发生。据报道，患者自行采集或配制中药造成中毒发生的比例占所有不良反应或毒副作用病例的73%，提示应在医生的指导下获得和使用药物。

二、提高中药饮片质量

2022年国家药品监督管理局颁布实施《国家中药饮片炮制规范》，进一步规范中药饮片炮制，健全中药饮片标准体系，促进中药饮片质量提升。

1. 完善中药饮片质量追溯体系　由于中药品种复杂、基源多样，不同来源品种的质量很难统一标准。即使同一品种，由于受产地、生长年限、采收时间、用药部位、炮制加工、贮存条件等多种因素的影响，质量也会参差不齐。因此，研究、制定和完善中药饮片质量追溯体系，从药材源头开始，明确产地、生长周期、药用部位、规格、色泽、水分、卫生学、显微鉴别、有效成分含量测定、毒性成分和农药残留、重金属测定等方面控制饮片品质，使饮片的质量评价更加科学化、合理化、客观化。为饮片的生产、经营、使用、监督提供切实可行的依据，逐步实现中药饮片的批准文号管理制度，改变中药饮片良莠不齐、优劣混杂的状况，提高中药饮片的质量，保证临床用药安全，促进中药饮片产业现代化。

2. 把控中药饮片进货环节　近年来，虽然进一步加大了饮片市场的监管力度，但由于资源稀缺、鉴定的难度和人为因素，中药饮片市场仍存在掺伪、掺假现象，品种混用及炮制不当也依然存在。有研究统计，因来源混淆、炮制不当或未经炮制引发的安全用药问题占到案例数的35%。这就要求中药从业人员具有较高的业务素质和扎实的专业技能，从有资质的正规企业及合法的渠道购进中药饮片，杜绝假劣饮片的流通，净化中药饮片的市场，确保中药饮片质量。

3. 重视饮片调配与审方　各地调剂规范尚不统一，处方饮片名称、调剂给付标准存在差异等，以致临床调剂易发生差错。一些调剂人员质量意识及鉴别能力不足，计量器具不按规定校验，饮片串斗、错斗、漏配、错配，直接导致用药安全问题。另外，处方审核工作未很好地落实，致使不合格处方及不合理用药未予有效控制，造成超剂量、超疗程用药，违反配伍禁忌等，安全用药隐患时有发生。

4. 加强饮片的储存保管　中药饮片进入库房后要加强保管工作，以保证药材质量。根据规范要求，保持库房良好的通风性，以及合适的温度和湿度，药材在库房内要摆放整齐、离墙、离地，药材的标签要清晰。对于剧毒类和麻醉类药品要有专业人士，依照专人负责、专柜加锁、专册专用的原则进行保管。贵重药材应该有专门的仓库进行保管，注意安全措施，安排专人进行管理。除此之外，还要注意防虫、防水、通风防潮、防火，定期进行检查，保证库房各项设施正常运行；同时定期检查库房内药材的质量，通过对药材质量的检查及时了解库房内保存的药材质量，一旦发现问题，要及时采取相应措施进行处理，采取适当的养护措施，从而保证库房内药品的质量。库房保管人员对库房内的药材要做到心中有数，在实际工作中严格按照先产先出、先进先出、易变先出的原则进行保存。

三、把控汤药质量

1. 正确煎煮　汤剂是中药最为古老和常用的剂型之一，具有组方灵活、适应中医临床施治需要的特点。汤剂煎煮方法正确与否关系到疗效和临床安全。如附子、川乌、草乌等毒性强的药物，一般应先煎 30 ～ 60 分钟或 60 分钟以上，以降低乌头类药物的毒性；对于药材表面带有绒毛的中药，用纱布袋装好，再与其他药物同煎，以防止刺激咽喉引起咳嗽，如辛夷、旋覆花等。

2. 妥善保存　因中药汤药的煎煮比较费时费力，患者会选择在医院或药店代煎。煎好的中药放在常温下容易变质，一般要求放在冰箱里保存。目前，代煎中药汤剂最常见的包装是真空密封，建议保存温度为 0 ～ 5℃，时间 7 ～ 14 天为宜。若发现药液袋鼓起或药液变味、有气泡等异常现象则属变质，不可服用。如果患者自己煎药，建议不隔夜服。即使放在冰箱冷藏室也不应超过 3 天，以免药液变质导致用药安全问题。

四、加强中药临床药学服务

1. 合理用药宣传　长期以来，由于宣传不够或部分药物宣传的误导，使人们对中药安全用药问题缺乏正确的认识。一种观点认为，中药"纯天然、无污染，无任何毒副作用"，服用中药是"有病治病，无病强身"，从而导致中药滥用。另一种则因中药不良反应事件导致"谈中药色变"，精神恐慌。因此，需要对全民普及中医药知识，对中药的药性进行客观讲解，使民众充分认识中药的临床特点，通过媒体、网络资源、社区义诊等形式，加强合理用药宣传，使广大群众了解药品不良反应，减少药物误用、滥用现象，提高公众安全用药意识。对中医临床人员，应提高其合理用药水平，丰富安全用药知识，增强责任心，有效规避中药饮片用药风险。

2. 安全用药指导　随着医药分家，药品分类管理的实施，"大病去医院、小病上药店"成为普遍现象。与此同时，不遵医嘱、盲目用药等问题日益突出。因此，应利用多种途径对公众进行安全用药指导，向公众科普购药用药的原则，即不随意买药、不自行选药、不任意服药、不随便停药，让公众对药品的特性、药品安全使用知识、药品管理法规政策有更全面的了解，增强公众安全用药、合理用药意识，在全社会形成人人关心、支持和参与安全合理用药的良好氛围。

3. 临床药师教育　解决中药合理安全用药问题，需要临床中药学人才，尤其是中医学和中药学相结合的专门人才。加强临床中药师培养，逐步完善临床中药师的各项工作，将有助于对公众进行安全用药宣传及引导，使中药安全、合理、有效应用得到保障，中药药害事件和中药不良反应也将大大减少，甚至可避免出现。

五、关注新型饮片的安全性

近年来，应用现代技术在传统中药饮片的基础上推出了新的饮片形式，称为新型饮片，如中药配方颗粒、中药破壁饮片、粉末饮片等。这些新型饮片因其均匀性好、药材利用率高、全成分利用及应用便捷等越来越受到广大医药工作者及患者的重视和欢迎，但也须全面分析其潜在安全风险。这些新型饮片，因与传统饮片直接相关，故合并讨论。

对于中药配方颗粒，虽然使用方便，但在工业生产中提取了单味中药的活性成分，浓缩干燥过程中需要加热，药材中不稳定的成分有可能损失；另一方面中药复方药理作用并非单味药材中有效成分的累加，还包括在煎煮过程中药物成分间发生吸附、沉淀、增溶、助溶引起成分含量的改变，以及药物各成分间水解、氧化、还原作用产生的新物质。因此，单味中药提取后的简单混合是否等同于传统煎煮尚待研究。有研究表明，生脉散合煎抗心肌缺血作用明显强于3种药单煎后混合的药效，而且有些药物合煎有减毒增效作用。如附子中的乌头碱单用时强心作用不明显，并易引起异位心律，干姜、甘草虽无强心作用，但与附子合用组成的四逆汤有显著的强心作用且可致异位心律大大降低，单味药物提取物的混合液却不能降低其毒性。配方颗粒还有因添加赋形剂可能影响口感、易回潮结块等问题。

破壁饮片临床使用时具有质量均一，有效成分溶出量高，服用方便等优势，但也存在生产工艺复杂，含不稳定或挥发性成分品种质量控制难等问题。目前，有学者对破壁饮片的安全性进行了相关研究。结果显示，丹参破壁饮片混悬液（以传统汤剂为对照）对大鼠重复给药26周未见明显毒性损伤及毒性病理学改变；党参、黄芪、当归、三七、熟三七和丹参6个破壁饮片的急性毒性试验，均未见急性毒性。天麻破壁粉对小鼠肝肾组织、鱼腥草破壁饮片混悬液对大鼠肾毒性、免疫原性指标均未见异常；当归和丹参破壁饮片混悬液对大鼠的长期毒性未见异常；鱼腥草破壁饮片混悬液对大鼠连续给药3个月，肾毒性、免疫原性指标均未见异常，但红景天破壁饮片、传统饮片及传统饮片粉末对小鼠胃肠组织具有损伤作用，机制尚不明确。可见，破壁饮片也可能存在一定的安全隐患，需进一步探讨。

粉末饮片又叫微粉中药、中药超微颗粒、中药超细粉体，是采用现代科学技术与传统的中药炮制技术相结合，将传统饮片加工成一种粒径为微米级的新型中药饮片。其服用方便，只需80℃开水冲泡几分钟即可使用。中药破壁饮片是采用粉碎技术使药物细胞壁破碎形成的粉末状饮片。中药经粉碎后溶出度增大，生物利用度提高，药效增强，节约药材。然而，由于中药的种类繁多，性质千差万别，而每味中药所含化学成分的结构、性质、种类、含量、活性等不尽相同，超微粉碎后由于化学成分溶出的变化，其药理、毒性作用也会随之发生改变。

目前，尚待对新型中药饮片的体内药动学、临床剂量调整规律、毒理学等进行全面研究，有效地指导新型中药饮片的安全合理应用。对新型中药饮片安全性问题进行深入、全面研究是必要的和急迫的。

六、加强监督检查

各级质控管理部门在饮片安全用药的过程中具有非常重要的作用。应加大日常工作监督检查力度，科学制定各项质控指标，定期进行监督检查与考核。对存在的问题，认真分析原因，并要求其积极整改，推进各项工作健康、有序发展。如加强饮片生产环节的监察，加大购入环节监督检查力度，实行中药饮片质量一票否决制，杜绝假冒伪劣中药流入医院、药房；加强中药饮片的开具、调剂、发药等环节管理工作，确保处方规范，调剂合格，使质控部门真正落实职能，加强各环节管理，有效规避风险。

第四节　特殊管理饮片的安全问题与合理应用

特殊管理饮片是指根据我国相关毒性药品、麻醉药品、精神药品管理办法中涉及的可能具有毒、麻、精作用的饮片。

近年来，国家对毒、麻、精中药饮片实行归类管理。2005 年版《药典》将具有肾脏毒性的广防己、青木香、关木通三种中药取消药用标准。2006 年国家药品监督管理部门发布了《关于加强含罂粟壳中药注册管理的通知》，加强对含罂粟壳药品的审查。2013 年国家药品监督管理部门发布通知加强麻黄等药品监督检查。这些监管充分说明人们对毒性中药及易制毒中药的认识和危害有了新的观念，也体现了国家对毒、麻、精中药饮片的管理上了一个新台阶。特殊管理饮片在使用过程中应遵守相关法律法规，促进公众规范用药，保障患者生命安全。

一、毒性中药饮片的安全管理

毒性中药系指毒性剧烈，治疗剂量与中毒剂量相近，使用不当会致人中毒或死亡的药品。

（一）毒性中药饮片的种类

《医疗用毒性药品管理办法》将 28 种中药列为管理品种，即砒石（红砒、白砒）、砒霜、雄黄、水银、红粉、轻粉、白降丹、生马钱子、生草乌、雪上一枝蒿、生川乌、生白附子、生半夏、生天南星、生巴豆、生千金子、生甘遂、生狼毒、生藤黄、天仙子、洋金花、闹羊花、斑蝥、青娘子、红娘子、蟾酥等。

2020 年版《药典》一部所记载的中药饮片中，共记载毒性品种 83 种。其中，大毒品种 10 种，有毒品种 42 种，小毒品种 31 种。大毒是指毒性剧烈，治疗量与中毒量相近，容易致人中毒或死亡的药物。如川乌、马钱子、马钱子粉、天仙子、巴豆、巴豆霜、红粉、闹羊花、草乌、斑蝥。有毒是指毒性较强，应注意控制使用剂量，使用不当会使人中毒或死亡的药物。如白附子、白果、白屈菜、半夏、蓖麻子、苍耳子、蟾酥、常山、臭灵丹草、附子、干漆、甘遂、华山参、金钱白花蛇、京大戟、苦楝皮、狼毒、两头尖、硫黄、木鳖子、蕲蛇、千金子、千金子霜、牵牛子、轻粉、全蝎、三颗针、山豆根、商陆、天南星、土荆皮、蜈蚣、仙茅、香加皮、雄黄、芫花、洋金花、罂粟壳、制草乌、制川乌、制天南星、朱砂。小毒是含毒成分较少，若长期使用或超剂量使用会致人中毒的药物，如艾叶、北豆根、草乌叶、川楝子、大皂角、地枫皮、丁公藤、飞扬草、鹤虱、红大戟、急性子、蒺藜、金铁锁、九里香、榼藤子、苦木、苦杏仁、两面针、绵马贯众、绵马贯众炭、紫萁贯众、南鹤虱、蛇床子、水蛭、土鳖虫、吴茱萸、小叶莲、鸦胆子、翼首草、重楼、猪牙皂。

毒性中药饮片的生产、采收、供应和配制计划，应该严格遵循《医疗用毒性药品管理办法》。

（二）毒性中药饮片的安全管理

毒性中药饮片应当根据《药品管理法》《药品管理法实施条例》《医疗用毒性药品管理办法》《中药饮片 GMP 认证检查指导原则》及《中药饮片、医用氧 GMP 补充规定》进行生产和经营。中药饮片企业需必须持有"药品生产许可证"及"药品 GMP 证书"才可以生成饮片，且必须以中药材为起始原料，使用符合药用标准的中药材，并应尽量固定药材产地。2022 年国家药品监督管理局颁布《国家中药饮片炮制规范》，中药饮片必须严格执行国家药品标准和省级中药饮片炮制规范。按照《国家中药饮片炮制规范》生产的中药饮片，应当按相关规定标注所执行的《药典》和《国家中药饮片炮制规范》；各省级药品监督管理部门应当根据《国家炮制规范》及时调整各省级中药饮片炮制规范目录，废止与《国家炮制规范》中品名、来源、炮制方法、规格均相同品种的省级中药饮片炮制规范。

对于毒性药材（含麻醉药品管理的药材）等有特殊要求的饮片生产需遵循专门的规定。①从事毒性药材等有特殊要求的生产操作人员，应具有相关专业知识和技能，并熟知相关的劳动保护要求。②中药材与中药饮片应分别设库，毒性药材等有特殊要求的药材应设置专库或专柜。毒性药材等有特殊要求的药材外包装上应有明显的规定标志。毒性中药材和饮片等有特殊要求的中药材和中药饮片应当设置专库存放，并有相应的防盗及监控设施。③毒性药材等有特殊要求的饮片生产应符合国家有关规定，并有专用设备及生产线。保证毒性中药材加工、炮制应使用专用设施和设备，并与其他饮片生产区严格分开，生产的废弃物应经过处理并符合要求。④毒性药材等有特殊要求的药材生产操作应有防止交叉污染的特殊措施。⑤从事对人体有毒、有害操作的人员应按规定着装防护；其专用工作服与其他操作人员的工作服应分别洗涤、整理，并避免交叉污染。⑥质量管理部门应对毒性药材等有特殊要求的药材炮制全过程进行有效监控。⑦每批中药材和中药饮片应当留样。中药材留样量至少能满足鉴别的需要，中药饮片留样量至少应为两倍检验量，毒性药材及毒性饮片的留样应符合医疗用毒性药品的管理规定。

二、麻醉类中药饮片的安全管理

国务院公布的《麻醉药品和精神药品管理条例》（〔442号〕令）（以下简称《条例》），2016年2月6日第二次修订，该条例对麻醉药品的管理、用法用量作了具体规定。中医药人员应学习和熟悉其内容，以保证中药类麻醉药品的管理和使用完全符合国家相关法规的要求。当前列入国家麻醉药品目录的中药饮片有罂粟壳。《条例》规定："麻醉药品目录中的罂粟壳只能用于中药饮片和中成药的生产以及医疗配方使用。"罂粟壳的饮片规格分为罂粟壳和蜜罂粟壳两种，罂粟壳和蜜罂粟壳只能配方使用，成人每日用量3～6g，每张处方不超过3日常用量，即总共不可超过18g，且不得单包，必须混入群药，防止变相套购。连续使用不得超过7天。处方由经营或使用单位留存3年备查，销毁时要报上级主管部门批准。罂粟壳及其饮片在中药经营部门须按照"四专"规定管理，即"专人负责，专柜加锁，专册登记，专用处方"。

大麻因植物中含有致幻成瘾物质四氢大麻酚（THC），故被国家列入麻醉药品目录。大麻在栽培条件下，有两个亚种：一个是以利用纤维、种子为目的工业大麻，含THC微量；另一个是以提取麻醉剂或刺激剂为目的的。作为中药使用的火麻仁来自于工业大麻，所含THC甚微。THC的含量在大麻各个部位也不相同，一般按照苞片、花、叶、细茎和粗茎的顺序递减。THC在雌株的花和叶中含量最高，根和种子中含量极少。但有报道火麻仁一次用量达60～120g，食后1～2小时也可出现恶心、呕吐、腹泻、四肢发麻、精神错乱、瞳孔散大等临床中毒症状。虽然火麻仁未被列入麻醉药品目录，临床使用时也应严格控制剂量。

三、精神类中药饮片的安全管理

精神药品因直接作用于中枢神经系统，使之极度兴奋或抑制，使用不当易导致生命危险。这些药物具有致依赖性作用，导致成瘾，已经或可能造成药物滥用，而成为毒品。为此，国务院、国家卫生事业管理部门先后颁布系列法规，从制度层面和立法角度完善对精神类药品的安全管理，以保障用药安全。

在我国精神类药品分为第一类精神药品和第二类精神药品管理。一类精神药品中的去氧麻黄碱（即冰毒），是国际上滥用最严重的中枢兴奋剂之一，可由麻黄素（麻黄碱）作为前体改造而来。

中药麻黄中含有麻黄素。据报道，国外有将麻黄提取物添加到食品中用于增强体质、减肥等，导致麻黄乱用、滥用，使得有关麻黄引起的不良反应报告也有所增加，甚者出现死亡。虽然含麻黄的制剂中含有麻黄碱类成分，但是含麻黄碱的中成药未被列入易制毒化学品管理。对含麻黄碱类成分的中成药，需遵医师处方或药师指导适量服用。如果单独购买或使用麻黄浸膏、麻黄浸膏粉等麻黄素类物质，必须严格按照《易制毒化学品管理条例》《关于进一步加强含麻黄碱类复方制剂管理的通知》等相关条例使用。

四、案例分析

案例一

山豆根致中毒性脑病

【案例】

患者，男，26岁，主因头晕、行走不稳7天，加重1天入院。既往扁桃体炎病史1年，患者发病前曾连续服用含有山豆根的中药汤剂治疗扁桃体炎8天，累计剂量16～32g。查体：心、肺、腹查体未见明显异常。神经系统查体：意识清楚，构音障碍，未引出眼震。四肢肌力5级，肌张力正常，腱反射（++），双侧巴氏征（-），四肢深浅感觉查体未见明显异常。双手轮替及指鼻试验欠稳准，Romberg征睁眼及闭眼均难立稳。脑膜刺激征：颈抵抗（-），Brudzinski征（-），Kernig征（-）。根据口服山豆根既往史，血清EB病毒、单纯疱疹病毒、巨细胞病毒PCR检测均未检出，血清毒物分析有机磷农药未检出、鼠药未检出、苯二氮䓬镇静药物未检出；其余常规实验室检查未见明显异常；患者相关临床症状及脑电图、头颅MRI小脑齿状核对称性病变考虑诊断为山豆根中毒性脑病，给予患者甲钴胺1.0mg/d口服营养神经及0.9%氯化钠注射液补液等对症治疗，1天后患者症状明显好转，3天后症状基本消失，出院30天后电话随访患者无复发。

［资料来源：张煌，郑重践.肠易激综合征患者继发眩晕、心悸、乏力1例原因分析［J］.医学理论与实践，2021，34（16）：2849-2851］

【分析】

1. 发生机制　山豆根为豆科植物越南槐 *Sophora tonkinensis* Gagnep.的干燥根和根茎，味苦，性寒，有毒，具消肿利咽、清热解毒功效，常被用于治疗火毒蕴结、乳蛾喉痹、齿龈肿痛和口舌生疮等。山豆根具有抗炎、抗心律失常、抗溃疡、保肝等药理作用，同时也可引起严重的毒副反应，如神经毒性、肝毒性、心血管毒性及引起胃肠道反应、过敏反应等，以神经毒性最为典型。神经毒性反应的临床表现称为山豆根中毒性脑病，其临床表现为头昏、眼花、疲乏无力、嗜睡等，严重者则大汗淋漓、视觉障碍、意识模糊、全身肌肉颤动、抽搐、惊厥、昏迷，最终中枢性呼吸衰竭而死亡。所含的苦参碱、氧化苦参碱、金雀花碱和槐果碱是其中的主要生物碱，也是山豆根药效和神经毒性的物质基础，山豆根或其提取物摄入过量会抑制体内乙酰胆碱酯酶活性，诱发头晕、恶心、呕吐、腹泻、吞咽困难、肌肉痉挛和抽搐等乙酰胆碱样症状，还能引起神经元内钙离子稳态失调及重要基因水平异常，造成神经细胞坏死、凋亡，导致神经进行性病变。

2. 治疗原则

（1）出现中毒等症状时，立即停用可疑药物。

（2）对症治疗。如应用胆碱能受体阻断剂及营养神经药物。

3. 防范措施

（1）在患者服用该类药物时，必须在医师的指导下使用。

（2）严格控制用药剂量，参考《药典》剂量3～6g处方用药。

（3）煎药前避免长时间浸泡，不宜久煎。研究发现，山豆根泡水冲服可出现毒性反应，由于山豆根生物碱可经温水浸泡溶出，故煎煮前不宜长时间浸泡，以免毒性增加；且长时间煎煮会使氧化苦参碱更多地转化为苦参碱致毒性增加。煎煮时间越长，其毒性越大。为减轻毒性，应避免久煎且煎煮中宜后下。

（4）避免与酒同服。山豆根毒性成分可溶于乙醇，使毒性累积，故服药时不宜与酒同服。

（5）避免空腹服用。山豆根苦寒，易伤脾胃，用量过大易出现恶心、呕吐和腹泻等胃肠道反应，餐后服用可减少胃肠道刺激。

案例二
麻黄致眩晕、心悸、汗出等不良反应

【案例】

患者，女，55岁，以反复中上腹痛、腹泻1个月余为主诉，门诊拟"肠易激综合征"于2019年3月24日收住入院。中医诊断：泄泻，寒热错杂证；西医诊断：肠易激综合征，急性上呼吸道感染，亚临床甲亢。住院期间使用的西药有磷酸铝凝胶、酪酸梭菌肠球菌三联活菌片、复方氨基酸注射液、美敏伪麻溶液、琥珀酸美托洛尔缓释片、注射用艾司奥美拉唑钠。3月26日患者首次服用代煎中药"乌梅丸化裁1"（乌梅5g、细辛6g、黑顺片25g、党参50g、黄芩6g、炮姜15g、桂枝10g、当归10g、黄连3g、麸炒苍术10g、麻黄6g、黄柏10g）15分钟后，出现明显眩晕、心悸、冒冷汗、乏力等症状，临床密切观察，但未做特殊处理，继续服药。3月27～28日上述症状仍持续不减，且于晨起和傍晚时加重。3月29日中药改"乌梅丸化裁2"（乌梅5g、黑顺片9g、细辛3g、炮姜10g、桂枝10g、当归10g、黄连3g、黄柏10g、黄芪15g、仙鹤草30g、炙甘草5g、炒僵蚕10g、荆芥5g、防风6g、白前10g、前胡10g），西药无变动。3月29～31日患者服用"乌梅丸化裁2"期间，眩晕、心悸、乏力、冒冷汗症状发作频率、程度明显减轻。4月1日患者感冒症状有所好转，中药改用"乌梅丸化裁3"（乌梅5g、黑顺片9g、细辛3g、炮姜10g、桂枝10g、当归10g、黄连3g、黄柏10g、黄芪15g、仙鹤草30g、炙甘草5g、防风6g），西药无变动。4月3日患者眩晕、心悸、乏力、冒冷汗症状已不明显，腹痛、腹泻较入院明显减轻，于次日出院。

［资料来源：曹建英，王潇，宋玉环，等. 三拗片致水潴留及神经精神症状1例分析. 中国药物警戒，2020，17（10）：732-734］

【分析】

1. 发生机制　患者首次服用"乌梅丸化裁1"15分钟后就出现眩晕、心悸、冒冷汗症状，其症状的发生时间、程度与服用中药有较强的时间相关性，故考虑"乌梅丸化裁1"诱发患者眩晕、心慌、多汗、乏力的可能性较大。3月29日起患者停用"乌梅丸化裁1"，先后使用"乌梅丸化裁2"和"乌梅丸化裁3"后，相应的不良反应症状明显减轻。分析上述三个处方的用药和剂量发现，"乌梅丸化裁2"与"乌梅丸化裁3"处方相似；而与"乌梅丸化裁1"相较，"乌梅丸化裁2"和"乌梅丸化裁3"处方不仅都去除了麻黄，而且黑顺片和细辛的用量都明显减少。麻黄、黑顺片、细辛药性峻猛，其毒副作用的发生在临床上较为常见，文献也多有报道。由此推测患者相应不良反应的发生与麻黄、黑顺片、细辛三药的使用密切相关。

文献分析显示，麻黄的不良反应主要表现为头痛、眩晕、心悸、耳鸣、出汗、面红、恶心呕吐、烦躁、血压升高、视物不清等，与患者的不良反应如头痛、眩晕、心悸、出汗等症状相似。同时，方中黑顺片、细辛的不良反应均与患者的症状表现有一定相似性，可能与麻黄存在多靶点、多通路、多途径协同作用。此外，在服用"乌梅丸化裁1"的同时患者还使用美敏伪麻溶

液，该药的主要成分之一即盐伪麻黄碱，与麻黄同用可导致伪麻黄碱用量增大，进一步增加相应不良反应的发生率。

2. 治疗原则

（1）立即停用可疑药物。

（2）若症状较轻，可休息自行缓解；若症状较重，应对症治疗。

3. 防范措施

（1）较重患者服用该类药物时，必须在医师的指导下使用。严格控制用药剂量，按 2020 年版《药典》要求，一般麻黄的用量控制在 2 ～ 10g。

（2）发汗能力较强，表虚自汗、阴虚盗汗、肺肾虚喘者慎用；麻黄能兴奋中枢神经，因此失眠患者、运动员慎用；有强心、缓慢升压作用，对于有高血压、心率异常患者慎用。对于亚临床甲亢者，原本就容易引起眩晕、心慌、心悸、多汗、乏力，应谨慎应用麻黄，如用麻黄等药物需减量。

（3）慎与含盐酸伪麻黄碱的药物合用，如联合应用需减量，并密切监测用药后的相关反应。

案例三

罂粟壳致中毒

【案例】

患儿，男，28 天。因哭闹伴嘴角抽动 4 小时入院。患儿为第 2 胎第 2 产，足月顺产出生，出生后母乳喂养。吃奶好，无呕奶，大便 1 ～ 2 天 1 次。3 天前患儿出现腹泻，大便次数增至 1 天 3 ～ 4 次，呈黄色稀水样便，无黏液脓血及腥臭味，伴低热 37.8℃。9 小时前家人用罂粟壳 1 枚半煎水后喂服，患儿服药后腹泻止。4 小时前出现烦躁哭闹，伴嘴角抽动并有频繁吸吮动作，但不愿吮奶。服药后至就诊时排尿 1 次，尿量及次数均较平日明显减少。入院时体查：体温 37.8℃，呼吸 24 次 / 分，脉搏 160 次 / 分，体重 5kg，头围 38.5cm。足月儿外貌，烦躁哭闹，前囟 1.5cm×1.5cm、平坦，双侧瞳孔等圆等大，直径 1.5mm，对光反射迟钝，双唇见阵发性吸吮动作伴口周肌肉抽动。呼吸稍减慢，节律尚规则，双肺呼吸音清。心率 160 次 / 分，律齐，心音有力。腹软，肝右肋下 1cm，质软，脾未及。四肢肌力、肌张力正常。吸吮、觅食、拥抱反射减弱。诊断为新生儿罂粟壳中毒。入院后即查血、尿常规及生化，结果均正常，同时予禁食、洗胃、导泻及补液、利尿等处理，患儿频繁吸吮动作及口周肌肉抽动于半小时后缓解，双侧瞳孔大小及对光反射逐渐恢复正常，呼吸频率亦恢复正常，排尿增多，2 天后痊愈出院。

[资料来源：吴燕云，黎阳，苏浩彬 . 新生儿罂粟壳中毒 1 例 . 广东医学，2002，23（6）：590]

【分析】

1. 发生机制　罂粟壳味酸、涩，性平；有毒；功能敛肺，涩肠，止痛。常用于治疗久咳、久泻、脱肛、脘腹疼痛。成人常用剂量为 3 ～ 6g。罂粟壳中含吗啡类物质，有中枢性镇痛、镇静及呼吸抑制作用，能提高胃肠道及其括约肌张力，减低肠道蠕动，故民间有用罂粟壳治疗腹泻之法。长期应用含有罂粟壳的食物，容易成瘾，还会对人体神经系统造成损害，并可能造成慢性中毒。本例患儿用药失当，且由于儿童对吗啡类物质较为敏感，易发生中毒，特别是新生儿，因血脑屏障发育不完善，更易中毒。故本药一般儿童慎用，婴儿禁用。本案用药剂量过大，也是发生中毒的原因之一。昏迷、针尖样瞳孔及呼吸高度抑制是本药中毒的三联症状。

2. 治疗原则

（1）立即停用可疑药物。

（2）清除毒物，洗胃、导泻。

（3）对症治疗。缺氧时给氧，兴奋呼吸中枢，使用特异性拮抗剂。

3. 防范措施

（1）切勿大量应用，《药典》规定成人日用量为 3～6g。

（2）严禁长期使用，以免成瘾。

（3）新生儿及儿童、孕妇与哺乳期妇女，以及患有肺气肿、支气管哮喘、脑外伤、甲状腺功能不足者等，禁用本品。

（4）严格贯彻落实国家药品监督管理部门关于罂粟壳的管理规定。

案例四
夜交藤致变态反应

【案例】

患者，男，64 岁，2011 年 5 月 9 日因右半身麻木、活动不利半个月余就诊。患者半个月前感右半身活动不利、耳鸣，行脑 CT 检查显示双侧多发腔隙性脑梗死、脑萎缩。经输液治疗好转。现在仍感觉手足麻木、活动不利，伴耳鸣。舌暗红，苔黄腻，脉沉细，余无所苦。诊断为中风（中经络，恢复期），证属气虚血瘀，予补阳还五汤加减。

二诊时诸症减轻，诉睡眠欠佳，伴头晕，原方增夜交藤 20g，天麻 10g，7 剂。再诊时，患者诉服上药 1 剂后全身皮肤瘙痒，随即出现大小不等的风团，停药后逐渐自行消失。患者再次服药后又出现同样情况，经服马来酸氯苯那敏方愈。方中去夜交藤，余药不变，续服，未再出现上述反应。由此推断，此变态反应由夜交藤引起。

［资料来源：黄世敬，张先慧. 夜交藤入煎剂致变态反应 1 例. 现代中西医结合杂志，2012，21（21）：2300］

【分析】

1. 发生机制　夜交藤又名首乌藤、棋藤，为蓼科植物何首乌的藤茎，味甘，性平，功能养血安神，祛风通络，用于失眠多梦、血虚身痛、风湿痹痛、皮肤瘙痒等。成人常用量 9～15g。夜交藤主要含有蒽醌类成分、二苯乙烯苷类成分，含量较高的代表性化合物分别为大黄素、2,3,5,4'-四羟基二苯乙烯 -2 -O- β -D- 葡萄糖苷。该患者使用的夜交藤药材经鉴定为正品，外观无任何品质异样。考虑系患者属过敏体质，既往对多种物质过敏。临床报道发现，夜交藤可致过敏。提示过敏体质者慎用。

2. 治疗原则

（1）立即停用可疑药物。

（2）对症治疗，如抗炎、抗过敏等。

3. 防范措施

（1）辨证用药。

（2）过敏体质者慎用。使用夜交藤及其成方制剂前，应详细了解患者疾病史及用药史。

【思考题】

1. 中药饮片不良反应的特点是什么？

2. 从哪几个方面防范中药饮片的安全问题？

第十章
中成药的安全问题与合理应用

扫一扫，查阅
本章数字资源，
含PPT、音视
频、图片等

【教学要求】

1. 掌握中成药安全问题的防治。

2. 熟悉含毒性药材中成药、中药注射剂、含西药成分中成药安全问题的常见临床表现、发生原因和安全问题防范。

3. 了解中成药不良反应现状与发生特点。

4. 理解中成药的安全管理，从药物质量控制与临床用药角度培养学生"工匠精神与人文关怀"。

中成药是指在中医药理论指导下，经过药学和临床研究，获得国家药品管理部门的批准，以中医处方为依据，以中药饮片为原料，按照规定的生产工艺和质量标准制成一定剂型、质量可控、安全有效的药品。

在我国，中成药的应用历史悠久，历代医药典籍中记载的方剂数以十万计，其中除了汤剂等少数剂型以外，大多数是中药成方制剂（中成药）。中成药因其便于携带，使用方便，疗效确切而深受广大患者欢迎。《药典》1963年版收载中成药197种，1977年版收载270种，1985年版收载207种，1990年版收载275种，1995年版收载398种，2000年版收载461种，2010年版收载398种，2015年版收载197种，2020年版收载609种。《中华人民共和国药典临床用药须知·中药成方制剂卷》（2020年版）收载中成药按科系分为11个科系，共计2678个品种。然而，近年来中成药的不良反应/事件时有报道，中成药合理使用问题日益受到关注。通过中成药安全问题的影响因素分析，使学生理解精益求精保证质量的工匠精神，理解合理应用中成药对保障人民安全的重要性，无形融入人文关怀，体现医药工作者的仁心仁术。

第一节 概 述

中成药不良反应发生率虽然较化学药物低，但是中药注射剂及某些品种的不良反应仍较多，所以中成药的安全性亦是必须关注的问题。

一、中成药不良反应的现状

国家药品监督管理局药品评价中心、国家药品不良反应监测中心以《药品不良反应信息通报》（2001～2020年6月）的形式共发布药品不良反应信息77期，涉及药品104种/类（90种药物；14 类药物制剂）。其中中成药制剂 43 种 / 类（41 种中成药；1 类含何首乌的制剂；1 类含马兜铃酸的制剂），包括何首乌制剂、复方青黛制剂、珍菊降压片、葛根素注射液、壮骨关节丸、痔血胶囊、藻酸双酯钠注射液、双黄连注射剂、穿琥宁注射剂、炎琥宁注射剂、鼻炎宁制剂、细辛脑注射剂、生脉注射液、香丹注射液、雷公藤制剂、喜炎平注射液、脉络宁注射剂、复方青黛丸、何首乌制剂、感冒清片（胶囊）、脑络通胶囊、复方大青叶片、仙灵骨葆口服制剂等。尤其值得关注的是在 43 种 / 类中成药制剂中有 15 个品种是中药注射剂，占 34.88%，且有四个中药注射剂品种因为不同的不良反应被通报两次（分别是双黄连注射液，第 1 期和第 22 期；穿琥宁注射液，第 3 期和第 23 期；清开灵注射液，第 1 期和第 21 期；葛根素注射液，第 3 期和第 10 期），通报的中药注射剂品种大多在临床应用比较广泛。

　　根据近年的监测数据和分析评价结果，国家药品监督管理局加强了风险管控措施，发布了银杏叶片、复方甘草片、大活络制剂、丹参川芎嗪注射液、蟾酥注射液、万通筋骨片、肾衰宁制剂、穿王消炎制剂、茵栀黄制剂、六味地黄丸、感冒清制剂、海珠喘息定片、复方大青叶片等药品说明书修订公告，增加或完善了相关品种说明书中的警示语、不良反应、注意事项、禁忌等安全性信息。2022 年药品不良反应 / 事件报告中，涉及怀疑药品 218.5 万例次，其中中药占 12.8%；2022 年严重不良反应 / 事件报告涉及怀疑药品 33.9 万例次，其中中药占 5.9%。

二、中成药不良反应的特点

　　中成药成分较复杂、剂型多样，在机体内的吸收、分布、代谢和排泄与化学药物有所不同，其不良反应发生特点也有别于化学药物。临床各个科系均有相关中成药，种类繁多且品种之间差异较大，不良反应有其自身特点。

　　1. 不良反应发生率较低　全国药品不良反应监测网络年度报告显示，中成药的不良反应发生率低于化学药品的不良反应发生率。《国家基本药物目录（2018 年版）》中成药共涉及 268 个品种。2022 年全国药品不良反应监测网络共收到《国家基本药物目录（2018 年版）》收载品种的不良反应 / 事件报告 94.2 万份，报告涉及化学药品和生物制品占 89.1%，中成药占 11.9%，共报告 12.0 万例次，其中严重报告 6962 例次，占 5.8%。与 2021 年相比，2022 年中药不良反应 / 事件报告数量有所上升。从总体情况看，2021 年中药占总体不良反应 / 事件报告比例呈下降趋势，但仍需要注意安全用药。

　　2. 各科系中成药不良反应发生率存在差异　《国家药品不良反应监测年度报告》显示，国家基本药物中成药部分七大类中，药品不良反应 / 事件报告总数由多到少依次为内科用药、骨伤科用药、妇科用药、耳鼻喉科用药、儿科用药、眼科用药。其中，内科用药报告数占比较大，可能与内科用药临床使用量大，且基本药物目录中中药注射剂多属于内科用药有关。内科用药中排名前五位的分别是祛瘀剂、温里剂、开窍剂、清热剂、扶正剂。

　　3. 不同剂型和类别的中成药不良反应发生率及表现存在差异

　　（1）中药不良反应的发生与药物的功能类别密切相关。2022 年药品不良反应 / 事件报告涉及的中药中，例次数排名前 5 位的类别分别是理血剂中活血化瘀药（23.4%）、清热剂中清热解毒药（12.3%）、祛湿剂中清热除湿药（7.6%）、祛湿剂中祛风胜湿药（5.0%）、补益剂中益气养阴药（4.0%）。2022 年中药严重不良反应 / 事件报告的例次数排名前 5 位的类别分别是理血剂中活血化瘀药（36.4%）、清热剂中清热解毒药（9.9%）、补益剂中益气养阴药（8.5%）、开窍剂中凉开药（5.5%）、补益剂中补阳药（5.0%）。与 2021 年相比，2022 年中药不良反应 / 事件报告从药品类别上看，活血化瘀药的报告数量依然居首位，但占比略有下降。

（2）中药不良反应的发生与剂型和给药途径有明显的相关性。按照给药途径统计，2022年药品不良反应/事件报告中，注射给药占55.1%、口服给药占36.6%、其他给药途径占8.3%；其中静脉注射给药占90.6%、其他注射给药占9.4%。按照中成药给药途径统计，注射给药占24.8%、口服给药占62.5%、其他给药途径占12.7%；其中静脉注射给药占97.1%、其他注射给药占2.9%。中药注射剂总体报告类别排名前5位的是理血剂、补益剂、开窍剂、清热剂、祛痰剂。与2021年相比，2022年中药不良反应/事件报告数量有所上升，增长率2.1%，但从给药途径看，注射给药占比有所下降。

（3）含毒性药材中成药及含西药成分中成药的安全问题较为突出，不良反应发生率高于其他类别的中成药。含毒性药材中成药如雷公藤制剂、牛黄千金散、牛黄解毒片；含西药成分中成药如维C银翘片、消渴丸等的安全问题均有报道。

4. 不合理用药导致的不良反应比例较高　中成药由于携带和服用方便，加之OTC中成药患者可以自行购买使用，忽视合理用药成为中成药不良反应的重要原因。主要包括辨证辨病失误、超适应证用药、超剂量用药、超疗程用药、忽视用药禁忌、忽视用药方法及不合理联用等。如三溴片与朱砂安神丸联合用于治疗神经衰弱。由于朱砂中的汞离子与三溴片中的溴离子结合可生成有毒的溴化汞，溴化汞沉淀于肠道增强刺激性，引起赤痢样大便，导致药源性肠炎。

5. 预后转归良好　中成药不良反应发生以一般不良反应为主，严重较为少见。绝大多数中成药不良反应的治疗转归良好。

作为医务工作者，我们要关心患者及公众的用药安全，根据用药实际，遵循"能口服给药的，不选用注射给药；能肌内注射给药的，不选用静脉注射或滴注给药"的原则，合理应用中成药。

第二节　中成药安全问题的临床表现与发生原因

一、临床表现

由于中成药品种繁多，相关安全问题的临床表现多样，可见于各个系统器官。因中成药的种类与性质、剂型与给药方式、用法用量，以及患者病情、年龄、性别与体质等因素，其安全问题的临床表现与程度有很大差别。中成药常见安全问题主要为皮肤及其附属器官、消化系统、呼吸系统、血液系统、循环系统、神经系统、泌尿系统不良反应等。表现为皮疹、瘙痒、胸闷、心悸、恶心、潮红、呕吐、头痛、头晕、发热、寒战、过敏反应、呼吸急促、疼痛、乏力、胸闷、嗜睡、腹部不适、肠胃气胀、口渴等症状。

1. 中成药导致的皮肤损害　临床常见表现为皮肤瘙痒、荨麻疹及各类药疹、皮肤水肿等。常由局部用药刺激性、光敏作用及过敏反应所致。亦可由口服或注射给药，通过血液循环，导致皮肤及其附属器官损害。据报道，如复方草珊瑚含片、正天丸、穿心莲片、清开灵注射液、刺五加注射液、茵栀黄注射液等。

2. 中成药导致的变态反应　临床症状多种多样，其中以过敏性休克、皮肤过敏最常见。过敏性休克临床表现可见出汗、面色苍白、脉速而弱、四肢湿冷、发绀、烦躁不安、意识不清或完全丧失、血压迅速下降、脉搏消失、死亡。据报道，如清开灵注射液、穿琥宁注射液、双黄连注射剂等中药注射剂导致的过敏性休克。皮肤过敏多表现为过敏性药疹或荨麻疹样皮炎，在全身或局部相继出现高出表皮、大小不等的鲜红色斑丘疹，颜面皮肤潮红，压之可退色。有时可见全身肌肤灼热如焚，或致全身剥脱性皮炎，还可表现为过敏性紫癜。如复方青黛片导致的皮疹、瘙痒、剥脱性皮炎。

3. 中成药导致的消化系统不良反应 口服及非口服中成药均可导致消化系统不良反应，其中以口服中成药消化系统不良反应多见。主要临床表现为食欲不振、嗳气、流涎、恶心、呕吐、腹胀、腹痛、腹泻、吐血、便秘、便血、黄疸，肝区疼痛、肝功能异常，严重者可出现肝衰竭等。长期连续用药等可能会增加消化系统不良反应风险。据报道，如小活络丸、仙灵骨葆口服制剂、何首乌成方制剂、痔血胶囊、壮骨关节丸、白蚀丸、新复方大青叶片、复方青黛丸、维 C 银翘片等中成药可引起的消化系统不良反应。

4. 中成药导致的呼吸系统不良反应 主要临床表现为胸闷憋气、呼吸急促、咳嗽、哮喘、呼吸困难、喉头水肿、间质性肺炎等。据报道，如双黄连注射剂、复方丹参注射液、穿琥宁注射液、清开灵注射液等引起的急性呼吸系统不良反应。长期不当使用小柴胡制剂、藿香正气水等某些患者也会引起这类不良反应。

5. 中成药导致的血液系统不良反应 主要临床表现为溶血性贫血、再生障碍性贫血、血小板减少性紫癜、白细胞减少、粒细胞减少、嗜酸性粒细胞增多。据报道，如含青黛、板蓝根、雷公藤、砒霜、雄黄、汞等的中成药容易引起血液系统不良反应；又如葛根素注射液可引起急性溶血反应。

6. 中成药导致的心血管系统不良反应 主要临床表现为胸闷、心悸、面色苍白、血压异常、心率异常和心律不齐、心力衰竭等。导致心血管系统不良反应的中成药主要有含强心苷类成分、含乌头碱类成分等。据报道，如小活络丸、参附注射液、刺五加注射剂、蝮蛇抗栓酶粉针剂、银杏叶片等可引起心血管系统不良反应。

7. 中成药导致的神经系统不良反应 主要临床表现为头晕、头痛、嗜睡、口唇发麻、面部或肢体麻木、言语不清、肌肉震颤、肢体抽搐。据报道，如长期使用疏风定痛丸、天麻丸、枣仁安神口服液、云南白药、葛根素注射液、牛黄解毒片、舒筋活络丹等，可导致神经系统不良反应。

8. 中成药导致的泌尿系统不良反应 主要临床表现为尿频、尿急、尿痛、腰痛、血尿、蛋白尿、排尿困难、尿少或无尿、水肿、急慢性肾功能衰竭、慢性间质性肾炎等。据报道，如云南白药、脉络宁注射液、壮骨关节丸、三黄片、牛黄解毒片及含马兜铃酸的中成药等可引起肾毒性。

9. 中成药导致的中毒反应 含毒性药材中成药若使用不当容易导致中毒反应。据报道，引起中毒类反应的主要有含乌头碱、士的宁、苦杏仁苷、砷、汞、铅、蟾酥毒素等毒性成分的中成药。

二、发生原因

中成药品种繁多，不同品种安全问题产生的原因不同。主要有药物自身因素、患者机体因素和用药因素等。

（一）药物自身因素

1. 药物所含成分 是发生安全问题的物质基础。中成药多数是复方制剂，所含成分复杂，其中含有毒性药材的中成药、含西药成分的中成药、含配伍禁忌药物及含兴奋剂目录所列成分的中成药，使用不当容易导致不良反应。

（1）含毒性药材的中成药 含有毒性药材中成药，使用不当容易导致中毒反应。如含有乌头碱类成分的小活络丸、追风丸、活络丸、追风透骨丸、三七伤药片、附子理中丸、金匮肾气丸、木瓜丸、小金丸、风湿骨痛胶囊、祛风止痛片、祛风舒筋丸、正天丸、右归丸等使用不当容易导致心脏毒性；含砷的制剂牛黄解毒片、安宫牛黄丸、梅花点舌丹、六神丸、牛黄清心丸、儿童惊风散、儿童清热片和儿童化毒散等容易导致砷中毒；含汞的制剂朱砂安神丸、人丹、大活络丹（丸）、健脑丸、七厘散（胶囊）、苏合香丸、梅花点舌丹、冠心苏合丸、八宝眼药、八宝拨云散等容易导致汞蓄积。

（2）含西药成分的中成药　某些含西药成分的中成药品种也容易引起不良反应。2020年《新编国家中成药》（第三版）收录有300个左右中成药品种含有西药成分，主要集中在抗感冒药、止咳平喘药等药品中，涉及的剂型包括丸剂、颗粒剂、糖浆剂、片剂、胶囊、气雾剂及外用剂型等。所含西药主要有马来酸氯苯那敏、对乙酰氨基酚、麻黄碱、苯海拉明、维生素C等。部分品种的说明书中并未注明所含的西药成分和含量，或对所含西药成分与其他药物相互作用的提示较少。如维C银翘片、感冒清胶囊、感冒灵颗粒等药物含马来酸氯苯那敏及对乙酰氨基酚可导致嗜睡、疲劳乏力及肝损害；消渴丸含格列本脲，使用不当容易导致低血糖；珍菊降压片含氢氯噻嗪，长期应用容易导致低血钾；含有安乃近成分的中成药可导致白细胞减少；含有盐酸麻黄碱的中成药对于前列腺肥大患者可引起排尿困难，大剂量或长期应用可引起震颤、焦虑、失眠、头痛、心悸、心动过速等不良反应；含吲哚美辛的中成药易导致肝肾功能不全、出血性疾病。

（3）组方中含配伍禁忌药物的中成药　中成药处方以复方配伍居多，有些中成药处方中含有中医传统理论认为的配伍禁忌"十八反""十九畏"。有学者统计，《全国中成药处方集》中含"十八反"的处方有45个，含"十九畏"的处方有125个。如化癥回生丹中含人参、五灵脂；内消瘰疬丸中含甘草、海藻；女金丹中含肉桂、赤石脂等。中医学认为"十八反""十九畏"药对同用有产生或增强毒性之弊。因此，尽管尚未发现这些含有"十八反""十九畏"的中成药品种表现出严重的不良反应，但其是否具有潜在安全风险应引起重视。

（4）含兴奋剂目录所列物质的中成药　国家食品药品监督管理总局发布的《关于公布含有兴奋剂目录所列物质药品名单的通知》（国食药监办〔2008〕85号）中列出1200余种中成药品种，包括1种含右旋糖苷酐，6种含克仑特罗，9种含氢氯噻嗪，104种含吗啡，174种含士的宁，400种含麻黄碱，533种含普拉睾酮。涉及运动员用药时，需按照《国家食品药品监督管理总局海关总署国家体育总局（第9号令）》及《2021年兴奋剂目录公告（第51号）》《2023年兴奋剂目录公告（第61号）》执行相关安全用药指导。这些含兴奋剂目录所列物质的中成药不仅专业运动员应当禁用，即使是普通患者也应在医师指导下审慎选用。

2. 产品质量不稳定　中成药因其药材品种、药材质量、炮制方法和制剂过程中工艺参数不同等原因，使提取物中所含有效成分及其含量也会大不相同，可造成不同厂家或同一厂家不同批次生产的同一中成药的产品质量不稳定。特别是组方中含毒性药材，质量不稳定导致有毒成分含量有差异，在临床应用时，对于敏感体质或耐受性差的患者，易发生不良反应。

3. 产品说明书不规范　药品说明书包括药品的安全性和有效性等重要科学数据、结论及其他相关信息，是指导医生和患者临床合理用药的主要依据。某些中成药说明书项目内容不完整、书写不规范、更新不及时，使用药者难以通过说明书获取足够的安全用药信息也是造成药物安全隐患的原因之一。

（1）安全信息项缺失或不详　据文献报道，2020年《新编国家中成药》收录的中西药复方制剂说明书"禁忌"项缺失率约为29.85%，"不良反应"项缺失率为63.18%，"注意事项"项缺失率为13.43%，"药物相互作用"项缺失率为75.12%。一些临床必须了解的项目，如"不良反应""禁忌"等项常表述为尚不明确，而"注意事项""药物相互作用"项也只是简单地、泛泛地描述。"特殊人群用药"项常缺失。可供临床参考的信息很有限，对患者容易形成误导，存在安全风险。

（2）辨证与辨病信息不够明确　部分中成药使用中医辨证信息不明确，尤其是中药注射剂及含西药成分的中成药说明书。中药注射剂多数是参照西药研发的标准，功能主治介绍多为西医的病症名称，容易导致医师忽视辨证选药。部分含西药成分的中成药研发基础差，既缺乏中医药理论支持，也缺乏实验研究数据支持其组方的合理性，而且说明书中功能主治、适应证的表述与纯中药制剂无差别，如维 C 银翘片功能主治：疏风解表，清热解毒。用于外感风热所致的流行病感冒，症见发热、头痛、咳嗽、口干、咽喉疼痛。对所含化学药品的适应证、药理作用、不良反应等描述很少，易使人误认为是纯中药制剂。

（3）说明书修订不及时　积极收集中成药不良反应监测数据，及时将结果反映在药品说明书上，按相关要求修改说明书，能够一定程度上保证临床用药安全。研究显示，部分企业不重视说明书安全信息更新，说明书修订不及时，影响患者及时获取安全信息。

（二）患者机体因素

患者的年龄、性别、病理状态、个体差异、特异体质、精神心理状态、种族与所处环境均会影响药物效果。

有研究显示，过敏体质者发生过敏反应的概率较非过敏体质者高出 4～10 倍，属于不良反应高危人群，用药时应特别注意。过敏体质是导致中药注射剂不良反应发生的重要原因。中药注射剂不良反应中过敏反应比例较高，临床表现包括过敏性休克、皮肤损害、过敏性哮喘等。不良反应的发生还与患者伴发疾病有关，特别是肝肾疾病，可能影响药物的代谢，降低患者对药物的耐受能力，增加不良反应发生的可能性。

（三）用药因素

1. 用药时间过长　中成药被认为副作用少，起效缓慢，而多用于慢性病治疗。通常用药疗程不明确，容易造成患者服用时间过长。某些含毒性成分的药物，短期应用未见毒副反应，但用药时间过长可能会蓄积中毒。如含雷公藤的制剂长期服用可致再生障碍性贫血；久服含朱砂的制剂或长期外用红升丹可致汞中毒；长期服用含雄黄的中成药，如牛黄解毒片等，可导致砷中毒。如长期服用壮骨关节丸，可造成肝功能损害。个别药物长期服用还可致依赖性。

2. 药物间不合理联用　临床上常常针对不同患者的症状和病情，采用联合用药的方式，包括中药汤剂与中成药联用、中成药之间的联用、中西药之间的联用。不同方式的联用可表现为药理活性相似的药品联用增强疗效、毒性成分叠加的药品联用产生毒性反应或增加毒副作用等。

（1）联用导致药理作用叠加　两种或两种以上药理活性相似的药物联用，可增强疗效，但如果不注意调整剂量，易导致用药过度，引起不良反应。例如，银杏叶制剂与阿司匹林合用治疗脑血管疾病时，由于阿司匹林有抗血小板聚集作用，而银杏叶中银杏内酯是血小板活化因子（PAF）的抑制物，两者合用可造成出血倾向。

（2）联用导致毒性成分叠加　若两种药物均含有某一有毒成分，联用时会因剂量的增加而造成不良反应。如蟾酥、夹竹桃等含强心苷成分的中药与地高辛、毒毛旋花苷 K 等强心苷类药物合用，因强心苷类药物安全范围窄，合用后会产生较强的强心效应，甚至引起中毒反应。朱砂安神丸和天王补心丹（两者均含朱砂）合用，增加了有毒药物的服用量，增加了中毒的风险。疏风定痛丸和痹痛宁胶囊两者均含马钱子，合并用药易致使患者中毒。

（3）联用产生毒性化合物 中西药合用可能产生有毒化合物。例如，含汞（如朱砂）中药与溴化物、碘化物等同服，可产生有毒的溴化汞或碘化汞等沉淀物，导致药源性肠炎或赤痢样大便；雄黄及含雄黄的中成药与硝酸盐、硫酸盐同服，胃液内可产生少量的硝酸或硫酸，使雄黄中的硫化砷氧化生成三氧化二砷，毒性增加，长期应用可引起砷中毒。

（4）联用导致毒副作用增强 部分药物合用可增加药物毒副作用。例如处方中有珍珠、龙骨、石膏、瓦楞子、牡蛎、石决明、海螵蛸等含有大量钙的中成药与强心苷类药物合用，可使强心苷类药物的毒副作用增强，导致心律失常或传导阻滞。又如处方中有乌梅、山楂、五味子等含有机酸中成药与磺胺类抗菌药物同用时，前者酸化尿液，可增加磺胺类药物对肾脏的毒性，引起尿血、急性肾衰等。六神丸与地高辛合用易引起频发性室性期前收缩等中毒反应。含甘草制剂与阿奇霉素合用可能导致低血钾，增强阿奇霉素的心脏不良反应。不合理的中西药合用，可导致药物毒性增加，引起不良反应或药源性疾病，甚至死亡。

3. 患者依从性差，滥用误用中成药 中成药由于携带、保存与服用方便，广大患者的接受度较高。然而部分患者对中医药治疗理念和药品说明书不了解，加之求医心切，容易听从他人介绍或擅自更换药物，依从性较差。有资料显示，患者服用中成药的不依从率在13%～93%，导致服用剂量、疗程、服用方法不当，使药品效用降低，甚至发生安全问题。

有些患者对中成药的使用存在误解，滥用误用中成药时有发生。如有的患者将中成药当成"保健品"服用；有的患者服用西药后，认为再服用中成药可以巩固疗效；还有的患者仅凭药名盲目选购，甚至随意增大用药量或随意联合应用中成药。特别是 OTC 中成药，患者可自行购买使用，滥用误用现象较为严重。滥用误用中成药既不利于病情恢复，而且还可能导致不良反应，对身体造成损害。

4. 不辨证应用中成药 中成药是在中医理论指导下生产的中药制剂，辨证论治仍是中成药使用的主要原则。不辨证或因辨证不当使用中成药是导致不良反应发生的重要原因之一。对于OTC 类药物，患者可自行到药店购买使用，因药店药师的业务水平参差不齐，难以保证用药的科学性和安全性。

5. 药学服务欠缺 药师的服务对安全用药至关重要。药师药学服务能力不足，不了解中成药的药物特性，不能够审核处方、正确调配、指导患者用药、监测用药后的反应，均是引发药品不良反应的重要因素。药师可以通过以下途径提高药学服务水平：①审核处方。审查处方包括剂量、给药频率、剂型和给药途径是否恰当，是否存在重复用药，是否存在配伍禁忌、用药禁忌，发现不合理处方，及时跟处方医生沟通，提出适宜的用药建议。②指导患者合理用药。中西药合用治疗方案中，患者少则需用 2～3 种药物，多则十余种。很多患者，尤其是老年患者，难以分清每种药物的正确服法，而药师应指导患者认对药物，并帮助制定服药计划，防止错服、漏服等。③监测血药浓度，部分中西药合用会产生中西药相互作用，影响药物血药浓度，需对治疗范围较小、易受外界干扰的药物进行血药浓度监测，指导临床及时调整剂量。④监测药品不良反应/事件，分析不良反应发生的原因，有效地避免或减轻潜在的药品不良反应/事件。

第三节 中成药安全问题的防范

一、规范中成药管理

药品监督管理部门应加强中成药的申报、生产、流通、储存和销售的监督管理，规范中成药的生产和流通环节，保证药品质量。申报审评审批阶段要充分论证中成药品种的药效、毒理及质量标准，确保获批的新药安全、有效、质量可控。生产阶段特别要求生产企业严格按照 GMP 生产要求进行药品生产，设立质量控制系统，以保证中成药生产质量的可控性。药品流通阶段，要求生产企业和经营企业规范药品的销售方式和销售渠道，保证药物物流渠道储存和销售时药品的质量。同时，加强上市后评价与药品再注册管理，构建全生命期的药品安全监管体系。

二、规范药品说明书

药品说明书是医师、药师及患者选药用药的直接指导，能否准确认识药品、理解药品主治并采取合适的用法用量，很大程度上取决于药品说明书的全面科学及可读性。药品说明书用语应当科学、规范、易懂，便于选择和使用。避免功能主治项描述不清、中西医术语描述混淆；用法用量项的用法介绍过于简单、用量范围悬殊；不良反应项缺失或是含混不清、避重就轻；禁忌证项表述过于专业，晦涩难懂等。药品说明书作为载明药品重要信息的法定文件，以及技术文件，根据药品上市后的监测数据，药品上市许可持有人应当执行《药品注册管理办法》《药品说明书和标签管理规定》变更和修订药品说明书及标签。针对药品说明书的安全信息，国家药品监督管理局于 2022 年发布了《已上市中药说明书安全信息项内容修订技术指导原则（试行）》通告，要求进行中成药说明书安全信息项的修订，并可参考中华中医药学会团体标准《上市中成药说明书安全信息项目修订技术规范》进行完善，加强中药全生命周期管理，保障公众用药安全。2023年国家药品监督管理局颁布《中药注册管理专门规定》，要求完善说明书【禁忌】、【不良反应】、【注意事项】，其中任何一项在该规定施行之日起满 3 年后申请再注册时仍为"尚不明确"的，依法不予再注册。

三、加强上市后安全性再评价

药品上市后安全性再评价是综合采用药物流行病学、药物经济学、药理学、临床药学等方法手段，对已批准上市的药品在社会人群中的疗效、安全性等进行科学评估和研究，是药物研究和合理用药的重要组成部分。由于药品上市前研究具有的局限性，以及低频率、迟发型不良反应的存在，药品上市后安全性再评价研究对于规范药物使用和防治不良反应意义重大。中成药虽然组方配伍较为成熟，有些经典复方甚至已经在临床使用超过几百年，但由于药材质量、用法用量等原因，仍需要开展上市后再评价研究，观察药物的安全性。近年来，我国药品监督管理部门以实施监管科学行动计划为引领，持续推进上市后药品安全监测评价新工具、新标准、新方法的研究与应用，组织开展全国药品不良反应监测和上市后安全性评价技术工作，持续推进与乌普萨拉监测中心在数据共享、人员交流、方法学研究方面的深度合作，及时转化实施 ICH 相关指导原则，依法开展上市后不良反应监测，主动收集、跟踪分析、及时报告疑似不良反应信息，对已识别风险的药品及时采取风险控制措施。

我国在上市后药品不良反应监测评价工作取得明显成效，制度规范不断完善，监测评价体系逐步建立，药品不良反应 / 事件报告数量和质量稳步提升，风险控制手段更加成熟，国际合作持续加强，上市后药品安全性再评价进入。

四、提高安全与合理用药意识

1. 避免盲目用药　受传统养生保健观念和现实药品营销手段的影响，许多中成药的临床使用存在随意用药的情形。其一，大多数人认为中药及中成药没有毒副作用，可以长服久服。其二，与传统饮片煎煮的形式相比，中成药具有选用直接、服用方便、口感良好等特点，为随意用药提供了潜在的便捷途径。其三，个别企业为了扩大药品销售额，在广告中夸大产品功效，盲目拓展适应证范围，甚或迎合养生保健需求，诱导随意用药。患者应理性地看待中药的功效，避免盲目治疗，尽可能地在医师或药师的指导下购买中成药，不随意用药。

2. 注意中成药"同名异药""似名异药"现象　选用中成药，不要凭主观认识盲目地根据中成药品种的名称进行选用，因名称相似或相近的药物，往往组成相去甚远。临床混用会引发安全隐患，应详细阅读理解药品的功效主治及使用注意等事项，并咨询医师或药师。另外，中成药含有许多名称相似甚至相同，而功效不同的品种，在选择使用时尤其需要注意。例如，牛黄上清片、牛黄解毒片、牛黄清胃丸等含有牛黄的中成药需要注意区分其不同药效的侧重点。又如活血通脉片和活血通脉胶囊，表面看仅是剂型的差别，实际上药物组成和功能主治有异，应严格区别使用。珠黄散的处方有由珍珠、牛黄组成的，也有由大黄、牵牛子、槟榔、珍珠粉、人工牛黄等组成。两药虽同名，但药物组成、功能主治不同，不能相互代替。

3. 认真查阅药品标签与说明书信息　中成药经由国家药品监督管理局批准上市，其标签上具有批准文号、注册商标、生产企业、有效期等信息。患者选药时应注意核对药品的注册商标、批准文号等，并应注意说明书安全信息项目，包括警示语、不良反应、禁忌、使用注意、特殊人群用药等。必要时可登录国家药品监督管理局网站进行查询。同时，相同名称的中成药会有多个不同生产企业的药品，选购时可以选择良好品质信誉的生产企业，并同时注意药品包装是否完好、生产日期和有效期等信息，避免购买有效期临近的药品，以确保药品质量。中成药使用前需仔细阅读说明书。对说明书中不易理解的中医药学术语，应向医师或药师咨询意见，以免造成选药与用药误差。

4. 遵照适应证范围用药　适应证是决定是否用药的最重要指征，中成药应在适应证范围内使用。一般情况下，适应证范围标注于说明书的功能主治项下，中成药的适应证常由功效、证型与症状三部分组成。另外，医师开具中成药处方时须考虑功效和证型情况，从中医病因病机上遵照适应证用药。

5. 严格遵守用药剂量和用药频次　中成药的使用要遵守药品说明书中关于用药剂量、用药时间和用药疗程的规定，不可随意增加或减少剂量，或是自行增加或减少服药次数。医师和药师可以根据患者个体情况合理选择药物剂量，并适时调整。一般情况下，两种及以上中成药联合用药时剂量宜小不宜大。老年人气血亏虚，肝肾功能和免疫功能有所退化，服药剂量需减小；儿童应当按照不同年龄段或体重确定剂量。妇女用药应根据经、带、孕、产等不同的生理期选择合适的服药剂量，并避免服用含有毒性成分的药品。药性峻烈的中成药，要遵循"中病即止"的原则，避免长时间或大剂量服用；含有毒性饮片的中成药，须严格按照说明书规定剂量使用。

6. 选择合适的服药时间　根据中医药理论选择最佳的服药时间，有助于提高疗效。一般情况下，对胃肠道具有刺激作用或是含有苦寒败胃中药的中成药，均宜在饭后服用，以减少对胃肠道的刺激。安神的药物宜在睡前1～2小时服用，以借药势帮助睡眠。

7. 合理应用中成药外用制剂　应用中成药外用制剂时应严格遵照一定的法度，以保证用药安全。含轻粉、斑蝥、升药底、升华硫、蛇床子、樟脑、铅丹、雄黄、生川乌、生草乌等毒药应谨慎使用，必须掌握剂量，限制使用面积，注意局部皮肤刺激反应。对于创面过大的局部病变，药量亦不宜过多，以防因吸收过量而中毒。同时，还必须避免连续用药，以防蓄积中毒。一些刺激性较强的药物，不宜在头面、五官、黏膜、会阴等处应用，以免发生不良反应或其他损害。

8. 注意药物禁忌

（1）中药用药禁忌是合理用药的重要内容　从中医药传统理论角度出发，"病证禁忌""妊娠禁忌""十八反""十九畏"是重要的临床用药禁忌。

（2）中西药物之间也存在配伍禁忌　中西药联用及含有化学药成分的中成药在使用时需格外注意，避免联用相同成分的西药，以防造成超剂量使用。

（3）注意服药期间的饮食禁忌　中医非常重视患者服药期间的禁忌，包括饮食禁忌（忌口）、食疗禁忌等。一般情况下，服药期间忌食生冷、油腻、辛辣、腥臭之物，即高热量、高脂肪、刺激性和易致敏性的食物。同时，根据患者体质和病情，也有相应的禁忌。

五、加强自我观察，及时就医

对于患者来讲，了解所用药品的使用注意事项、不良反应等，学会观察不良反应是妥善处理的前提。许多患者在选药服药时并不关注药品的不良反应，甚至不阅读说明书中的注意事项；医疗机构也缺少合理用药和用药告知规范。这就导致在不良反应发生时，患者不了解副作用的表现。因此，患者应阅读说明书，查阅资料，咨询医务工作者，了解药品的不良反应，并在用药后密切关注症状变化，如出现皮疹、瘙痒、心慌惊悸等反应表现，应及时就医诊治。

第四节　含毒性药材中成药安全问题的防范

一、概述

含毒性药材中药制剂是指处方中含有毒性药材，经过一定的工艺生产出来的中药制剂，包括中药复方制剂、中成药、协定处方制剂及单味药制剂等。

含毒性药材中药制剂疗效独特，药性峻猛强烈，功专效捷，常用于临床某些疑难杂症和急病重症。在内、外、妇、儿各科均有广泛应用，仍是临床应用的重要形式。如用于治疗恶性肿瘤、白血病、类风湿等。另外，某些有毒制剂针对某些症状或疾病的疗效显著，具有不可替代性。比如，参附注射液治疗亡阳证（如心衰），疗效迅速且明显。

由于含毒性药材中药制剂治疗剂量与中毒剂量接近，治疗窗窄，安全性小，风险一般较大，使用不当容易引起中毒反应或其他不良反应。

二、分类

1. 含生物碱类有毒成分中成药　此类有毒中药包括乌头、附子、马钱子、雪上一枝蒿、山豆根、曼陀罗、天仙子、藜芦、雷公藤等。含此类中药的常用中成药有玉真散、小活络丹、祛风舒筋丸、附子理中丸、舒风定痛丸、九分散、雷公藤片、痛血康胶囊、二十五味珊瑚丸、跌打镇痛膏、正骨水、通络骨质宁膏、香药风湿止痛膏、寒喘膏药、祖师麻风湿膏、祛风骨痛巴布膏、三七伤科片、大活络丸、小活络丸、透骨镇风丸、药酒丸、安肾丸、壮骨木瓜丸、骨刺消痛液等。

2. 含苷类有毒成分中成药

（1）氰苷类　含氰苷类有毒中药主要有杏仁、桃仁、枇杷仁等。中成药有气管炎片、银屑丸、桃仁承气丸、桂枝茯苓丸、抵当丸等。

（2）强心苷类　含强心苷类有毒中药主要有万年青、香加皮、夹竹桃、罗布麻、福寿草、铃兰、毒箭木等。中成药有罗布麻降压片、罗布麻叶片、复方万年青等。

（3）皂苷类　含皂苷类有毒中药主要有黄药子、商陆、天南星、木通、皂角荚、白头翁、川楝子等。中成药有达肺草、治伤散、保赤散、玉真散、珍珠丸等。

3. 含毒蛋白类中成药　此类有毒中药包括苍耳子、蓖麻子、巴豆等。中成药有辛芩颗粒剂、龙虎丸、儿童七珍丸、儿童脐风散、保赤万应散等。

4. 含动物类有毒成分中成药　此类有毒中药常见的有蟾酥、全蝎、斑蝥、红娘子等。中成药有六神丸、六应丸、喉症丸、蟾酥锭、蟾酥丸、儿童回春丸、黑虎散、抵当丸、复方斑蝥散、牛黄千金散、小儿惊风散、麝香保心丸等。

5. 含矿物类有毒成分中成药　此类有毒中药主要有朱砂、白降丹、红升丹、轻粉、铅丹、雄黄、砒霜。

（1）含铅类中成药　主要有黑锡丹、四胜散、珍珠散等。

（2）含汞类中成药　主要有朱砂安神丸、七厘散、磁朱丸、小儿至宝丸、牛黄至宝丸、琥珀抱龙丸、蟾酥锭等。

（3）含砷类中成药　主要有儿童回春丸、牛黄解毒片、安宫牛黄丸、六神丸等。

6. 其他　近年来，临床上发现一些非传统毒性成分的药物，如含马兜铃酸的中药广防己、关木通、马兜铃、青木香、天仙藤、寻骨风、朱砂莲等。中成药有跌打丸、分清五淋丸、导赤丸、妇科分清丸、排石颗粒、十香返生丸、大黄清胃丸、纯阳正气丸、冠心苏合丸、二十五味松石丸、止咳化痰丸等。

三、临床表现

1. 含乌头类生物碱的中成药中毒表现　若大量误服，可在几分钟内出现中毒症状，甚至死亡。中毒致死的主要原因是严重的心律失常和呼吸中枢麻痹。中毒表现主要有感觉异常，继而口舌、四肢及全身发麻，痛觉减退甚至消失，头晕眼花、烦躁不安、流涎、恶心、呕吐、腹痛腹泻、心率异常、心律失常、血压下降，甚至昏迷、抽搐、虚脱、呼吸衰竭或出现急性心源性脑缺血而死亡。

2. 含马钱子的中成药中毒表现　马钱子的有毒成分为士的宁，有兴奋脊髓、延髓中枢神经系统作用，过量服用，可引起中毒反应。临床中毒表现为先出现头痛、头晕、舌麻、口唇发紫、烦躁、呼吸加快、血压升高等症状，继而出现肌肉震颤，强直性惊厥，角弓反张，呼吸肌痉挛收缩而致窒息死亡。

3. 含雷公藤的中成药中毒表现　雷公藤有大毒，毒性与其所含生物碱及有细胞毒的二萜类成分有关。中毒表现为恶心、呕吐、剧烈腹痛、四肢麻木或抽搐、脱发、口干、便秘、肝区疼痛、黄疸、肌肉疼痛、心悸、胸闷、气短、脉搏细弱、血压下降、心律失常、少尿、水肿、血尿、血便。

4. 含天仙子、曼陀罗的中成药中毒表现　天仙子、曼陀罗的毒性成分是莨菪碱和东莨菪碱，对中枢有先兴奋后抑制作用，可引起延髓麻痹；对周围神经系统表现为能阻断 M- 胆碱能受体反应，抑制或麻痹迷走神经。中毒表现为面部及全身皮肤潮红、皮肤干燥、口干渴、声音嘶哑、心动过速、瞳孔散大、视力障碍、头晕、头痛、烦躁不安、幻觉、谵语、抽搐，严重者导致昏睡、发绀、痉挛、血压下降，甚至死亡。

5. 含苷类有毒成分的中成药中毒表现　含苷类成分主要有氰苷类、强心苷类、皂苷类中成药可引起中毒反应。

（1）氰苷类　如苦杏仁苷，在胃中由于苦杏仁苷酶的作用发生水解，释放出氢氰酸（HCN），大量HCN对中枢神经先兴奋后抑制，引起惊厥，然后麻痹，并抑制细胞呼吸系统，抑制细胞氧化反应，出现组织窒息，因呼吸麻痹、心跳停止而死亡。

（2）强心苷类　大剂量会使心脏中毒，长期服用可造成蓄积中毒。如含万年青、夹竹桃的中成药中毒表现可见头痛头晕，恶心呕吐，腹痛腹泻，烦躁谵语，继则四肢麻木，冰冷，汗出，呼吸急促，体温、血压下降；严重者心律失常，昏迷，痉挛抽搐，休克，心跳停止而死亡。

（3）皂苷类　如含黄药子、商陆、天南星的中成药，过量服用能引起急性中毒，严重的可出现昏迷、抑制呼吸，因心脏麻痹而死亡。如白蚀丸中含黄药子，超量服用或久服可引起肝脏损害。痰净片中含有的商陆毒素会刺激黏膜，内服过量可引起惊厥。

6. 含毒蛋白类的中成药中毒表现　部分种子类药物含有毒蛋白，可引起中毒反应。如巴豆的毒性蛋白能溶解红细胞。中毒症状表现为口腔、咽喉灼热刺痛、流涎、恶心、呕吐、出血性急性胃肠炎、蛋白尿、血尿、尿闭等。苍耳子所含毒蛋白是一种细胞原浆毒，损害心、肝、肾，引发肝性脑病。

7. 含有毒动物类的中成药中毒表现　含蟾酥类中成药误用过量中毒，表现为恶心呕吐、腹痛肠鸣、腹泻等消化系统症状；胸闷心悸、心率缓慢、脉搏细弱、心律不齐、心房纤颤、轻度发绀、四肢冰冷、血压下降等循环系统症状；头晕头痛、口唇或四肢麻木、嗜睡、出汗、膝反射迟钝或消失、惊厥等神经系统症状。斑蝥中有毒物质为斑蝥素，口服后可引起消化道炎症、黏膜坏死，对肾、肝、心脏等器官及神经系统都有损伤；贴敷后皮肤可产生红斑、水泡等。

8. 含矿物类的中成药中毒表现　矿物类药物中所含砷、铅、汞等金属元素，主要作用于机体的酶系统，能抑制酶及酶蛋白的活性，阻碍细胞氧化和呼吸，引起中枢神经和自主神经功能紊乱，使神经系统发生各种病变。毒副作用的发生，以铅中毒最常见，其次是汞、砷、铜中毒等。长期内服含铅的中成药可产生明显的蓄积作用。慢性中毒可见多发性神经炎、肠绞痛、贫血及脑水肿等。早期症状可有神经衰弱证候群、牙龈出现蓝色铅线、食欲不振、腹胀腹痛等。口服含汞制剂中毒后，口中有金属味及辛辣感，黏膜红肿、口渴、呕吐，便血、尿血、尿少、呼吸困难、脉搏细微、体温下降、严重者最后因中毒性肾病、心力衰竭而死亡。含氧化砷或硫化砷中成药易被呼吸道和消化道黏膜吸收。其中毒表现主要是神经系统症状和肝、肾、心等脏器功能障碍。

四、防范措施

1. 加强风险管理　含毒性药材中成药有着悠久的应用历史，其功专效捷。做好风险管理，可充分发挥针对疑难杂症及危重症的独特疗效。近年含毒性药材中成药的不良反应/事件时有报道，使用不当所致是其主要原因，反映出医生、患者对含毒性药材中成药风险效益认识不足。管理部门可在研制立题、药品注册、生产、流通、使用等环节建立了含毒性药材中成药风险管理的相关条例，开展含毒性药材中成药的风险效益评估，为临床安全合理使用中成药提供科学依据。

2. 重视临床应用管理

（1）辨证使用　临床医师要严格掌握含毒性药材中成药的用药指征。如龙胆泻肝丸治疗肝胆湿热证时并无明显不良反应，而用治其他证候时则易于出现不良反应；附子理中丸适于阴寒之证，若用在热证或阴虚火旺之证则能助火伤阴。用药前应详细询问过敏史，重视个体差异，"能胜毒者以厚药，不胜毒者以薄药"，尤其对儿童、老人、孕妇、哺乳期妇女、体弱者，更应注意正确辨析体质，恰当选用，方能在保证用药安全的基础上，达到理想的治疗效果。

（2）注意用量和疗程　含毒性成分的中成药安全范围小，容易引起中毒，因而要严格控制剂量。《神农本草经》指出："若用毒药治病，先起如黍粟，病去即止，不去倍之，不去十之，取去为度。"主张从小剂量开始，根据疾病的治疗需要，可采取逐渐增加剂量，但需恪守"中病即止"的原则，不能超过限量。若需长期用药，必须注意有无蓄积性，可逐渐减量，或采取间歇给药，中病即止，防止蓄积中毒。另外，对于长期应用的患者，要定期监测肝肾功能，一旦发现异常，要立即停药处理。

（3）重视联合用药禁忌　临床医师要掌握含毒性成分的中成药之间及与西药间的相互作用，认真分析各成分之间有无配伍禁忌，了解中药和西药相互作用的原理和配合应用的规律。如含同类毒性成分的中成药不要伍用。含有朱砂的中成药，不宜与还原性西药配伍。含有雄黄的中成药，不宜与硝酸盐、硫酸盐、亚铁盐类药物同用。含氰苷类的中成药，不宜与西药麻醉类、地西泮合用等。

（4）增加说明书警示信息　含毒性药材中成药安全性较低，说明书应按照《关于修订含毒性中药饮片中成药品种说明书的通知》（食药监办药化管〔2013〕107号）进行说明书修订。增加警示语，成分项下标明毒性饮片名称。药品上市许可持有人需要更加关注含毒性药材中成药的安全问题，按《已上市中药说明书安全信息项内容修订技术指导原则（试行）》及《中药注册管理专门规定》的要求加强安全风险的监测、评价和分析，及时修订和完善说明书中【禁忌】、【不良反应】、【注意事项】及警示语等安全信息项，《中药注册管理专门规定》要求消除中成药说明书中"尚不明确"的表述。同时，对说明书中功能主治、适应证、用法用量、不良反应、禁忌、注意事项、孕妇及哺乳期妇女用药、儿童用药、老年用药、药物相互作用、药理毒理等项目进行相关说明。应明示所含毒性药材名称、安全剂量和疗程、配伍禁忌及注意事项等信息，并明确阐述注意事项、不良反应及特殊人群用药等项内容。

3. 加强生产过程管理

（1）严格把关药材原料的品种和炮制　含毒性药材中成药在备料时要求药材的采收、加工和贮藏条件必须符合相关规定，应特别重视品种鉴定和有毒药材的炮制。如广豆根毒性不同于北豆根，不可混淆。再如药用防己来源较多，名称亦较混乱。其中主要有粉防己为防己科植物粉防己的干燥根；广防己为马兜铃科植物广防己的干燥根；还有马兜铃科植物异叶马兜铃的根称为汉中防己，不可混用。依法炮制有毒中药可达到解毒、减毒和增效的作用，是保证安全性的重要环节。炮制要依相应的炮制规范进行操作，以达到减毒目的。如生半夏有毒，用生姜、明矾制后，毒性减低，止呕效果更好；甘遂、大戟、芫花用醋制后，毒性减低；通过加热炮制，将乌头碱水解为毒性较小的苯甲酰乌头胺和乌头胺，降低了毒性又保存了药效。

（2）慎重选择剂型　含毒性药材中成药多为丸、散，丸剂取其效缓，以减慢毒性成分的吸收；散剂取其剂量易于控制。在制备现代剂型时，如片剂、胶囊、颗粒、液体制剂，应充分考虑其毒性成分的吸收速度和剂量可控性。

（3）严格生产工艺条件　在有毒中成药的生产过程中，应特别注意有毒中药的工艺条件，如巴豆蛋白加热至110℃毒性消失；藜芦中的毒性成分原藜芦碱和藜芦碱加热至120℃以上时即被破坏；半夏毒性成分不溶于水或难溶于水，120℃加热2～3小时可被破坏。生产含马兜铃、天仙藤的中成药时，应控制所含的有毒成分马兜铃酸。

（4）完善质量控制标准　对含毒性药材中成药进行再评价，完善其质量标准，尤其对所含毒性药材均应有可量化的规定。如2020年版《药典》中制川乌与制草乌项下规定含双酯型生物碱以乌头碱、次乌头碱及新乌头碱的总量计不得超过0.040%，而含制川乌与制草乌的小活络丸就没有双酯型生物碱限量规定，应当引起重视。对上市含毒性成分中成药进行标准研究，增强其质量的可控性和稳定性。

4. 加强不良反应监测 不良反应监测是及时发现药物对人体毒副作用的一个强有力手段。20世纪 60 年代我国的一些临床医师已注意到关木通导致肾损害的问题，但由于当时尚未建立起不良反应监测报告制度，这个现象未被重视。直到国际广泛关注的"马兜铃酸事件"，才使中药的安全性受到质疑。应充分吸取教训，认真贯彻、执行药品不良反应报告制度，形成药品不良反应的预警机制。通过搜集和分析中药使用中的不良反应，了解中药在人体的毒性表现，捕捉其毒性反应的信号并及时反馈，不仅有助于对其毒性进行深入研究，也可给企业和药品监督管理部门提供实践依据。在新药的审批投产时，应当要求研制或生产单位提交研发期间安全性更新报告，以保证用药的安全性。

5. 加强含毒性药材中成药的安全性研究

（1）开展有毒物质基础的研究 有毒中药饮片所含的成分尚不完全明确，有些虽然有明确的成分，但如何克服或利用其毒性作用尚不明了，限制了含有毒药材中成药的使用。因此，开展基础研究至关重要。应用相关分析技术，特别是气相、高效液相色谱、气质联用、液质联用、放射性同位素等分析其引起不良反应的成分是毒理学研究的基础，也是减少中药不良反应的重要途径。

（2）加强毒理学基础研究 中药毒理学研究毒物和不合理用药对机体的影响，以及药物对机体的不良反应和毒性作用机制，为避免中毒及中毒后的解救提供科学依据。如探讨中药雄黄的毒 – 效关系，结果表明，雄黄中可溶性砷含量从精制前的 3.75% 降至精制后的 0.24%，急性毒性大大降低，而免疫调节功能的活性无明显变化。初步认为雄黄的有效成分为不可溶性砷，其中所含的可溶性成分是其毒性成分。关于有毒中药、中药中有毒成分的安全性基础研究尚不足，须应用中药血清药理学、毒代动力学、分子生物学等方法深入开展中药的中毒机制研究，以及中药炮制、制剂、给药途径对有毒中药成分的影响，为合理应用含毒性药材中成药、减少不良反应 / 事件的发生提供理论基础和方法。

五、案例分析

案例一

乌头类药物致中毒及心脏不良反应

【案例】

典型案例 1：

患者，女，50 岁，因感肩胛周围受风寒疼痛而服用小活络丸（每丸 3g）2 丸。口嚼温水送服，当时即感舌及咽部有麻辣感。半小时后，患者感上肢麻胀似蚁爬感，从指尖始及上肢肘关节，继之口周围、下颌面部麻木，沿后颈部向上脑皮至唇周围均有紧束感，坐立不安。4 个多小时后，患者四肢冰冷，周身无力，手无握拳之力，麻胀感加重，下肢关节以下疲软，视物模糊，眼前发黑，走路不稳，眩晕，即到医院就诊。体检：血压 12.0/8.0kPa，心率 60 次 / 分。给以维生素 C 5g，地塞米松 20mg，黄芪注射液 2 支，葡萄糖注射液 800mL 静滴，口服硫酸阿托品片 0.3mg，2 小时后症状开始缓解，麻胀感减轻，四肢温度接近正常，心率恢复至 72 次 / 分。

［资料来源：王慧敏，王颖 . 小活络丸致乌头碱中毒 1 例 . 药物流行病学杂志，2002（5）：268］

典型案例 2：

患者，女，60 岁，因胸闷乏力 3 天，一过性意识不清 1 小时急诊入院，患者 1 周前因上腹部疼痛，手足发凉，自行口服附子理中丸，每日 2 次，每次 1 丸，3 天前出现胸闷、气短、头晕、乏力，未予重视。入院前 1 小时口服附子理中丸后自觉头晕明显，心悸、胸闷、恶心，伴周身大汗，继而出现意识不清，跌倒，无抽搐，无肢体活动障碍，持续半分钟左右自行缓解，遂入院治疗。查体：心尖搏动不明显，叩诊心界不大，心率 50 次／分，心律不齐，频发期前收缩，部分呈二联律，心音低钝，各瓣膜未闻及器质性杂音。心电图：窦性心律，频发室性期前收缩，Ⅱ度Ⅰ型房室传导阻滞。治疗经过：立即吸氧，静注阿托品 0.5mg；随后开辟两个静脉通路：一组为多巴胺每分钟 5μg/kg 微量泵泵入以提升血压，另一组静脉滴注葡萄糖 500mL 加维生素 C 2.5g，2 小时后室性期前收缩明显减少，血压回升，症状改善。48 小时后恢复为窦性心律，心室率 68 次／分，血压正常，于 5 天后痊愈出院。

［资料来源：张庆辉 . 附子理中丸中毒致心律失常 1 例 . 临床荟萃，2010，25（23）：2082］

【分析】

1. 发生机制　小活络丸主要药味有胆南星、地龙、制川乌、制草乌，功能祛风除湿，活络通痹，用于治疗风寒湿痹，肢体疼痛。其中制川乌、制草乌、胆南星均为毒性药材，含有乌头碱等有毒生物碱，可引起神经中毒及心脏毒性症状。附子理中丸含有制附子、党参、炒白术、干姜，功能温中健脾，用治脾胃虚寒，脘腹冷痛，呕吐泄泻，手足不温。附子理中丸中制附子有毒，具有心脏毒性。两例患者既往身体健康，服药后出现一系列神经中毒症状，迷走神经兴奋及外周神经损害，以及心脏不良反应。结合既往报道以及案例的临床表现，认为与服用药物所含乌头碱等有毒成分有关。

2. 治疗原则

（1）出现神经系统中毒或心脏毒性反应时，立即停药。

（2）对症治疗。对抗神经系统中毒症状。若出现心脏毒性，及时就医控制心律、调节血压、改善心功能。

3. 防范措施

（1）注意用药剂量，避免超剂量用药。

（2）用药后监测神经系统症状、血压、心率等。

案例二

疏风定痛丸合用痹痛宁胶囊致中毒反应

【案例】

患者，女，34 岁，因近日风湿病复发，关节疼痛、肿胀、重浊，遇寒加重，自服疏风定痛丸和痹痛宁胶囊。服后半小时，出现头痛、头晕、烦躁不安、呼吸加速、颈部强直、手足颤动、抽搐，血压 150/100mmHg，心率 120 次／分，意识不清。根据患者症状，以及士的宁的不良反应报道，诊断为马钱子中毒。医院立即对症使用中枢神经抑制药，安定 10mg 静注，将患者安置在黑暗安静的病房中，避免外界声光刺激，输液并给予氧气吸入，病情逐渐平稳。

［资料来源：李国芬，李国祥 . 疏风定痛丸、痹痛宁胶囊并用致使马钱子中毒 1 例 . 中国医院药学杂志，2005（11）：1103］

【分析】

1. 发生机制　疏风定痛丸和痹痛宁胶囊均以马钱子为主要成分。其毒性成分为士的宁，可兴奋神经系统。本例患者疏风定痛丸与痹痛宁胶囊联合应用，导致士的宁超量，引起头痛、头晕、烦躁不安、呼吸加速、颈部强直、手足颤动、抽搐等中枢神经系统中毒反应。

2. 治疗原则

（1）出现神经系统中毒症状时，立即停药。

（2）针对神经系统症状，采用中枢神经抑制药对症治疗。

3. 防范措施

（1）两药功效相似，避免两药合用，以防毒性成分叠加，导致超剂量用药。

（2）含毒性药材马钱子，应以小剂量递增用药，注意疗程及累积用量。

（3）用药过程中关注神经系统症状。

（4）儿童慎用，婴儿禁用。

案例三

白蚀丸致肝损害

【案例】

患者，男，24岁，因患白癜风在医生指导下服用白蚀丸2.5g，每日3次，服药20余天后出现纳差，厌油腻。肝功能检查：总蛋白48.90μmol/L，直接胆红素33.20μmol/L，谷丙转氨酶1410.00U/L，谷草转氨酶38.20U/L，碱性磷酸酶232.00IU/L，γ-谷氨酰转移酶183.00U/L。结合病史诊断为药物性肝炎，停用白蚀丸，入院治疗，给予甘利欣、阿拓莫兰、诺宁等药物治疗，14天后查肝功能正常，出院。

［资料来源：警惕白蚀丸引起的肝损害.国家食品药品监督管理总局，药品不良反应信息通报，2005年第9期］

【分析】

1. 发生机制　白蚀丸是由补骨脂、制首乌、灵芝、丹参、黄药子等药物组成的中药复方制剂，具有补益肝肾、活血祛瘀、养血祛风作用。其中，黄药子含有毒成分薯蓣皂苷和黄药子萜等，能引起急性中毒。口服过量对中枢神经、心脏、肝、肾有毒害作用。另有研究显示，何首乌及补骨脂亦有一定的肝毒性。1988～2005年6月，国家药品不良反应监测中心病例报告数据库中有关白蚀丸的病例报告共8例，其中严重病例报告有肝损害7例，怀疑是由其中黄药子皂苷毒性引起。

2. 治疗原则

（1）立即停药。高锰酸钾洗胃，用硫酸镁导泻，可口服药用炭、牛奶、蛋清等避免毒性成分的进一步吸收。

（2）促进药物代谢，对症保肝治疗。应用保肝药和降低转氨酶药等药物治疗。出现腹痛、腹泻、呼吸困难、瞳孔缩小时，皮下注射阿托品。

3. 防范措施

（1）关注黄药子的肝脏毒性，监测食欲、大小便等。

（2）肝肾功能不全者慎用。

（3）用药时定期检测肝肾功能。

病例四

口服喉症丸致过敏性休克

【案例】

患者，男，22岁，因咽喉疼痛，含服喉症丸10粒。约10分钟后出现手足麻木、胸闷、心慌、头晕，立即静卧吸氧。15分钟后出现呼吸急促、面色苍白、意识不清、四肢冰冷，心率116次/分钟，血压53/30mmHg，诊断为过敏性休克。立即皮下注射肾上腺素0.5mg，肌内注射地塞米松10mg，异丙嗪25mg，静脉注射多巴胺20mg加生理盐水25mL，静脉滴注生理盐水250mL加地塞米松10mg，25分钟后面色好转，意识清楚，心率86次/分钟，血压升至90/60mmHg，4小时后自觉症状好转，1天后痊愈出院。

［资料来源：张仁斌.口服喉症丸致过敏性休克1例.临床军医杂志，2006（2）：185］

【分析】

1. 发生机制　喉症丸由板蓝根、牛黄、猪胆汁、雄黄、冰片、硼砂、蟾酥（酒制）、玄明粉、青黛、百草霜组成。雄黄为含砷的有毒药物，具有心脏毒性和肝肾毒性。蟾酥为动物药，含异体蛋白及蟾酥毒素，可引起过敏反应及心脏中毒。本例患者发生过敏反应，且伴有心律失常等表现，可能与雄黄及蟾酥毒性有关。

2. 治疗原则

（1）及时停药。

（2）对症治疗，抗过敏、抗心律失常。

3. 防范措施

（1）因含毒性成分，剂量不可过大。

（2）用药后监测患者心率、血压。

（3）过敏体质者慎用；心脏病、心律失常者慎用；儿童用药更应慎重。

第五节　中药注射剂安全问题的防范

一、概述

中药注射剂是在中医药理论指导下使用的注射剂型。2010年版《药典》将中药注射剂定义为："系指饮片经提取，纯化后，制成的供注入体内的溶液、乳状液及临用前配制成溶液的粉末或浓溶液的无菌制剂。"随后的《药典》沿用了该定义。中药注射剂不仅在一定程度上保留了传统中药辨证施治的特点，而且起效快，作用迅速，在急危重症的治疗方面发挥着重要作用。

中药注射剂问世已逾70年，已成为中医药临床治疗体系的重要组成部分，体现了现代药物制剂技术与传统中医药的结合。柴胡注射液是世界上第一个中药注射剂，开启了中药注射剂之先河。20世纪50年代中期到60年代初期，我国陆续研制成功了茵栀黄注射液、板蓝根注射液等20余个品种。20世纪70年代，全国研制成功并应用于临床的中药注射剂品种较多，除1977年版《药典》收载的23个品种外，各省、市卫生部门制订的"中草药制剂规范"中亦收载了大量的中药注射剂，有资料报道达700余种，但绝大多数为医院制剂。70年代末以《温病条辨》中安宫牛黄丸为基础研制的清开灵注射液由北京中医药大学研制成功，这是国家首批公布的中药保护品种及急症必备中成药。20世纪80年代中期至90年代中药注射剂迎来第二次开发热潮，1985～1998年共有11个中药注射剂作为中药新药批准上市，如香菇多糖注射液、双黄连粉针、康莱特注射液、参芪扶正注射液等。同期，还有 8 个中药来源注射剂作为化学药品新药申报和批准上市。

中药注射剂的优势与特点：①药效迅速，作用可靠。②可用于不宜口服的药物。③可用于不宜口服给药的患者。④可行穴位注射，体现了中医药的特点。

《国家药品不良反应监测年度报告》显示，中药注射剂不良反应报道占比较高，其安全性已引起国内医药界的广泛关注。其中，2022 年全国药品不良反应监测网络共收到药品不良反应 / 事件报告涉及怀疑药品 218.5 万例次，其中中药占 12.8%，其中严重报告涉及怀疑药品 33.9 万例次，其中中药占 5.9%。中药不良反应报告按给药途径统计，注射给药占 24.8%。中药注射剂报告数量排名居前的类别是理血剂、补益剂、开窍剂、清热剂、祛痰剂，共占中药注射剂总体报告的 93.5%。报告数量排名前五名的药品分别是清开灵注射剂、参麦注射剂、血塞通注射剂、双黄连注射剂、舒血宁注射剂。

对比近年的监测数据显示，中药注射剂不良反应 / 事件报告数量有降低趋势，但某些中药注射剂可引起肾衰竭、过敏性休克等较严重的不良反应。对于中药注射剂的不良反应，需加强安全性监管，追踪药物的不良反应，进一步开展已上市中药注射剂的疗效和安全性的再评价，针对性地提出防范措施，不断提高其产品质量与应用水平。

由于中药注射剂不良反应在中药整体不良反应中所占比例较高，且个别品种引起了较严重的不良反应，所以系统学习和掌握中药注射剂及其不良反应的相关知识，有助于正确认识和评价中药注射剂的安全性，提高中药注射剂临床合理应用的水平，减少中药注射剂不良反应的发生。

中药注射剂是现代中医药创新的成果，具有剂量准确、见效快、针对性强、无首过效应等特点，在中医治疗中占据不可替代的地位。对于中药注射剂不良反应、毒副作用的报道，我们应当科学认识、理性对待中药注射剂安全问题，应从中药注射剂的组成原料、研发过程、生产工艺、质量控制方法、临床应用、安全性评价等环节入手进行深化研究，分析改进，提升中药注射剂的安全性与有效性。如在 2020 ～ 2023 年新冠疫情期间，中药注射剂发挥了重要作用，其中喜炎平注射液、血必净注射液、热毒宁注射液、痰热清注射液、醒脑静注射液、参附注射液、参麦注射液以及生脉注射液 8 个品种被《新型冠状病毒肺炎诊疗方案（试行第七版）》收载。相信随着科技的进步、法规的完善、使用经验的丰富，中药注射剂会在临床上发挥更好的疗效，得到更高的认可，必将会为人类的健康起到应有的作用。

二、分类

1. 根据分散系统分类

（1）溶液型注射剂　系指以水或水的复合溶媒制成的注射液。内含易溶于水或水的复合溶媒（如水溶液加入一定比例的乙醇、丙二醇、甘油等溶媒），并在该溶媒体系中有较好稳定性的中药有效提取物质，如柴胡注射液、板蓝根注射液等。

（2）粉针型注射剂　系指采用无菌操作法制成注射用灭菌粉末，简称粉针剂。其制作方法有二：①将供注射用的灭菌粉状药物装入安瓿或其他适宜容器中；②先将无菌溶液装入安瓿或其他适宜容器中，再经冷冻干燥法制得无菌粉末，临用前用适当的溶剂溶解或混悬的制剂，如蕲蛇酶粉针剂等。

（3）混悬型注射剂　系指将不溶性固体药物分散于液体分散媒中所制成的注射液。内含有效成分为水难溶性药物或者注射后要求延长药效作用的药物。这类注射剂临床应用较少，一般用于肌内注射或局部注射，也可用于静脉注射，如喜树碱注射液等。

（4）乳浊型注射剂 系指将植物油（或其他油溶性药物）、乳化剂和注射用水经乳化制成的供人体注射用的注射液，如用于抗肿瘤的鸦胆子油乳注射液等。

2. 根据临床功效分类

（1）清热类 具有清热解毒功效的中药注射剂，多用于抗细菌和病毒感染。用于耐药的细菌及病毒感染、不耐受抗生素者，如双黄连注射液、莲必治注射液、板蓝根注射液、穿心莲注射液、鱼腥草注射液、射干抗病毒射液等。清肝胆湿热常用的有肝欣泰注射液、山豆根注射液、苦黄注射液、清肝注射液、舒肝宁注射液、田基黄注射液、岩黄连注射液、茵栀黄注射液等。辛凉解表剂有柴胡注射液、柴辛感冒注射液、桑姜感冒注射液等。

（2）补益类 主要用于各类虚证，具有补益作用的中药注射剂。如参麦注射液、生脉注射液、黄芪注射液、参芪扶正注射液、人参糖肽注射液、注射用黄芪多糖、参附注射液、鹿茸精注射液、注射用脑心康（冻干）、肾康注射液等。

（3）活血类 主要用于心脑血管疾病，涉及脑卒中、心肌梗死及合并休克、心律失常、冠心病、心绞痛等。如丹参注射液、血塞通注射液、注射用血塞通（冻干）、血栓通注射液、注射用血栓通（冻干）、香丹注射液、灯盏花素注射液、脉络宁注射液、丹红注射液、丹香冠心注射液等。

（4）抗肿瘤类 对肿瘤的治疗侧重于抑制肿瘤生长和提高机体免疫力两方面，主要用于抗癌的辅助治疗，以提高患者的生存质量。药如艾迪注射液、蟾酥注射液、华蟾素注射液、康莱特注射液、痛可宁注射液、乌头注射液、消癌平注射液、鸦胆子油乳注射液、得力生注射液、康艾注射液、猪苓多糖注射液等。

（5）祛风类 主要用于风湿性关节炎。如穿山龙注射液、当归寄生注射液、丁公藤注射液、复方风湿宁注射液、红茴香注射液、黄瑞香注射液、鸡矢藤注射液、健骨注射液、雪莲注射液、雪上一枝蒿总碱注射液、伊痛舒注射液、正清风痛宁注射液、祖师麻注射液等。

（6）其他类 如治疗皮肤病的薄芝菌注射液、补骨脂注射液、驱虫斑鸠菊注射液、土贝母皂苷注射液等；治疗骨关节结核、淋巴结核、肺结核的骨痨敌注射液；治疗痔疮的矾藤痔注射液、消痔灵注射液；治疗咳嗽、气喘的喘可治注射液、止喘灵注射液、复方蛤青注射液、地龙注射液；治疗产后出血、子宫收缩不良的益母草注射液等。

3. 根据中药注射剂的给药途径分类 可分为静脉注射、肌内注射、穴位注射和病灶注射四种。

（1）静脉注射 静脉注射主要有静脉推注和静脉滴注两种形式。前者用量小，一般 5～50mL；后者用量大，可至数千毫升。静脉注射药物起效迅速，常用于急救、补充体液和供给营养。

（2）肌内注射 注射于肌肉组织中，注射部位一般在臀肌或上臂三角肌。肌内注射量一般为1～5mL。肌内注射除水溶液外，尚可注射油溶液、混悬液及乳浊液。其中油注射液在肌肉中吸收缓慢而均匀，可起延效作用。

（3）穴位注射 少数中药注射剂可以穴位注射，这种独特的给药方式兼有针灸的基本特点。如复方当归注射液小剂量穴位注射，对各种急慢性劳损、关节疼痛等具有一定的疗效。

（4）病灶注射 将中药注射液直接注射于肿瘤、痔核等部位，使病灶局部药物浓度高，可取得良好的治疗效果。如银黄注射液注射于眼部，治疗病毒性结膜炎等。

三、临床表现

中药注射剂不良反应常涉及多系统、多器官，不良反应临床表现多样。

1. 过敏反应　中药注射剂报道最多的不良反应是过敏反应。其症状包括皮疹、丘疹、皮肤瘙痒、黏膜红肿；腹痛、恶心；胸闷、呼吸困难、喉头水肿；头晕、烦躁、冷汗、寒战；心悸、心慌及血压下降等，严重时可发生过敏性休克或死亡。中药注射剂不良反应既可首次用药时发生，也可再次用药时发生，多数中药注射剂有过敏反应的不良反应报道。

2. 心血管系统损害　中药注射剂导致的心血管损害临床表现为心律不齐、心动过缓、心功能衰竭、休克、血压变化、静脉炎、房室传导阻滞、心绞痛等症状。据报道，参附注射液可引起心慌心悸、血压升高等不良反应。

3. 血液系统损害　中药注射剂尤其是静脉注射剂，由于药物直接进入血管，可直接对血细胞造成损害，或影响功能导致血液系统损害。临床表现为红细胞破坏、白细胞减少、血小板减少、再生障碍性贫血、多脏器出血等症状。据报道，葛根素注射液可引起血管内溶血。

4. 消化系统损害　中药注射剂致消化系统不良反应常表现为恶心、呕吐、腹泻、肝功能异常、消化道出血等。如有报道消癌平注射液静脉滴注后，患者出现腹泻、腹痛、血便等。

5. 神经系统损害　表现为头痛、幻觉、锥体外系反应、末梢神经炎、抽搐、肌肉震颤、性功能低下等。

6. 呼吸系统损害　表现为哮喘、呼吸抑制、急性肺水肿等症状。

7. 皮肤黏膜损害　表现为皮疹、剥脱性皮炎、大疱性表皮松解型药疹、口腔溃疡。

四、防范措施

1. 药品研制方面

（1）审慎立项　由于中药注射剂研制的综合要求高，因此，其立项应特别审慎。首先，要严格遵循《中药注射剂研究的技术要求》中所制定的"中药注射剂的研制应根据临床急重症等用药需要及疗效明显优于其他给药途径"的原则。如开发中药注射剂一定要坚持临床价值为导向，仅是用于一般病证的治疗而市场上已有疗效确切的口服药物，则这项开发的意义值得商榷。其次，中药注射剂的开发，应本着组方宜简不宜繁的原则。从制剂学角度分析，组方中药物越多，成分越复杂，其质量可控性也越差。这无疑增加了不良反应发生的可能性。

（2）提高中药注射剂原料药的可控性　首先，中药材来源广泛、质量不一、批与批之间的差异性是导致中药注射剂质量不稳定的因素之一。因此，应从源头着手，规范化种植，尽可能使投料药材质量稳定，缩小批与批之间的差异。

中药注射剂的处方组成及用量应与国家标准一致。中药注射剂处方中的原料应为具有法定标准的有效成分、有效部位、提取物、药材、饮片等。无法定药品标准的原料应建立其质量标准，并附于制剂质量标准后，仅供制备该制剂用。应采取有效措施保证原料质量的稳定。应固定药材的基原、药用部位、产地、采收期、产地加工、贮存条件等，建立相对稳定的药材基地，并加强药材生产全过程的质量控制，尽可能采用规范化种植的药材。药材标准中包含多种基原的，应固定使用其中一种基原的药材。无人工栽培药材的，应明确保证野生药材质量稳定的措施和方法。如确需固定多个基原或产地的，应提供充分的研究资料，并保证药材质量稳定。处方中饮片的生产企业、炮制方法和条件应固定，药材来源及饮片质量应具有可追溯性。再者，中药注射剂所用原料应根据质量控制的要求，完善其质量标准，必要时增加相关质量控制项目，如指纹图谱、浸出物检查等，以体现原料的特点，以及与制剂质量控制的相关性，保证原料的质量。

（3）严格把控药品生产工艺 药品生产工艺的控制是中药注射剂安全、有效的前提条件和基本保证。因此，加强对药材、提取、分离、纯化、制剂全程的控制至关重要。中药注射剂应严格按工艺规程规定的工艺参数、工艺细节及相关质控要求生产，并强化物料平衡和偏差管理，保证不同批次产品质量的稳定均一。要采取措施，防止细菌污染，对原辅料、中间体的微生物负荷进行有效控制；采用可靠的灭菌方法和条件，保证制剂无菌，并提供充分的灭菌工艺验证资料。

（4）严格上市前安全性评价 上市前安全性评价是药物安全性评价的重要组成部分，也是保证患者用药安全的第一道屏障，必须严格把好这一关。中药注射剂研制中应严格执行 GLP 和 GCP 管理，按《中药注册分类及申报资料要求》《中药注册管理专门规定》及相关法规进行必需的药理学、药物单次给药毒性研究、药物重复给药毒性研究、制剂安全性等试验研究，并根据试验结果申报资料。对于在临床试验中已发现安全性风险信号的，须有针对性地进行非临床安全性研究，并注意研究方法的设计。对于在非临床安全性研究中和临床试验中已经发现安全性风险信号的，应结合研究目的有针对性地开展干预性的临床试验。

（5）加强辅料的安全性研究 某些中药注射剂的不良反应可能与其辅料相关，如莲必治注射剂的辅料亚硫酸盐可引起过敏性哮喘样反应。穿琥宁和炎琥宁注射剂的辅料琥珀酸酐可引起小鼠死亡、上呼吸道发炎和胃损伤。又如吐温 –80 是鱼腥草注射液的增溶剂，可能是引发类过敏反应的原因之一。因此，应加强辅料的安全性和辅料与不良反应发生相关性的研究。中药注射剂用辅料的种类及用量应与国家标准一致，注射剂用辅料应使用已批准上市的注射用辅料或采用符合注射用要求的辅料。应加强辅料的质量控制，保证辅料的质量稳定。必要时应进行精制，并制定相应的质量标准。应提供详细的精制工艺、内控标准及其依据。注射剂用直接接触药品的包装材料应符合相应质量标准的要求，必要时应进行相容性研究。

2. 药品使用方面

（1）增强预防意识 医护人员应在用药前仔细询问患者是否为过敏体质及是否有药物过敏史，必要时可通过皮肤试验对过敏体质者进行筛选，对有明确过敏史或肝肾功能不全者，应慎用中药注射液。中药注射液引起不良反应多发生在首次用药 30 分钟内。因此，医护人员应在首次给药 30 分钟内对患者进行严密监护，若患者出现皮肤瘙痒、胸闷、恶心等轻度症状，应立即停药并给予及时治疗。此外，中药注射液不良反应亦可能发生在静滴结束后，所以患者用药后需留观 30 分钟，以防不测。鉴于某些品种的中药注射剂会引起肝肾和血液系统损害，长期使用应定期检查肝肾功能和血细胞计数，以便早发现，早治疗。

（2）恪守合理用药 恪守合理用药是保证用药安全的重要一环。医护人员使用注射液应明确适应证，宜从小剂量、低浓度、慢滴速开始，待机体适应后，再逐步增加剂量、滴速。儿童剂量应根据规范要求换算，并控制滴速。医护人员应尽量减少或避免不必要的联合用药。对于说明书中提及的配伍禁忌及已被报道配伍同用可引起严重不良反应的药物，应坚决避免联用或混合滴注。当存在联用时，两种药物滴注之间需要用溶媒冲洗输液管道。

3. 药品监测方面

（1）根据中医临床治疗的特点，制定符合临床中药不良反应 / 事件复杂因素的监察报告表，以保证报告呈报的及时准确，提高报告呈报率。中药注射剂不良反应监测表的基本内容包括不良反应的表现（症状、出现时间、发生发展特征，以及症状出现、加重、缓解与用药的关系等）、患者一般情况、治疗过程（中医证型、药物适应证、治疗效果）、可疑药物（生产厂家、批号、药物基源、组成、主要成分、制剂、药效、药理、毒理等）、不良反应救治过程（用药、不良反应转归），以及其他情况等。

（2）加强有关中药注射剂不良反应分析、评价和反馈工作，建立中药注射剂安全性评价标准。

开展体现中医辨证特色的流行病学调查，可选择《药品不良反应信息通报》中重点通报的中药注射剂品种为研究对象，根据循证医学研究标准，建立中药注射剂不良反应规范化信息采集量表，进行多中心前瞻性流行病学研究，并结合中医辨证理论，对研究结果进行探讨，建立中药注射剂不良反应评价标准。如探讨热证、寒证患者使用清热解毒类中药注射剂不良反应发生率是否有显著性差异等研究，从而为深入揭示中药注射剂不良反应的发生原因提供科学依据。

五、案例分析

案例一

鱼腥草注射液致不良反应众案

截至 2003 年第一季度，国家药品不良反应监测中心数据库中有关鱼腥草注射液引起的不良反应病例报告共 272 例，以过敏反应和输液反应为主，其中严重不良反应有过敏性休克 12 例，呼吸困难 40 例。有学者以"鱼腥草注射液"为关键词，检索 1994～2012 年中国医院知识仓库期刊全文数据库，收集鱼腥草注射液致过敏反应的个案报道 63 例。其中男性 21 例，女性 42 例。年龄在 1.8～75 岁之间，以 15～44 岁的青年患者所占比例最高。15 例患者有确切药物过敏史，其中 9 例患者过敏药物为 1 种，另有 1 例为过敏体质，对所有抗菌药物均过敏。52 例无鱼腥草类药物使用史，9 例首次静脉滴注鱼腥草注射液即发生过敏反应。发生 I 型过敏反应 61 例（占 96.83%），包括轻微过敏性反应（皮肤瘙痒、药疹和眼睑水肿等）、过敏性红斑、过敏性休克、喉头水肿、急性腹痛、呕吐等；II 型过敏反应 1 例（占 1.59%），为肉眼血尿；III 型过敏反应 1 例（占 1.59%），为血小板减少性紫癜。63 例患者中，除 1 例肌内注射给药，其余均为静脉滴注。63 例患者中有 2 例患者死亡，均为男性，年龄分别为 57 岁和 26 岁，其余患者经及时抢救治疗均治愈或好转。

［资料来源：周冠强，李元峰，张肇勋．鱼腥草注射液致过敏反应 63 例文献分析．中国药房，2013，24（36）：3436-3439］

【案例】

患者，女，15 岁，因上呼吸道感染给予鱼腥草注射液 100mL 静脉滴注。静脉滴注约 10 分钟，患者出现烦躁不安，面色苍白，血压 80/50mmHg。立即停药，经静脉推注地塞米松，10 分钟后症状缓解，血压升至 105/70mmHg。

［资料来源：警惕鱼腥草注射液引起的不良反应．国家食品药品监督管理总局，药品不良反应信息通报，2003 年第 4 期］

【分析】

1. 发生机制　鱼腥草注射液临床上用于清热、解毒、利湿。鱼腥草注射液是由鱼腥草全草经蒸馏而成的中药制剂，主要含癸酰乙醛（鱼腥草素）、甲基正壬酮、月桂醛、芳樟醇等挥发性成分。鱼腥草注射液导致的不良反应受多种因素影响。①癸酰乙醛及甲基正壬酮提取后可能发生聚合反应，可导致过敏反应。②鱼腥草注射剂生产过程中添加了吐温-80，可使细胞膜通透性增加，具有一定的溶血性；且有研究显示吐温-80 含量升高可诱发过敏反应。③鱼腥草注射液与其他药物配伍使用，可能导致输液中不溶性微粒增加，引起不良反应。④使用过程中，剂量过大、滴速过快、加药方法不当、患者个体差异或机体免疫异常均可诱发不良反应。⑤鱼腥草注射剂功能主治为清热解毒，消痈排脓，利湿通淋，用于痰热壅肺所致的肺脓疡；湿热下注所致的尿路感染。案例中因呼吸道感染，无法得知证候类型，不对证用药亦可能是发生不良反应的原因。

2. 治疗原则

（1）及时停药。

（2）对症治疗。如出现过敏性休克，应抗过敏、抗休克治疗。

3. 防范措施

（1）提高鱼腥草注射液的质量，控制辅料吐温-80的含量在规定范围之内。

（2）静脉输注时不应与其他药品混合使用，明确要求鱼腥草注射剂与西药注射剂联用时，两者之间须加间隔液体，并避免快速输注。

（3）发现浑浊、沉淀、变色、漏气或瓶身细微破裂，均不能使用。

（4）老年患者、心脏病患者、过敏体质及有对其他药物过敏史者慎用。

（5）用药期间，忌食辛辣、刺激、油腻食物。

（6）临床应用时务必加强用药监护，并严格按照本品适应证范围使用。使用鱼腥草注射剂时应严密观察不良反应，必要时采取相应的控制及救治措施。

（7）及时修订说明书，补充不良反应项的相关内容。标注警示语，本品可能导致严重过敏反应。

案例二

清开灵注射液致过敏反应

【案例】

患者，女，26岁，因咽痛伴发热，于2017年9月11日门诊就诊，予以0.9%氯化钠注射液250mL加入清开灵注射液30mL静脉滴注。液体输入2分钟后，患者感到眼睛、嗓子发痒，查体：血压102/60mmHg，脉搏120次/分，呼吸26次/分，考虑为过敏反应，立即停止输液，排空输液器内液体，更换为0.9%氯化钠注射液，立即给予吸氧（4～6L/min），地塞米松磷酸钠注射液10mg茂菲式滴管给药，给予心电监护。患者继而出现喉头水肿、声音嘶哑、面色潮红、眼睑水肿。5分钟后再次地塞米松磷酸钠注射液10mg茂菲式滴管给药，盐酸苯海拉明注射液20mg肌内注射。10分钟后患者喉头水肿、声音嘶哑症状缓解，30分钟后患者眼睛、嗓子发痒及面色潮红症状逐渐消失。血压116/70mmHg，脉搏70次/分，呼吸18次/分。门诊留观24小时，患者不适症状完全消失，好转后离院。

［资料来源：赵利萍.清开灵注射液致过敏反应1例.医学理论与实践，2018，31（5）：652］

【分析】

1. 发生机制　清开灵注射液是由牛黄、水牛角、黄芩、金银花、栀子等中药成分组成。其不良反应发生机制复杂。①清开灵中含有的绿原酸、异绿原酸、黄芩苷、胆酸、猪去氧胆酸等化合物有致敏作用，可引起变态反应。②水牛角水解不完全可能含有异体蛋白，进入人体后作为抗原物质刺激免疫系统而引起过敏反应。③含有的助溶剂也可作为抗原物质使人过敏。④药剂制备中提纯不够，内毒素残留；不溶性微粒控制超标或者与其他药液配伍后产生沉淀均可引起不良反应。

2. 治疗原则

（1）及时停药。

（2）对症治疗如出现过敏性休克，应抗过敏、抗休克治疗。

3. 防范措施

（1）在中医理论指导下辨证应用，综合考虑患者的年龄、性别、体质等因素。

（2）严格按照药品说明书规定使用，禁止超功能主治用药，不超剂量、过快滴注和长期连续用药。

（3）严禁混合配伍，谨慎联合用药。临床应单独使用清开灵注射液，禁忌与其他药品配伍使用。如需联合用药时，应考虑与本品的间隔时间及药物相互作用等问题，输注两种药物之间须以适量稀释液对输液管道进行冲洗。

（4）用药前认真询问患者的药物过敏史，对于有过敏史患者禁止用药。虚寒体质者、使用洋地黄治疗者、严重心脏病患者、肝肾功能异常者、老人、哺乳期妇女等特殊人群以及初次使用中药注射剂的患者应慎重使用并加强监测。

（5）用药前和配制后及使用过程中发现药液出现浑浊、沉淀、变色、结晶及瓶身有漏气、裂纹等现象时，均不得使用；清开灵注射液稀释以后，必须在 4 小时内使用，配置后不宜放置时间过久。

（6）用药过程中，密切观察用药反应，特别是开始 30 分钟。发现异常，立即停药，采用积极救治措施。

案例三
双黄连注射液联合抗菌药致过敏性休克死亡

【案例】

患者，男，38 岁，因头晕、发热至诊所就诊，测体温 38.5℃，诊断为急性上呼吸道感染。给予 5% 葡萄糖氯化钠注射液 250mL、双黄连注射液 20mL、林可霉素注射液 3g、利巴韦林注射液 0.5g、地塞米松 5mg 置同一瓶中静脉滴注，当日使用未出现不适症状。第二天，重复使用上述药品，用药 5～10 分钟后自感胸闷、气喘，立即停药，症状加重，牙关紧闭，随后呼吸、脉搏、心跳消失，5 分钟后送至镇卫生院，抢救无效死亡。

［资料来源：双黄连注射剂的严重不良反应. 国家食品药品监督管理局，药品不良反应信息通报，2009 年第 22 期］

【分析】

1. 发生机制　双黄连注射剂是由金银花、黄芩、连翘提取物制备的中药制剂，具有清热解毒、疏风解表的功效，用于外感风热引起的发热、咳嗽、咽痛，临床用于病毒及细菌引起的上呼吸道感染、咽炎、扁桃体炎、急性支气管炎、肺炎等的治疗。双黄连注射剂包括注射液和注射用无菌粉末。双黄连注射液中的绿原酸、异绿原酸及黄芩苷等成分，具有致敏原作用，可引起肥大细胞脱颗粒、细胞组胺释放、前列腺素、白三烯等炎性介质，引发一系列类过敏症状，引起变态反应。且过敏反应能够导致血管通透性增高，出现皮疹或丘疹。另外，本例为双黄连注射液联合抗菌药同瓶混合滴注，药物间的相互作用亦可能是患者发生严重不良反应的因素。

2. 治疗原则

（1）及时停药。

（2）对症治疗。如出现过敏性休克，采用抗过敏、抗休克治疗。

3. 防范措施

（1）充分了解双黄连注射剂的功能主治，严格掌握其适应证，权衡患者的治疗利弊，谨慎用药。除临床必须使用静脉输液外，尽量选择相对安全的口服双黄连制剂，或采用肌注方式给药。

（2）过敏体质的患者，包括对其他药品易产生过敏反应的患者，不宜使用该产品治疗。有咳喘病、心肺功能疾病、血管神经性水肿、静脉炎的患者避免使用该产品。

（3）建议双黄连注射剂单独使用，不宜与其他药品混合使用，谨慎联合用药。

（4）严格按说明书规定的用法用量给药，不得超剂量、高浓度应用。

（5）用药期间密切观察，发现异常及时停药，并及时采取救治措施。

（6）建议生产企业开展双黄连注射剂不良反应发生机制、配伍禁忌、相互作用等的深入研究，全面分析不良反应的发生原因。从原辅料、生产工艺、制剂质量检验等环节严把产品质量关。

第六节　含西药成分中成药安全问题的防范

一、概述

含西药成分中成药，又称中西药复方制剂，是中药和化学药品组方而成的复方制剂，包括中药标准收载的复方制剂处方中含有化学药成分，或化学药标准收载的复方制剂处方中含有中药成分的一类复方制剂。含西药成分中成药的临床应用由来已久，在临床发挥了积极作用。早期如张锡纯《医学衷中参西录》中所载的石膏阿司匹林汤，现代如维C银翘片、复方罗布麻片等。

含西药成分中成药临床应用广泛。据统计，2020年《新编国家中成药》收录中西药复方制剂有500余个品种，占中成药总数的5.56%，包含片剂、胶囊剂、口服溶液剂、颗粒剂等18种剂型，涉及15类病证或专科用药。2020年版《药典》收录中西药复方制剂共43个品种。

中西药复方制剂的不良反应/事件时有发生。2016年药品不良反应/事件年度报告共收到中西药复方制剂不良反应/事件1.3万例，占中药报告总数的0.52%，排在前20名的中西药制剂中，16个为口服制剂，4个为外用制剂。严重药品不良反应/事件报告数排在前10名的中西药复方制剂中，8个为口服制剂，2个为外用制剂。国家药品监督管理局近年对相关中西药复方制剂品种发布了不良反应信息通报，提示珍菊降压片、感冒清片（胶囊）、脑络通胶囊、新复方大青叶片等制剂临床应用的安全风险，同时修订了多个中西药复方制剂的说明书。部分中西药复方制剂在临床较为常用，当与其他含有相同成分或功效类似的药品联合使用时，由于剂量或效应的叠加，有可能导致药物过量或毒性协同作用的发生。监测数据显示，与单独用药比较，中西药复方制剂合并用药涉及胃肠系统的严重药品不良反应/事件构成比较高。

含西药成分中成药的安全隐患主要有以下原因。其一，我国已上市的中西药复方制剂绝大部分是在20世纪60～70年代研制出来的，处方中药物组合、优效性、剂量配比、相互作用、毒理等相关研究基础较薄弱。其二，含西药成分中成药注册分类不一致，既有按中药注册管理的，也有按化学药品注册管理的。如2020年《新编国家中成药》中收录的500个左右中西药复方制剂品种，大部分按中药管理。有些处方组成相同的品种既有按中药管理，又有按化学药品管理，存在药品管理类别划分不合理，药品重复收载的情况。如复方龙胆碳酸氢钠片与肝胃气痛片、维C银翘片（胶囊）与复方银翘氨敏胶囊、足光散与复方苦参水杨酸散等都属于相似或相同处方的药品，但分别归中药和化学药品管理。其三，质量标准不一。化学药和中药的质量控制方法和标准中检测项目存在差异，缺乏统一的技术要求。按中药管理的中西药复方制剂仅针对处方中中药制定鉴别和含量测定项目，缺乏按照化学药质量控制方法对处方中化学药品进行检测；按照化学药品管理的中西药复方制剂则缺乏中药质控的相关规定。如按 2020 年版《药典》规定，药品质量标准中应规定对化学药品进行含量均匀度检查。但目前绝大多数中西药复方制剂的标准中仅规定了化学药品的含量测定，缺少对所含化学药品的含量均匀度检查。其四，临床不合理用药。中西药复方制剂中很多 OTC 品种命名与纯中药制剂十分相似，经常被误认为是纯中药制剂在使用。如有学者对维 C 银翘片的社会用药风险进行调研，结果显示 60% 左右的被调查者认为维 C 银翘片为纯中药制剂。容易造成与其他成分相同的药品或同类药品重复用药，产生毒副作用。另外，有些中西药复方制剂的药品说明书未列出所含化学药物的不良反应、禁忌、注意事项等内容。

二、分类

根据所含西药成分的不同，中西药复方制剂可分为八大类。

1.含治疗感冒的药物，如解热镇痛药、抗过敏药、抗病毒药。

2.含止咳平喘药物，如盐酸麻黄碱、氯化铵、盐酸溴己新、盐酸克伦特罗、盐酸异丙嗪。

3.含降糖药物，如格列本脲。

4.含降压药物，如氢氯噻嗪、盐酸可乐定、硫酸胍生、盐酸甲基丙炔苄胺、硫酸双肼肽嗪、芦丁。

5.含治疗消化系统疾病的药物，如有普鲁卡因、阿托品、碱式硝酸铋、硫糖铝、碳酸氢钠等。

6.含抗菌药物，如呋喃唑酮、甲氧苄啶、含呋喃西林。

7.含维生素或矿物质药物，如维生素 E、维生素 A、硫酸亚铁、氧化镁、碳酸钙、硫酸铝、酒石酸锑钾等。

8.含外用药物，如水杨酸甲酯、盐酸普鲁卡因、氯苯那敏、苯海拉明等。

三、临床表现

1. 含治疗感冒西药的中西药复方制剂的不良反应　治疗感冒的中西药复方制剂有很多，此类药多数是 OTC 药物，患者自我用药情况非常普遍，尤其是在感冒发烧患者，急于缓解症状，往往几种感冒药或退热药同用，重复用药、过量用药现象普遍，不良反应/事件经常发生。治疗感冒的中西药复方制剂一般含有解热镇痛药（如安乃近、阿司匹林、对乙酰氨基酚、吲哚美辛等）、抗过敏药（如马来酸氯苯那敏）、抗病毒药（如盐酸吗啉胍、金刚烷胺）、中枢神经兴奋药（如咖啡因）等化学药成分，其不良反应/事件与这些西药有关。

（1）含解热镇痛药

安乃近：含安乃近的中西药复方制剂有重感灵片、儿童解热栓等。安乃近退热作用强，易致大汗；长期应用可能引起粒细胞缺乏症、血小板减少性紫癜、再生障碍性贫血，亦可引起荨麻疹、皮肤红斑等过敏表现，严重时可发生剥脱性皮炎、表皮松解症、过敏性休克甚至导致死亡等。其与阿司匹林有交叉过敏反应。用药超过 1 周需定期检查血常规，一旦发生粒细胞减少，立即停药。

阿司匹林：含阿司匹林的中西药复方制剂有金羚感冒片、菊蓝抗流感片等。阿司匹林常见的不良反应有过敏反应、胃肠道反应等。避免与其他非甾体抗炎药合用；有胃肠道病史或服药中出现胃肠不适应慎用；用药过程中应警惕心血管事件发生，出现胸痛、气短、无力、言语含糊等症状和体征，应马上就医；出现皮疹或过敏反应其他征象时应停药。

对乙酰氨基酚：含对乙酰氨基酚的中西药复方制剂有感冒清胶囊（片）、精制银翘解毒片、强力感冒片、维C银翘片、扑感片等。对乙酰氨基酚偶有过敏反应。如皮疹，也可引起恶心、呕吐、出汗、腹痛等；服用过量可引起肝功能障碍。

（2）含抗过敏药物 马来酸氯苯那敏是中西药复方制剂中常见的抗过敏药物。含马来酸氯苯那敏的中西药复方制剂有速感宁胶囊、维C银翘片、感冒灵胶囊、扑感片等。常见的不良反应是口干、眩晕、恶心、嗜睡、困倦、乏力等，用量过大可致急性中毒。幽门梗阻、前列腺肥大、膀胱阻塞、青光眼、甲亢及高血压患者慎用。老年患者使用本品易致头晕、头痛、低血压等，应慎用。成人常出现中枢抑制，而儿童多呈中枢兴奋，故婴儿和哺乳期妇女忌用。服药期间应避免驾车及高空作业。肝功能不良者亦不宜长期使用。

（3）含抗病毒药物 盐酸吗啉胍、金刚烷胺是中西药复方制剂中常见的抗病毒药物。含盐酸吗啉胍的中西药复方制剂有感冒清胶囊、治感佳片等。常见的不良反应为出汗、食欲不振及低血糖反应。含金刚烷胺的中西药复方制剂有金感康胶囊等，常见的不良反应是胃肠道不适（恶心、呕吐、食欲减退、腹泻）、神经系统反应（紧张、焦虑、失眠及注意力分散）等。对金刚烷类药物过敏者和严重肝功能不全者禁用，癫痫、肾衰、老年人及高空作业者慎用。

（4）含中枢神经兴奋药 咖啡因是中西药复方制剂中常见的中枢神经兴奋药。含咖啡因的中西药复方制剂有感冒安片、新复方大青叶片、复方感冒灵片、感特灵胶囊等。咖啡因小剂量能增强大脑皮层兴奋过程，振奋精神，减少疲劳；大剂量可兴奋延脑呼吸中枢及血管运动中枢，亦可兴奋脊髓。临床咖啡因可致恶心、头痛、失眠，增加剂量可致焦躁不安、过度兴奋、耳鸣、眼花、肌肉抽搐和惊厥；还可增加胃酸分泌，加重胃溃疡；长期应用可发生耐受性及成瘾性。

2. 含止咳平喘化痰西药的中西药复方制剂的不良反应 具有止咳平喘化痰作用的中西药复方制剂常含有盐酸麻黄碱、氯化铵、盐酸溴己新、盐酸克伦特罗、盐酸异丙嗪等成分。

（1）含盐酸麻黄碱和或氯化铵的中西药复方制剂有痰咳清片、安嗽糖浆、苏菲咳糖浆、舒肺糖浆等。盐酸麻黄碱有舒张支气管、加强心肌收缩力、增强心输出量、兴奋中枢神经、收缩局部血管等作用，大剂量或长期应用可引起震颤、焦虑、失眠、头痛、心悸、心动过速等不良反应，禁用于甲状腺功能亢进症、高血压病、动脉硬化、心绞痛等；氯化铵是刺激性祛痰药，适用于干咳及痰液不易咳出，服用后可引起恶心、呕吐，过量或长期服用可造成酸中毒、低血钾。

（2）含盐酸溴己新的中西药复方制剂有清嗽散。盐酸溴己新是黏痰溶解药，适用于痰液黏稠引起的呼吸、咳痰困难，服用后对胃黏膜有刺激作用。

（3）含盐酸克伦特罗的中西药复方制剂有喘息灵胶囊、安喘片、肺气肿片等。盐酸克伦特罗选择性激动 β_2 受体，平喘作用强，少数患者服用可出现口干、心悸、手颤等不良反应。

（4）含盐酸异丙嗪的中西药复方制剂有咳喘片、化痰平喘片。盐酸异丙嗪是 H_1 受体阻断药，可用于过敏性鼻炎，对气管炎症有一定的治疗效果，不良反应有中枢神经系统反应，如嗜睡、乏力等。服药期间避免高空作业、驾车及操作精密仪器。亦可见消化道反应，如口干、厌食、便秘或腹泻等，偶见粒细胞减少及溶血性贫血等。

3. 含降糖西药的中西药复方制剂的不良反应 含降糖药物的中西药复方制剂有消渴丸、消糖灵胶囊等。含西药成分的格列本脲，常见的不良反应为皮肤过敏、胃肠不适、嗜睡及神经痛，也可致肝损害，少数患者有白细胞、血小板减少及溶血性贫血，较严重的不良反应为低血糖症，常因与其他降糖药作用叠加、药物过量所致，老年人及肝、肾功能不良者发生率高，故老年及肾功能不良者忌用；磺胺过敏、白细胞减少者禁用；孕妇及哺乳期妇女不宜使用。

4. 含降压西药的中西药复方制剂的不良反应 含降压药物的中西药复方制剂一般含有氢氯噻嗪、盐酸可乐定、硫酸胍生、盐酸甲基丙炔苄胺、硫酸双肼肽嗪等。

（1）含氢氯噻嗪　含氢氯噻嗪的中西药复方制剂有复方罗布麻片、珍菊降压片、降压避风片、脉君安片等。常见的不良反应是低钾血症、光敏反应，可致恶心、呕吐等消化道症状，还可干扰糖、脂代谢，诱发痛风等。严重肾功能不全、糖尿病及痛风患者慎用。

（2）含盐酸可乐定　含盐酸可乐定的中西药复方制剂有珍菊降压片。盐酸可乐定是中枢性降压药物，降压作用中等偏强，并可抑制胃肠道分泌及运动，对中枢神经系统有明显的抑制作用。常见的不良反应是口干和便秘，其他有嗜睡、抑郁、眩晕、血管性水肿、腮腺肿痛、恶心、心动过缓、食欲不振等。服药期间避免高空作业和驾车。

（3）含硫酸胍生　含硫酸胍生的中西药复方制剂有复方罗布麻片。硫酸胍生为肾上腺能神经阻断剂，长期使用可致肝损害。有心力衰竭、脑血管栓塞、嗜铬细胞瘤型高血压、肝功能不全者禁用。

（4）含盐酸甲基丙炔苄胺　含有盐酸甲基丙炔苄胺的中西药复方制剂有降压避风片。盐酸甲基丙炔苄胺是单胺氧化酶抑制剂，剂量过大时，可引起体位性低血压，也可引起口干、胃不适、失眠、多梦等症；患有甲状腺功能亢进、肝肾功能不全及嗜铬细胞瘤患者忌用。本品不宜与麻黄碱、苯丙胺、丙咪嗪、乙醇、甲基多巴、利舍平、降压灵、胍乙啶等合用。服药期间忌食含酪胺量高的食物，如扁豆、红葡萄酒、干酪等，以免引起高血压危象。

（5）含硫酸双肼肽嗪　含硫酸双肼肽嗪的中西药复方制剂有复方罗布麻片，常见的不良反应有腹泻、心悸、心动过速、头痛、呕吐、恶心，亦可致便秘、低血压、颜面潮红、流泪、鼻塞等。有主动脉瘤、脑中风及严重肾功能障碍者禁用。

5. 含治疗消化系统疾病西药的中西药复方制剂的不良反应　治疗消化系统疾病的中西药复方制剂一般含有的化学药物成分是抗酸药（碳酸氢钠、氧化镁、三硅酸镁、碳酸镁、氢氧化铝、碳酸钙等）、增强胃黏膜屏障功能药（硫糖铝、次硝酸铋、甘珀酸钠）、抗胆碱药（颠茄浸膏、阿托品），以及抗微生物药（呋喃唑酮、盐酸小檗碱）。

（1）含抗酸药　含抗酸药物的中西药复方制剂有复方田七胃痛胶囊、陈香露白露片、元和正胃片、正胃片（胶囊）、胃宁散、活胃胶囊、珍黄胃片、复方猴头颗粒（胶囊）、复方延胡索氢氧化铝片等。抗酸药为弱碱性物质，口服后在胃内直接中和胃酸，具有升高胃内容物 pH 值、降低胃蛋白酶活性、缓解溃疡疼痛等作用。部分药物亦存在不良反应，如珍黄胃片含碳酸钙，久用可致高钙血症和肾结石，肾功能减退或老年患者慎用。陈香露白露片、正胃片（胶囊）等含氧化镁，可引起腹泻。胃宁散、复方猴头颗粒（胶囊）等含三硅酸镁，久用可引起肾小管硅结石。正胃片（胶囊）、复方延胡索氢氧化铝片等含氢氧化铝，长期服用可影响胃肠道对磷酸盐的吸收。碳酸氢钠可引起嗳气、腹胀，继发性胃酸分泌增加；可被肠道吸收，导致碱血症。抗酸药物在胃内容物将近排空或完全排空后才能充分发挥抗酸作用，故宜餐后 1～1.5 小时后和晚上临睡前服用。

（2）含影响胃黏膜屏障功能的药物　含此类药物的中西药复方制剂有陈香露白露片、正胃片（胶囊）、谷海生片、复方猴头颗粒等，所含化学成分有硫糖铝、次硝酸铋等。硫糖铝与碱性药物合用，较常见的不良反应是便秘，个别可引起腹泻、恶心、口干；肝肾功能不全患者、孕妇、哺乳期妇女慎用；甲状腺功能亢进及血磷酸盐过少者不宜长期。大剂量次硝酸铋可致亚硝酸盐中毒。

（3）含抗胆碱药物　含此类药物的中西药复方制剂有溃疡宁片、胃宁散、神曲胃痛片、维U颠茄铝胶囊等。颠茄浸膏、阿托品是常用的抗胆碱类胃肠解痉药物。阿托品常见的不良反应有口干、眩晕，严重者可出现瞳孔散大、皮肤潮红、心率加快、兴奋、烦躁、谵语、惊厥等，青光眼、肠梗阻、机械性幽门梗阻、前列腺肥大患者禁用。颠茄作用与阿托品类似，但药效较弱，用于治疗胃及十二指肠溃疡、轻度胃肠绞痛，青光眼患者忌用。

6. 含抗病原微生物西药的中西药复方制剂的不良反应 含抗病原微生物的中西药复方口服制剂有谷海生片、痢特敏片、消炎止痢敏片，外用制剂有坤净栓、海呋龙散、克痤隐酮乳膏。

谷海生片含呋喃唑酮，具有杀灭幽门螺杆菌、促进溃疡愈合的功效。不良反应主要有恶心、呕吐、腹泻、头痛、头晕、药物热、皮疹、肛门瘙痒、哮喘、直立性低血压、低血糖等，偶可出现溶血性贫血、黄疸及多发性神经炎。一般不宜用于溃疡病或支气管哮喘患者，孕妇、哺乳期妇女、新生儿及对本品过敏者禁用。服药期间饮酒可出现双硫仑样反应。

痢特敏片、消炎止痢敏片等含甲氧苄啶，为广谱抗菌药，主要不良反应有恶心、呕吐、头痛、瘙痒、皮疹等，较大剂量长期使用可发生白细胞、血小板减少或贫血等。孕妇、早产儿、新生儿，以及严重肝肾疾病、血液病患者（如白细胞减少、血小板减少、紫癜等）禁用。

坤净栓（含呋喃唑酮）、海呋龙散（含呋喃西林）、克痤隐酮乳膏（含甲氧苄啶）为外用制剂，需注意用药疗程，避免长时间用药而产生耐药。

7. 含维生素、矿物质药的中西药复方制剂的不良反应 含维生素类的中西药复方制剂以具补益功效的药物居多，如安神补脑液、脑力静糖浆、脑力宝等。一般情况下，服用正常剂量维生素类药物发生不良反应的概率较小。但长时间服用、超量应用，或联合应用含维生素类的药物，则可能出现不良反应。因此，应尽量避免维生素类药物的重复使用。维生素A慢性中毒时，可出现食欲不振、腹泻、皮肤干燥、脱发、四肢骨痛。慢性肾衰竭者慎用，维生素A过多症或对维生素A有过敏史者禁用。维生素D具有蓄积性，长时间服用可引起高钙血症、高磷血症等。因此，高钙血症、维生素D增多、高磷血症伴佝偻病及维生素D过敏者禁用。口服小剂量维生素B族、维生素C、维生素E，较少出现不良反应，但也不宜长期、大量服用。

有些制剂含有矿物质，如硫酸亚铁、碳酸钙、乳酸钙、葡萄糖酸钙等。硫酸亚铁用于预防或治疗缺铁性贫血，部分患者口服硫酸亚铁后会出现胃部不适、恶心、呕吐、腹泻或便秘。摄入过量的铁剂可引起胃黏膜坏死、出血、渗出。碳酸钙可致便秘，服用过量可发生高钙血症；乳酸钙可致嗳气、便秘、腹部不适，大剂量服用可见高钙血症；口服葡萄糖酸锌可能出现轻度恶心、呕吐、便秘等反应。应避免空腹服药，糖尿病患者慎用，不宜与牛奶同服。

8. 含西药的外用中西药复方制剂的不良反应 外用中西药复方制剂以骨科用药居多，其次是皮科用药。骨科用药所含的西药成分主要是水杨酸甲酯、盐酸苯海拉明、颠茄浸膏或流浸膏。水杨酸甲酯局部应用偶见皮肤刺激，如烧灼感，或过敏反应。因此，如用药部位有烧灼感、瘙痒、红肿等应停药，不得用于皮肤破溃处，婴幼儿及过敏者禁用。如特制狗皮膏、跌打镇痛膏、风痛灵等。孕妇及哺乳期妇女慎用含有苯海拉明的外用制剂，如新型狗皮膏、祖师麻关节止痛膏、麝香壮骨膏等。青光眼、前列腺肥大患者慎用含颠茄的中西药复方制剂，如神农镇痛膏、关节止痛膏、麝香祛风湿膏等。

皮科用药常含的西药成分为苯甲酸、水杨酸、抗微生物剂，药如复方土槿皮酊、顽癣净等。其对皮肤有一定刺激性，切勿接触眼睛、口腔等黏膜处，皮肤破溃处禁用。用于股癣时避免药液接触到阴囊、外阴等黏膜处。涂药部位如有烧灼感、瘙痒加重或红肿，应停止使用，及时清洗。哺乳期妇女慎用。

四、防范措施

1. 避免重复用药 部分含西药成分的中成药属OTC药物，患者自我用药情况非常普遍，重复用药、过量用药现象常见，不良反应/事件时有发生。例如，由于注册分类不同，复方银翘氨敏胶囊与维C银翘片处方基本相同，两药合用属于重复用药，或含对乙酰氨基酚中成药与百服宁合用，会造成对乙酰氨基酚超量，容易出现不良反应。又如患者同时服用格列本脲和消渴丸，容易引起低血糖反应。另外，一药多名也容易引起重复用药，造成用药差错，使用前应注意辨识。

2. 避免超量用药 说明书推荐剂量为单用药物的剂量，合用后应根据疗效适当调整。有研究显示，氯丙嗪联合中药温胆汤治疗精神分裂症，只需较小剂量即可达到大剂量氯丙嗪单用的效果，故中西药合用时应适当减少氯丙嗪的用量。地西泮有嗜睡等不良反应，若与酸枣仁汤合用，地西泮适当减量，亦可减轻嗜睡等不良反应。含有盐酸甲基丙炔苄胺的中西药复方制剂有降压避风片，不宜与帕吉林合用。因两药均含丙炔甲基苄胺，属于单胺氧化酶抑制剂，合用导致剂量过大，可引起体位性低血压，也可引起口干、胃不适、失眠、多梦等症。

3. 避免长期用药 含盐酸麻黄碱和（或）氯化铵的中西药复方制剂大剂量或长期服用可造成心率异常、精神兴奋高血压、酸中毒、低血钾等。正胃片（胶囊）、复方延胡索氢氧化铝片等含氢氧化铝，长期服用可影响胃肠道对磷酸盐的吸收。痢特敏片、消炎止痢敏片等含甲氧苄氨嘧啶，为广谱抗菌药，较大剂量长期使用可发生白细胞、血小板减少或贫血等。

4. 加强监管 针对药品管理类别划分不合理、药品重复收载的情况，政府应加强监管，规范药物使用，避免不良反应的发生。

5. 规范药品说明书 含西药成分中成药的说明书常出现功能主治项的描述中西医术语混淆；用法用量项的用法介绍过于简单、用量范围悬殊；不良反应项描述缺失，或是含混不清；禁忌证项表述晦涩难懂等现象。因此，应规范其功能主治、不良反应、禁忌、注意事项、警示语等安全信息项书写，以防范含西药成分中成药的安全问题的重要措施。

五、案例分析

案例一

维 C 银翘片致急性肝损伤

【案例】

患者，女，33 岁，因发热、咽喉痛到药店购买维 C 银翘片，口服每日 3 次，每次 3 片，服药 3 天后，体温升至 39℃ 以上，伴厌食、上腹部不适。前往医院就诊，实验室检查报告显示：谷丙转氨酶 364U/L，谷草转氨酶 265U/L，γ - 谷氨酰转肽酶 189U/L，碱性磷酸酶 259U/L，总胆汁酸 58.8μmol/L，乳酸脱氢酶 407U/L，甲肝抗体、丙肝抗体、戊肝抗体均阴性。患者 1 个月前体检肝功能正常，乙肝表面抗体阳性。停用所有药品，给予垂盆草颗粒、肌苷口服液、维生素 C 治疗，3 个月后复查肝功能正常。

［资料来源：关注中西药复方制剂维 C 银翘片的安全性问题. 国家食品药品监督管理总局，药品不良反应信息通报，2010 年第 32 期］

【分析】

1. 发生机制 维 C 银翘片为中西药复方制剂，具有疏风解表、清热解毒功效，用于外感风热所致的流行性感冒，含西药成分对乙酰氨基酚、马来酸氯苯那敏、维生素 C，含中药山银花、连翘、荆芥、淡豆豉、淡竹叶、牛蒡子、芦根、桔梗、甘草、薄荷油。对乙酰氨基酚有可能引起皮疹、荨麻疹、药热、肝肾功能损害，以及严重过敏反应等；马来酸氯苯那敏（又称扑尔敏）的不良反应主要表现为困倦、虚弱感、嗜睡、口干、咽喉痛、心悸等。本例患者每日 3 次，每次 3 片属于超量服用，导致对乙酰氨基酚过量，从而引起肝损伤。

2. 治疗原则

（1）及时停药，避免进一步加重肝损伤。

（2）对症治疗，保护肝功能。

3. 防范措施

（1）对本品所含成分过敏者禁用，过敏体质者慎用。

（2）服用本品期间，不得同时服用与本品成分相似的其他抗感冒药，以免超量。

（3）服用本品期间不得饮酒或含有酒精的饮料。不得驾驶机、车、船，不得从事高空作业、机械作业及操作精密仪器。

（4）肝、肾功能受损者慎用；膀胱颈梗阻、甲状腺功能亢进、青光眼、高血压和前列腺肥大者慎用；孕妇及哺乳期妇女慎用。

（5）严格按说明书用药，避免超剂量、长期连续用药，用药后应密切观察，出现不适立即停药，及时就诊，对症治疗。

案例二
消渴丸致低血糖昏迷

【案例】

患者，男，71岁。患者在当地私人诊所监测血糖7.8mmol/L，当晚服用消渴丸5粒，次日晨起饭前服用消渴丸5粒，后出现意识不清。以"突然头晕、昏迷1小时"急诊科就诊。查体：体温36.5℃，脉搏92次/分，血压110/60mmHg，神志不清，呼吸略促，检查皮肤湿冷，但无皮疹及疹点，心、肺、腹均无异常，未出现恶心、呕吐、抽搐，无生理反射。急查头部CT：未见明显异常。急查血糖：0.75mmol/L，尿酮体阴性，尿素氮13mmol/L，血肌酐101μmol/L。诊断为：低血糖昏迷。立即给予50%葡萄糖液100mL静脉滴注后患者苏醒。

［资料来源：马玉梅.消渴丸致低血糖昏迷2例.临床合理用药杂志，2014（25）：8］

【分析】

1. 发生机制 消渴丸是中西药复方制剂，具有滋肾养阴、益气生津功效。其含西药格列本脲，含中药葛根、地黄、黄芪、天花粉、玉米须、五味子、山药。消渴丸每10丸含格列本脲2.5mg，起效快，降糖作用强，剂量过大或同时服用同类制剂会引起低血糖。老年人、肝肾功能不良者对其耐受性差，尤其是合并感染、发热、进食不足时更易发生低血糖或低血糖昏迷，甚至死亡。

2. 治疗原则

（1）对症治疗。及时补充糖来源，解除低血糖症状。可口服糖水、含糖饮料，或进食糖果、饼干、面包、馒头等，亦可静脉输注葡萄糖。

（2）及时停用相关肇事药物。低血糖昏迷患者，及时纠正血糖水平。

3. 防范措施

（1）本品与格列本脲、丙磺舒、别嘌醇、H_2受体阻滞剂、水杨酸盐、贝特类降血脂药、氯霉素、咪康唑、抗凝药、酒精、水杨酸类、胍乙啶、单胺氧化酶抑制剂、奎尼丁及其他降糖药合用会增加低血糖发生的风险。

（2）与糖皮质激素、雌激素、噻嗪类利尿剂、苯妥英钠、利福平、β肾上腺受体阻滞剂合用可能会降低消渴丸的药物疗效，应加强药学监护。

（3）体质虚弱、高热、恶心和呕吐、肾上腺皮质功能减退或垂体前叶功能减退者慎用。

（4）孕妇、哺乳期妇女不宜服用；1型糖尿病患者、2型糖尿病患者伴有酮症酸中毒者，或昏迷、严重烧伤、感染、严重外伤和重大手术者禁用；肝肾功能不全者慎用；对磺脲类药物过敏者，白细胞减少者禁用。

（5）按说明书服用，开始服药时需从小剂量开始。用药期间应定期监测血糖、尿糖、尿酮体、尿蛋白和肝肾功能、血象，并进行眼科检查。发现异常应立即停药，对症治疗。

案例三

珍菊降压片致电解质紊乱

【案例】

患者，女，49岁，有高血压病史，服用珍菊降压片每日1片两年余。患者无明显诱因下出现四肢乏力伴胸闷，症状呈进行性加重，继发出现双上肢抽搐，双手僵硬呈爪型。急诊检查血压146/92mmHg，血钾2.9mmol/L，予积极补钾治疗，症状明显好转。数日后再次出现四肢乏力、胸闷、肢体麻木症状，复查血钾3.2mmol/L，以"低钾血症"收治入院。该患者入院后予积极补钾，纠正低钾血症，停用珍菊降压片，改为坎地沙坦控制血压，好转出院。

［资料来源：关注中西药复方制剂珍菊降压片的用药风险.国家食品药品监督管理局，药品不良反应信息通报，2013年第53期］

【分析】

1.发生机制　珍菊降压片为中西药复方制剂，含西药成分盐酸可乐定、氢氯噻嗪、芦丁等，也含中药野菊花膏粉、珍珠层粉。珍菊降压片的主要成分氢氯噻嗪可致电解质紊乱。氢氯噻嗪是排钾利尿药，主要的不良反应是导致低钾血症、低钠血症、高钙血症、低氯性碱中毒、低氯低钾性碱中毒，可引起糖耐量降低、血糖升高、高尿酸血症等，使用本品可能使已有的水、电解质及代谢紊乱加重或恶化。

2.治疗原则

（1）及时停药。

（2）对症治疗。补充电解质，解除低钾血症。

3.防范措施

（1）注意用药剂量。本品与含有盐酸可乐定、氢氯噻嗪和芦丁的药物联合使用时，应分别计算各药物中相同组分的用量，以避免药物过量。

（2）注意本品与合并用药的相互作用。与非甾体抗炎镇痛药、抗痛风药、激素类、拟交感胺类、降糖药、镇静药、乙醇、三环类抗抑郁药等有广泛的药物相互作用，可影响药物疗效。选择适宜的并用药物或调整药物剂量，避免或减少不良反应的发生。

（3）防止撤药反应，停用本品时应在2～4天缓慢减量，以避免本品组分盐酸可乐定的撤药反应；如果已与β受体阻滞剂合用，应先停用β受体阻滞剂，再停用盐酸可乐定。应避免与β受体阻滞剂序贯给药。

（4）注意水、电解质及代谢紊乱，定期做相关检查。出现上述不良反应时及时就诊，对症处置。

【思考题】

1.中成药不良反应的临床特点有哪些？
2.中药注射剂的安全问题防范措施有哪些？
3.含毒性药材中成药的安全问题防范措施有哪些？
4.含西药成分中成药存在哪些临床安全问题？

药品不良反应报告和监测管理办法

（卫生部令第 81 号）

第一章 总 则

第一条 为加强药品的上市后监管，规范药品不良反应报告和监测，及时、有效控制药品风险，保障公众用药安全，依据《中华人民共和国药品管理法》等有关法律法规，制定本办法。

第二条 在中华人民共和国境内开展药品不良反应报告、监测以及监督管理，适用本办法。

第三条 国家实行药品不良反应报告制度。药品生产企业（包括进口药品的境外制药厂商）、药品经营企业、医疗机构应当按照规定报告所发现的药品不良反应。

第四条 国家食品药品监督管理局主管全国药品不良反应报告和监测工作，地方各级药品监督管理部门主管本行政区域内的药品不良反应报告和监测工作。各级卫生行政部门负责本行政区域内医疗机构与实施药品不良反应报告制度有关的管理工作。

地方各级药品监督管理部门应当建立健全药品不良反应监测机构，负责本行政区域内药品不良反应报告和监测的技术工作。

第五条 国家鼓励公民、法人和其他组织报告药品不良反应。

第二章 职 责

第六条 国家食品药品监督管理局负责全国药品不良反应报告和监测的管理工作，并履行以下主要职责：

（一）与卫生部共同制定药品不良反应报告和监测的管理规定和政策，并监督实施；

（二）与卫生部联合组织开展全国范围内影响较大并造成严重后果的药品群体不良事件的调查和处理，并发布相关信息；

（三）对已确认发生严重药品不良反应或者药品群体不良事件的药品依法采取紧急控制措施，作出行政处理决定，并向社会公布；

（四）通报全国药品不良反应报告和监测情况；

（五）组织检查药品生产、经营企业的药品不良反应报告和监测工作的开展情况，并与卫生部联合组织检查医疗机构的药品不良反应报告和监测工作的开展情况。

第七条 省、自治区、直辖市药品监督管理部门负责本行政区域内药品不良反应报告和监测的管理工作，并履行以下主要职责：

（一）根据本办法与同级卫生行政部门共同制定本行政区域内药品不良反应报告和监测的管理规定，并监督实施；

（二）与同级卫生行政部门联合组织开展本行政区域内发生的影响较大的药品群体不良事件的调查和处理，并发布相关信息；

（三）对已确认发生严重药品不良反应或者药品群体不良事件的药品依法采取紧急控制措施，作出行政处理决定，并向社会公布；

（四）通报本行政区域内药品不良反应报告和监测情况；

（五）组织检查本行政区域内药品生产、经营企业的药品不良反应报告和监测工作的开展情况，并与同级卫生行政部门联合组织检查本行政区域内医疗机构的药品不良反应报告和监测工作的开展情况；

（六）组织开展本行政区域内药品不良反应报告和监测的宣传、培训工作。

第八条　设区的市级、县级药品监督管理部门负责本行政区域内药品不良反应报告和监测的管理工作；与同级卫生行政部门联合组织开展本行政区域内发生的药品群体不良事件的调查，并采取必要控制措施；组织开展本行政区域内药品不良反应报告和监测的宣传、培训工作。

第九条　县级以上卫生行政部门应当加强对医疗机构临床用药的监督管理，在职责范围内依法对已确认的严重药品不良反应或者药品群体不良事件采取相关的紧急控制措施。

第十条　国家药品不良反应监测中心负责全国药品不良反应报告和监测的技术工作，并履行以下主要职责：

（一）承担国家药品不良反应报告和监测资料的收集、评价、反馈和上报，以及全国药品不良反应监测信息网络的建设和维护；

（二）制定药品不良反应报告和监测的技术标准和规范，对地方各级药品不良反应监测机构进行技术指导；

（三）组织开展严重药品不良反应的调查和评价，协助有关部门开展药品群体不良事件的调查；

（四）发布药品不良反应警示信息；

（五）承担药品不良反应报告和监测的宣传、培训、研究和国际交流工作。

第十一条　省级药品不良反应监测机构负责本行政区域内的药品不良反应报告和监测的技术工作，并履行以下主要职责：

（一）承担本行政区域内药品不良反应报告和监测资料的收集、评价、反馈和上报，以及药品不良反应监测信息网络的维护和管理；

（二）对设区的市级、县级药品不良反应监测机构进行技术指导；

（三）组织开展本行政区域内严重药品不良反应的调查和评价，协助有关部门开展药品群体不良事件的调查；

（四）组织开展本行政区域内药品不良反应报告和监测的宣传、培训工作。

第十二条　设区的市级、县级药品不良反应监测机构负责本行政区域内药品不良反应报告和监测资料的收集、核实、评价、反馈和上报；开展本行政区域内严重药品不良反应的调查和评价；协助有关部门开展药品群体不良事件的调查；承担药品不良反应报告和监测的宣传、培训等工作。

第十三条　药品生产、经营企业和医疗机构应当建立药品不良反应报告和监测管理制度。药品生产企业应当设立专门机构并配备专职人员，药品经营企业和医疗机构应当设立或者指定机构并配备专（兼）职人员，承担本单位的药品不良反应报告和监测工作。

第十四条　从事药品不良反应报告和监测的工作人员应当具有医学、药学、流行病学或者统计学等相关专业知识，具备科学分析评价药品不良反应的能力。

第三章 报告与处置

第一节 基本要求

第十五条 药品生产、经营企业和医疗机构获知或者发现可能与用药有关的不良反应，应当通过国家药品不良反应监测信息网络报告；不具备在线报告条件的，应当通过纸质报表报所在地药品不良反应监测机构，由所在地药品不良反应监测机构代为在线报告。

报告内容应当真实、完整、准确。

第十六条 各级药品不良反应监测机构应当对本行政区域内的药品不良反应报告和监测资料进行评价和管理。

第十七条 药品生产、经营企业和医疗机构应当配合药品监督管理部门、卫生行政部门和药品不良反应监测机构对药品不良反应或者群体不良事件的调查，并提供调查所需的资料。

第十八条 药品生产、经营企业和医疗机构应当建立并保存药品不良反应报告和监测档案。

第二节 个例药品不良反应

第十九条 药品生产、经营企业和医疗机构应当主动收集药品不良反应，获知或者发现药品不良反应后应当详细记录、分析和处理，填写《药品不良反应／事件报告表》（见附表 1）并报告。

第二十条 新药监测期内的国产药品应当报告该药品的所有不良反应；其他国产药品，报告新的和严重的不良反应。

进口药品自首次获准进口之日起 5 年内，报告该进口药品的所有不良反应；满 5 年的，报告新的和严重的不良反应。

第二十一条 药品生产、经营企业和医疗机构发现或者获知新的、严重的药品不良反应应当在 15 日内报告，其中死亡病例须立即报告；其他药品不良反应应当在 30 日内报告。有随访信息的，应当及时报告。

第二十二条 药品生产企业应当对获知的死亡病例进行调查，详细了解死亡病例的基本信息、药品使用情况、不良反应发生及诊治情况等，并在 15 日内完成调查报告，报药品生产企业所在地的省级药品不良反应监测机构。

第二十三条 个人发现新的或者严重的药品不良反应，可以向经治医师报告，也可以向药品生产、经营企业或者当地的药品不良反应监测机构报告，必要时提供相关的病历资料。

第二十四条 设区的市级、县级药品不良反应监测机构应当对收到的药品不良反应报告的真实性、完整性和准确性进行审核。严重药品不良反应报告的审核和评价应当自收到报告之日起 3 个工作日内完成，其他报告的审核和评价应当在 15 个工作日内完成。

设区的市级、县级药品不良反应监测机构应当对死亡病例进行调查，详细了解死亡病例的基本信息、药品使用情况、不良反应发生及诊治情况等，自收到报告之日起 15 个工作日内完成调查报告，报同级药品监督管理部门和卫生行政部门，以及上一级药品不良反应监测机构。

第二十五条 省级药品不良反应监测机构应当在收到下一级药品不良反应监测机构提交的严重药品不良反应评价意见之日起 7 个工作日内完成评价工作。

对死亡病例，事件发生地和药品生产企业所在地的省级药品不良反应监测机构均应当及时根据调查报告进行分析、评价，必要时进行现场调查，并将评价结果报省级药品监督管理部门和卫生行政部门，以及国家药品不良反应监测中心。

第二十六条 国家药品不良反应监测中心应当及时对死亡病例进行分析、评价，并将评价结果报国家食品药品监督管理局和卫生部。

第三节　药品群体不良事件

第二十七条　药品生产、经营企业和医疗机构获知或者发现药品群体不良事件后，应当立即通过电话或者传真等方式报所在地的县级药品监督管理部门、卫生行政部门和药品不良反应监测机构，必要时可以越级报告；同时填写《药品群体不良事件基本信息表》（见附表2），对每一病例还应当及时填写《药品不良反应/事件报告表》，通过国家药品不良反应监测信息网络报告。

第二十八条　设区的市级、县级药品监督管理部门获知药品群体不良事件后，应当立即与同级卫生行政部门联合组织开展现场调查，并及时将调查结果逐级报至省级药品监督管理部门和卫生行政部门。

省级药品监督管理部门与同级卫生行政部门联合对设区的市级、县级的调查进行督促、指导，对药品群体不良事件进行分析、评价，对本行政区域内发生的影响较大的药品群体不良事件，还应当组织现场调查，评价和调查结果应当及时报国家食品药品监督管理局和卫生部。

对全国范围内影响较大并造成严重后果的药品群体不良事件，国家食品药品监督管理局应当与卫生部联合开展相关调查工作。

第二十九条　药品生产企业获知药品群体不良事件后应当立即开展调查，详细了解药品群体不良事件的发生、药品使用、患者诊治以及药品生产、储存、流通、既往类似不良事件等情况，在7日内完成调查报告，报所在地省级药品监督管理部门和药品不良反应监测机构；同时迅速开展自查，分析事件发生的原因，必要时应当暂停生产、销售、使用和召回相关药品，并报所在地省级药品监督管理部门。

第三十条　药品经营企业发现药品群体不良事件应当立即告知药品生产企业，同时迅速开展自查，必要时应当暂停药品的销售，并协助药品生产企业采取相关控制措施。

第三十一条　医疗机构发现药品群体不良事件后应当积极救治患者，迅速开展临床调查，分析事件发生的原因，必要时可采取暂停药品的使用等紧急措施。

第三十二条　药品监督管理部门可以采取暂停生产、销售、使用或者召回药品等控制措施。卫生行政部门应当采取措施积极组织救治患者。

第四节　境外发生的严重药品不良反应

第三十三条　进口药品和国产药品在境外发生的严重药品不良反应（包括自发报告系统收集的、上市后临床研究发现的、文献报道的），药品生产企业应当填写《境外发生的药品不良反应/事件报告表》（见附表3），自获知之日起30日内报送国家药品不良反应监测中心。国家药品不良反应监测中心要求提供原始报表及相关信息的，药品生产企业应当在5日内提交。

第三十四条　国家药品不良反应监测中心应当对收到的药品不良反应报告进行分析、评价，每半年向国家食品药品监督管理局和卫生部报告，发现提示药品可能存在安全隐患的信息应当及时报告。

第三十五条　进口药品和国产药品在境外因药品不良反应被暂停销售、使用或者撤市的，药品生产企业应当在获知后24小时内书面报国家食品药品监督管理局和国家药品不良反应监测中心。

第五节　定期安全性更新报告

第三十六条　药品生产企业应当对本企业生产药品的不良反应报告和监测资料进行定期汇总分析，汇总国内外安全性信息，进行风险和效益评估，撰写定期安全性更新报告。定期安全性更新报告的撰写规范由国家药品不良反应监测中心负责制定。

第三十七条　设立新药监测期的国产药品，应当自取得批准证明文件之日起每满 1 年提交一次定期安全性更新报告，直至首次再注册，之后每 5 年报告一次；其他国产药品，每 5 年报告一次。

首次进口的药品，自取得进口药品批准证明文件之日起每满一年提交一次定期安全性更新报告，直至首次再注册，之后每 5 年报告一次。

定期安全性更新报告的汇总时间以取得药品批准证明文件的日期为起点计，上报日期应当在汇总数据截止日期后 60 日内。

第三十八条　国产药品的定期安全性更新报告向药品生产企业所在地省级药品不良反应监测机构提交。进口药品（包括进口分包装药品）的定期安全性更新报告向国家药品不良反应监测中心提交。

第三十九条　省级药品不良反应监测机构应当对收到的定期安全性更新报告进行汇总、分析和评价，于每年 4 月 1 日前将上一年度定期安全性更新报告统计情况和分析评价结果报省级药品监督管理部门和国家药品不良反应监测中心。

第四十条　国家药品不良反应监测中心应当对收到的定期安全性更新报告进行汇总、分析和评价，于每年 7 月 1 日前将上一年度国产药品和进口药品的定期安全性更新报告统计情况和分析评价结果报国家食品药品监督管理局和卫生部。

第四章　药品重点监测

第四十一条　药品生产企业应当经常考察本企业生产药品的安全性，对新药监测期内的药品和首次进口 5 年内的药品，应当开展重点监测，并按要求对监测数据进行汇总、分析、评价和报告；对本企业生产的其他药品，应当根据安全性情况主动开展重点监测。

第四十二条　省级以上药品监督管理部门根据药品临床使用和不良反应监测情况，可以要求药品生产企业对特定药品进行重点监测；必要时，也可以直接组织药品不良反应监测机构、医疗机构和科研单位开展药品重点监测。

第四十三条　省级以上药品不良反应监测机构负责对药品生产企业开展的重点监测进行监督、检查，并对监测报告进行技术评价。

第四十四条　省级以上药品监督管理部门可以联合同级卫生行政部门指定医疗机构作为监测点，承担药品重点监测工作。

第五章　评价与控制

第四十五条　药品生产企业应当对收集到的药品不良反应报告和监测资料进行分析、评价，并主动开展药品安全性研究。

药品生产企业对已确认发生严重不良反应的药品，应当通过各种有效途径将药品不良反应、合理用药信息及时告知医务人员、患者和公众；采取修改标签和说明书，暂停生产、销售、使用和召回等措施，减少和防止药品不良反应的重复发生。对不良反应大的药品，应当主动申请注销其批准证明文件。

药品生产企业应当将药品安全性信息及采取的措施报所在地省级药品监督管理部门和国家食品药品监督管理局。

第四十六条　药品经营企业和医疗机构应当对收集到的药品不良反应报告和监测资料进行分析和评价，并采取有效措施减少和防止药品不良反应的重复发生。

第四十七条　省级药品不良反应监测机构应当每季度对收到的药品不良反应报告进行综合分析，提取需要关注的安全性信息，并进行评价，提出风险管理建议，及时报省级药品监督管理部门、卫生行政部门和国家药品不良反应监测中心。

省级药品监督管理部门根据分析评价结果，可以采取暂停生产、销售、使用和召回药品等措施，并监督检查，同时将采取的措施通报同级卫生行政部门。

第四十八条　国家药品不良反应监测中心应当每季度对收到的严重药品不良反应报告进行综合分析，提取需要关注的安全性信息，并进行评价，提出风险管理建议，及时报国家食品药品监督管理局和卫生部。

第四十九条　国家食品药品监督管理局根据药品分析评价结果，可以要求企业开展药品安全性、有效性相关研究。必要时，应当采取责令修改药品说明书，暂停生产、销售、使用和召回药品等措施，对不良反应大的药品，应当撤销药品批准证明文件，并将有关措施及时通报卫生部。

第五十条　省级以上药品不良反应监测机构根据分析评价工作需要，可以要求药品生产、经营企业和医疗机构提供相关资料，相关单位应当积极配合。

第六章　信息管理

第五十一条　各级药品不良反应监测机构应当对收到的药品不良反应报告和监测资料进行统计和分析，并以适当形式反馈。

第五十二条　国家药品不良反应监测中心应当根据对药品不良反应报告和监测资料的综合分析和评价结果，及时发布药品不良反应警示信息。

第五十三条　省级以上药品监督管理部门应当定期发布药品不良反应报告和监测情况。

第五十四条　下列信息由国家食品药品监督管理局和卫生部统一发布：

（一）影响较大并造成严重后果的药品群体不良事件；

（二）其他重要的药品不良反应信息和认为需要统一发布的信息。

前款规定统一发布的信息，国家食品药品监督管理局和卫生部也可以授权省级药品监督管理部门和卫生行政部门发布。

第五十五条　在药品不良反应报告和监测过程中获取的商业秘密、个人隐私、患者和报告者信息应当予以保密。

第五十六条　鼓励医疗机构、药品生产企业、药品经营企业之间共享药品不良反应信息。

第五十七条　药品不良反应报告的内容和统计资料是加强药品监督管理、指导合理用药的依据。

第七章　法律责任

第五十八条　药品生产企业有下列情形之一的，由所在地药品监督管理部门给予警告，责令限期改正，可以并处五千元以上三万元以下的罚款：

（一）未按照规定建立药品不良反应报告和监测管理制度，或者无专门机构、专职人员负责本单位药品不良反应报告和监测工作的；

（二）未建立和保存药品不良反应监测档案的；

（三）未按照要求开展药品不良反应或者群体不良事件报告、调查、评价和处理的；

（四）未按照要求提交定期安全性更新报告的；

（五）未按照要求开展重点监测的；

（六）不配合严重药品不良反应或者群体不良事件相关调查工作的；

（七）其他违反本办法规定的。

药品生产企业有前款规定第（四）项、第（五）项情形之一的，按照《药品注册管理办法》的规定对相应药品不予再注册。

第五十九条　药品经营企业有下列情形之一的，由所在地药品监督管理部门给予警告，责令限期改正；逾期不改的，处三万元以下的罚款：

（一）无专职或者兼职人员负责本单位药品不良反应监测工作的；

（二）未按照要求开展药品不良反应或者群体不良事件报告、调查、评价和处理的；

（三）不配合严重药品不良反应或者群体不良事件相关调查工作的。

第六十条　医疗机构有下列情形之一的，由所在地卫生行政部门给予警告，责令限期改正；逾期不改的，处三万元以下的罚款。情节严重并造成严重后果的，由所在地卫生行政部门对相关责任人给予行政处分：

（一）无专职或者兼职人员负责本单位药品不良反应监测工作的；

（二）未按照要求开展药品不良反应或者群体不良事件报告、调查、评价和处理的；

（三）不配合严重药品不良反应和群体不良事件相关调查工作的。

药品监督管理部门发现医疗机构有前款规定行为之一的，应当移交同级卫生行政部门处理。

卫生行政部门对医疗机构作出行政处罚决定的，应当及时通报同级药品监督管理部门。

第六十一条　各级药品监督管理部门、卫生行政部门和药品不良反应监测机构及其有关工作人员在药品不良反应报告和监测管理工作中违反本办法，造成严重后果的，依照有关规定给予行政处分。

第六十二条　药品生产、经营企业和医疗机构违反相关规定，给药品使用者造成损害的，依法承担赔偿责任。

第八章　附　则

第六十三条　本办法下列用语的含义：

（一）药品不良反应，是指合格药品在正常用法用量下出现的与用药目的无关的有害反应。

（二）药品不良反应报告和监测，是指药品不良反应的发现、报告、评价和控制的过程。

（三）严重药品不良反应，是指因使用药品引起以下损害情形之一的反应：

1.导致死亡；

2.危及生命；

3.致癌、致畸、致出生缺陷；

4.导致显著的或者永久的人体伤残或者器官功能的损伤；

5.导致住院或者住院时间延长；

6.导致其他重要医学事件，如不进行治疗可能出现上述所列情况的。

（四）新的药品不良反应，是指药品说明书中未载明的不良反应。说明书中已有描述，但不良反应发生的性质、程度、后果或者频率与说明书描述不一致或者更严重的，按照新的药品不良反应处理。

（五）药品群体不良事件，是指同一药品在使用过程中，在相对集中的时间、区域内，对一定数量人群的身体健康或者生命安全造成损害或者威胁，需要予以紧急处置的事件。

同一药品：指同一生产企业生产的同一药品名称、同一剂型、同一规格的药品。

（六）药品重点监测，是指为进一步了解药品的临床使用和不良反应发生情况，研究不良反应的发生特征、严重程度、发生率等，开展的药品安全性监测活动。

第六十四条　进口药品的境外制药厂商可以委托其驻中国境内的办事机构或者中国境内代理机构，按照本办法对药品生产企业的规定，履行药品不良反应报告和监测义务。

第六十五条　卫生部和国家食品药品监督管理局对疫苗不良反应报告和监测另有规定的，从其规定。

第六十六条　医疗机构制剂的不良反应报告和监测管理办法由各省、自治区、直辖市药品监督管理部门会同同级卫生行政部门制定。

第六十七条　本办法自 2011 年 7 月 1 日起施行。国家食品药品监督管理局和卫生部于 2004 年 3 月 4 日公布的《药品不良反应报告和监测管理办法》（国家食品药品监督管理局令第 7 号）同时废止。

药物警戒质量管理规范

国家药品监督管理局（2021 年　第 65 号）

第一章　总　则

第一条　为规范药品全生命周期药物警戒活动，根据《中华人民共和国药品管理法》《中华人民共和国疫苗管理法》等有关规定，制定本规范。

第二条　本规范适用于药品上市许可持有人（以下简称"持有人"）和获准开展药物临床试验的药品注册申请人（以下简称"申办者"）开展的药物警戒活动。

药物警戒活动是指对药品不良反应及其他与用药有关的有害反应进行监测、识别、评估和控制的活动。

第三条　持有人和申办者应当建立药物警戒体系，通过体系的有效运行和维护，监测、识别、评估和控制药品不良反应及其他与用药有关的有害反应。

第四条　持有人和申办者应当基于药品安全性特征开展药物警戒活动，最大限度地降低药品安全风险，保护和促进公众健康。

第五条　持有人和申办者应当与医疗机构、药品生产企业、药品经营企业、药物临床试验机构等协同开展药物警戒活动。鼓励持有人和申办者与科研院所、行业协会等相关方合作，推动药物警戒活动深入开展。

第二章　质量管理

第一节　基本要求

第六条　药物警戒体系包括与药物警戒活动相关的机构、人员、制度、资源等要素，并应与持有人的类型、规模、持有品种的数量及安全性特征等相适应。

第七条　持有人应当制定药物警戒质量目标，建立质量保证系统，对药物警戒体系及活动进行质量管理，不断提升药物警戒体系运行效能，确保药物警戒活动持续符合相关法律法规要求。

第八条　持有人应当以防控风险为目的，将药物警戒的关键活动纳入质量保证系统中，重点考虑以下内容：

（一）设置合理的组织机构；

（二）配备满足药物警戒活动所需的人员、设备和资源；

（三）制定符合法律法规要求的管理制度；

（四）制定全面、清晰、可操作的操作规程；

（五）建立有效、畅通的疑似药品不良反应信息收集途径；

（六）开展符合法律法规要求的报告与处置活动；

（七）开展有效的风险信号识别和评估活动；

（八）对已识别的风险采取有效的控制措施；

（九）确保药物警戒相关文件和记录可获取、可查阅、可追溯。

第九条　持有人应当制定并适时更新药物警戒质量控制指标，控制指标应当贯穿到药物警戒的关键活动中，并分解落实到具体部门和人员，包括但不限于：

（一）药品不良反应报告合规性；

（二）定期安全性更新报告合规性；

（三）信号检测和评价的及时性；

（四）药物警戒体系主文件更新的及时性；

（五）药物警戒计划的制定和执行情况；

（六）人员培训计划的制定和执行情况。

第十条　持有人应当于取得首个药品批准证明文件后的 30 日内在国家药品不良反应监测系统中完成信息注册。注册的用户信息和产品信息发生变更的，持有人应当自变更之日起 30 日内完成更新。

第二节　内部审核

第十一条　持有人应当定期开展内部审核（以下简称"内审"），审核各项制度、规程及其执行情况，评估药物警戒体系的适宜性、充分性、有效性。当药物警戒体系出现重大变化时，应当及时开展内审。

内审工作可由持有人指定人员独立、系统、全面地进行，也可由外部人员或专家进行。

第十二条　开展内审前应当制订审核方案。方案应当包括内审的目标、范围、方法、标准、审核人员、审核记录和报告要求等。方案的制定应当考虑药物警戒的关键活动、关键岗位以及既往审核结果等。

第十三条　内审应当有记录，包括审核的基本情况、内容和结果等，并形成书面报告。

第十四条　针对内审发现的问题，持有人应当调查问题产生的原因，采取相应的纠正和预防措施，并对纠正和预防措施进行跟踪和评估。

第三节　委托管理

第十五条　持有人是药物警戒的责任主体，根据工作需要委托开展药物警戒相关工作的，相应法律责任由持有人承担。

第十六条　持有人委托开展药物警戒相关工作的，双方应当签订委托协议，保证药物警戒活动全过程信息真实、准确、完整和可追溯，且符合相关法律法规要求。

集团内各持有人之间以及总部和各持有人之间可签订药物警戒委托协议，也可书面约定相应职责与工作机制，相应法律责任由持有人承担。

第十七条　持有人应当考察、遴选具备相应药物警戒条件和能力的受托方。受托方应当是具备保障相关药物警戒工作有效运行的中国境内企业法人，具备相应的工作能力，具有可承担药物警戒受托事项的专业人员、管理制度、设备资源等工作条件，应当配合持有人接受药品监督管理部门的延伸检查。

第十八条　持有人应当定期对受托方进行审计，要求受托方充分了解其药物警戒的质量目标，确保药物警戒活动持续符合要求。

第三章　机构人员与资源

第一节　组织机构

第十九条　持有人应当建立药品安全委员会，设置专门的药物警戒部门，明确药物警戒部门与其他相关部门的职责，建立良好的沟通和协调机制，保障药物警戒活动的顺利开展。

第二十条　药品安全委员会负责重大风险研判、重大或紧急药品事件处置、风险控制决策以及其他与药物警戒有关的重大事项。药品安全委员会一般由持有人的法定代表人或主要负责人、药物警戒负责人、药物警戒部门及相关部门负责人等组成。药品安全委员会应当建立相关的工作机制和工作程序。

第二十一条　药物警戒部门应当履行以下主要职责：

（一）疑似药品不良反应信息的收集、处置与报告；

（二）识别和评估药品风险，提出风险管理建议，组织或参与开展风险控制、风险沟通等活动；

（三）组织撰写药物警戒体系主文件、定期安全性更新报告、药物警戒计划等；

（四）组织或参与开展药品上市后安全性研究；

（五）组织或协助开展药物警戒相关的交流、教育和培训；

（六）其他与药物警戒相关的工作。

第二十二条　持有人应当明确其他相关部门在药物警戒活动中的职责，如药物研发、注册、生产、质量、销售、市场等部门，确保药物警戒活动顺利开展。

第二节　人员与培训

第二十三条　持有人的法定代表人或主要负责人对药物警戒活动全面负责，应当指定药物警戒负责人，配备足够数量且具有适当资质的人员，提供必要的资源并予以合理组织、协调，保证药物警戒体系的有效运行及质量目标的实现。

第二十四条　药物警戒负责人应当是具备一定职务的管理人员，应当具有医学、药学、流行病学或相关专业背景，本科及以上学历或中级及以上专业技术职称，三年以上从事药物警戒相关工作经历，熟悉我国药物警戒相关法律法规和技术指导原则，具备药物警戒管理工作的知识和技能。

药物警戒负责人应当在国家药品不良反应监测系统中登记。相关信息发生变更的，药物警戒负责人应当自变更之日起 30 日内完成更新。

第二十五条　药物警戒负责人负责药物警戒体系的运行和持续改进，确保药物警戒体系符合相关法律法规和本规范的要求，承担以下主要职责：

（一）确保药品不良反应监测与报告的合规性；

（二）监督开展药品安全风险识别、评估与控制，确保风险控制措施的有效执行；

（三）负责药品安全性信息沟通的管理，确保沟通及时有效；

（四）确保持有人内部以及与药品监督管理部门和药品不良反应监测机构沟通渠道顺畅；

（五）负责重要药物警戒文件的审核或签发。

第二十六条　药物警戒部门应当配备足够数量并具备适当资质的专职人员。专职人员应当具有医学、药学、流行病学或相关专业知识，接受过与药物警戒相关的培训，熟悉我国药物警戒相关法律法规和技术指导原则，具备开展药物警戒活动所需知识和技能。

第二十七条　持有人应当开展药物警戒培训，根据岗位需求与人员能力制定适宜的药物警戒培训计划，按计划开展培训并评估培训效果。

第二十八条　参与药物警戒活动的人员均应当接受培训。培训内容应当包括药物警戒基础知识和法规、岗位知识和技能等，其中岗位知识和技能培训应当与其药物警戒职责和要求相适应。

第三节　设备与资源

第二十九条　持有人应当配备满足药物警戒活动所需的设备与资源，包括办公区域和设施、安全稳定的网络环境、纸质和电子资料存储空间和设备、文献资源、医学词典、信息化工具或系统等。

第三十条　持有人使用信息化系统开展药物警戒活动时，应当满足以下要求：

（一）明确信息化系统在设计、安装、配置、验证、测试、培训、使用、维护等环节的管理要求，并规范记录上述过程；

（二）明确信息化系统的安全管理要求，根据不同的级别选取访问控制、权限分配、审计追踪、授权更改、电子签名等控制手段，确保信息化系统及其数据的安全性；

（三）信息化系统应当具备完善的数据安全及保密功能，确保电子数据不损坏、不丢失、不泄露，应当进行适当的验证或确认，以证明其满足预定用途。

第三十一条　持有人应当对设备与资源进行管理和维护，确保其持续满足使用要求。

第四章　监测与报告

第一节　信息的收集

第三十二条　持有人应当主动开展药品上市后监测，建立并不断完善信息收集途径，主动、全面、有效地收集药品使用过程中的疑似药品不良反应信息，包括来源于自发报告、上市后相关研究及其他有组织的数据收集项目、学术文献和相关网站等涉及的信息。

第三十三条　持有人可采用电话、传真、电子邮件等多种方式从医疗机构收集疑似药品不良反应信息。

第三十四条　持有人应当通过药品生产企业、药品经营企业收集疑似药品不良反应信息，保证药品生产、经营企业向其报告药品不良反应的途径畅通。

第三十五条　持有人应当通过药品说明书、包装标签、门户网站公布的联系电话或邮箱等途径收集患者和其他个人报告的疑似药品不良反应信息，保证收集途径畅通。

第三十六条　持有人应当定期对学术文献进行检索，制定合理的检索策略，根据品种安全性特征等确定检索频率，检索的时间范围应当具有连续性。

第三十七条　由持有人发起或资助的上市后相关研究或其他有组织的数据收集项目，持有人应当确保相关合作方知晓并履行药品不良反应报告责任。

第三十八条　对于境内外均上市的药品，持有人应当收集在境外发生的疑似药品不良反应信息。

第三十九条　对于创新药、改良型新药、省级及以上药品监督管理部门或药品不良反应监测机构要求关注的品种，持有人应当根据品种安全性特征加强药品上市后监测，在上市早期通过在药品说明书、包装、标签中进行标识等药物警戒活动，强化医疗机构、药品生产企业、药品经营企业和患者对疑似药品不良反应信息的报告意识。

第二节　报告的评价与处置

第四十条　持有人在首次获知疑似药品不良反应信息时，应当尽可能全面收集患者、报告者、怀疑药品以及不良反应发生情况等。收集过程与内容应当有记录，原始记录应当真实、准确、客观。

持有人应当对药品不良反应监测机构反馈的疑似不良反应报告进行分析评价，并按要求上报。

第四十一条　原始记录传递过程中，应当保持信息的真实、准确、完整、可追溯。为确保个例药品不良反应报告的及时性，持有人应当对传递时限进行要求。

第四十二条　持有人应当对收集到信息的真实性和准确性进行评估。当信息存疑时，应当核实。

持有人应当对严重药品不良反应报告、非预期不良反应报告中缺失的信息进行随访。随访应当在不延误首次报告的前提下尽快完成。如随访信息无法在首次报告时限内获得，可先提交首次报告，再提交跟踪报告。

第四十三条　持有人应当对药品不良反应的预期性进行评价。当药品不良反应的性质、严重程度、特征或结果与持有人药品说明书中的表述不符时，应当判定为非预期不良反应。

第四十四条　持有人应当对药品不良反应的严重性进行评价。符合以下情形之一的应当评价为严重药品不良反应：

（一）导致死亡；

（二）危及生命（指发生药品不良反应的当时，患者存在死亡风险，并不是指药品不良反应进一步恶化才可能出现死亡）；

（三）导致住院或住院时间延长；

（四）导致永久或显著的残疾或功能丧失；

（五）导致先天性异常或出生缺陷；

（六）导致其他重要医学事件，若不进行治疗可能出现上述所列情况的。

第四十五条　持有人应当按照国家药品不良反应监测机构发布的药品不良反应关联性分级评价标准，对药品与疑似不良反应之间的关联性进行科学、客观的评价。

对于自发报告，如果报告者未提供关联性评价意见，应当默认药品与疑似不良反应之间存在关联性。

如果初始报告人进行了关联性评价，若无确凿医学证据，持有人原则上不应降级评价。

第三节　报告的提交

第四十六条　持有人向国家药品不良反应监测系统提交的个例药品不良反应报告，应当至少包含可识别的患者、可识别的报告者、怀疑药品和药品不良反应的相关信息。

第四十七条　持有人应当报告患者使用药品出现的怀疑与药品存在相关性的有害反应，其中包括可能因药品质量问题引起的或可能与超适应证用药、超剂量用药等相关的有害反应。

第四十八条　个例药品不良反应报告的填写应当真实、准确、完整、规范，符合相关填写要求。

第四十九条　个例药品不良反应报告应当按规定时限要求提交。严重不良反应尽快报告，不迟于获知信息后的 15 日，非严重不良反应不迟于获知信息后的 30 日。跟踪报告按照个例药品不良反应报告的时限提交。

报告时限的起始日期为持有人首次获知该个例药品不良反应且符合最低报告要求的日期。

第五十条　文献报道的药品不良反应，可疑药品为本持有人产品的，应当按个例药品不良反应报告。如果不能确定是否为本持有人产品的，应当在定期安全性更新报告中进行分析，可不作为个例药品不良反应报告。

第五十一条　境外发生的严重不良反应，持有人应当按照个例药品不良反应报告的要求提交。

因药品不良反应原因被境外药品监督管理部门要求暂停销售、使用或撤市的，持有人应当在获知相关信息后24小时内报告国家药品监督管理部门和药品不良反应监测机构。

第五十二条　对于药品上市后相关研究或有组织的数据收集项目中的疑似不良反应，持有人应当进行关联性评价。对可能存在关联性的，应当按照个例药品不良反应报告提交。

第五十三条　未按照个例药品不良反应报告提交的疑似药品不良反应信息，持有人应当记录不提交的原因，并保存原始记录，不得随意删除。

第五十四条　持有人不得以任何理由和手段阻碍报告者的报告行为。

第五章　风险识别与评估

第一节　信号检测

第五十五条　持有人应当对各种途径收集的疑似药品不良反应信息开展信号检测，及时发现新的药品安全风险。

第五十六条　持有人应当根据自身情况及产品特点选择适当、科学、有效的信号检测方法。信号检测方法可以是个例药品不良反应报告审阅、病例系列评价、病例报告汇总分析等人工检测方法，也可以是数据挖掘等计算机辅助检测方法。

第五十七条　信号检测频率应当根据药品上市时间、药品特点、风险特征等相关因素合理确定。对于新上市的创新药、改良型新药、省级及以上药品监督管理部门或药品不良反应监测机构要求关注的其他品种等，应当增加信号检测频率。

第五十八条　持有人在开展信号检测时，应当重点关注以下信号：

（一）药品说明书中未提及的药品不良反应，特别是严重的药品不良反应；

（二）药品说明书中已提及的药品不良反应，但发生频率、严重程度等明显增加的；

（三）疑似新的药品与药品、药品与器械、药品与食品间相互作用导致的药品不良反应；

（四）疑似新的特殊人群用药或已知特殊人群用药的变化；

（五）疑似不良反应呈现聚集性特点，不能排除与药品质量存在相关性的。

第五十九条　持有人应当对信号进行优先级判定。对于其中可能会影响产品的获益－风险平衡，或对公众健康产生影响的信号予以优先评价。信号优先级判定可考虑以下因素：

（一）药品不良反应的严重性、严重程度、转归、可逆性及可预防性；

（二）患者暴露情况及药品不良反应的预期发生频率；

（三）高风险人群及不同用药模式人群中的患者暴露情况；

（四）中断治疗对患者的影响，以及其他治疗方案的可及性；

（五）预期可能采取的风险控制措施；

（六）适用于其他同类药品的信号。

第六十条　持有人应当综合汇总相关信息，对检测出的信号开展评价，综合判断信号是否已构成新的药品安全风险。

相关信息包括：个例药品不良反应报告（包括药品不良反应监测机构反馈的报告）、临床研究数据、文献报道、有关药品不良反应或疾病的流行病学信息、非临床研究信息、医药数据库信息、药品监督管理部门或药品不良反应监测机构发布的相关信息等。必要时，持有人可通过开展药品上市后安全性研究等方式获取更多信息。

第六十一条　持有人获知或发现同一批号（或相邻批号）的同一药品在短期内集中出现多例临床表现相似的疑似不良反应，呈现聚集性特点的，应当及时开展病例分析和情况调查。

第二节　风险评估

第六十二条　持有人应当及时对新的药品安全风险开展评估，分析影响因素，描述风险特征，判定风险类型，评估是否需要采取风险控制措施等。评估应当综合考虑药品的获益－风险平衡。

第六十三条　持有人应当分析可能引起药品安全风险、增加风险发生频率或严重程度的原因或影响因素，如患者的生理特征、基础疾病、并用药品，或药物的溶媒、储存条件、使用方式等，为药物警戒计划的制定和更新提供科学依据。

中药、民族药持有人应当根据中医药、民族医药相关理论，分析处方特点（如炮制方式、配伍等）、临床使用（如功能主治、剂量、疗程、禁忌等）、患者机体等影响因素。

第六十四条　对药品风险特征的描述可包括风险发生机制、频率、严重程度、可预防性、可控性、对患者或公众健康的影响范围，以及风险证据的强度和局限性等。

第六十五条　风险类型分为已识别风险和潜在风险。对于可能会影响产品的获益－风险平衡，或对公众健康产生不利影响的风险，应当作为重要风险予以优先评估。

持有人还应当对可能构成风险的重要缺失信息进行评估。

第六十六条　持有人应当根据风险评估结果，对已识别风险、潜在风险等采取适当的风险管理措施。

第六十七条　风险评估应当有记录或报告，其内容一般包括风险概述、原因、过程、结果、风险管理建议等。

第六十八条　在药品风险识别和评估的任何阶段，持有人认为风险可能严重危害患者生命安全或公众健康的，应当立即采取暂停生产、销售及召回产品等风险控制措施，并向所在地省级药品监督管理部门报告。

第三节　药品上市后安全性研究

第六十九条　药品上市后开展的以识别、定性或定量描述药品安全风险，研究药品安全性特征，以及评估风险控制措施实施效果为目的的研究均属于药品上市后安全性研究。

第七十条　药品上市后安全性研究一般是非干预性研究，也可以是干预性研究，一般不涉及非临床研究。干预性研究可参照《药物临床试验质量管理规范》的要求开展。

第七十一条　持有人应当根据药品风险情况主动开展药品上市后安全性研究，或按照省级及以上药品监督管理部门的要求开展。药品上市后安全性研究及其活动不得以产品推广为目的。

第七十二条　开展药品上市后安全性研究的目的包括但不限于：

（一）量化并分析潜在的或已识别的风险及其影响因素（例如描述发生率、严重程度、风险因素等）；

（二）评估药品在安全信息有限或缺失人群中使用的安全性（例如孕妇、特定年龄段、肾功能不全、肝功能不全等人群）；

（三）评估长期用药的安全性；

（四）评估风险控制措施的有效性；

（五）提供药品不存在相关风险的证据；

（六）评估药物使用模式（例如超适应证使用、超剂量使用、合并用药或用药错误）；

（七）评估可能与药品使用有关的其他安全性问题。

第七十三条　持有人应当遵守伦理和受试者保护的相关法律法规和要求，确保受试者的权益。

第七十四条　持有人应当根据研究目的、药品风险特征、临床使用情况等选择适宜的药品上市后安全性研究方法。药品上市后安全性研究可以基于本次研究中从医务人员或患者处直接收集的原始数据，也可以基于本次研究前已经发生并且收集的用于其他研究目的的二手数据。

第七十五条　持有人开展药品上市后安全性研究应当制定书面的研究方案。研究方案应当由具有适当学科背景和实践经验的人员制定，并经药物警戒负责人审核或批准。

研究方案中应当规定研究开展期间疑似药品不良反应信息的收集、评估和报告程序，并在研究报告中进行总结。

研究过程中可根据需要修订或更新研究方案。研究开始后，对研究方案的任何实质性修订（如研究终点和研究人群变更）应当以可追溯和可审查的方式记录在方案中，包括变更原因、变更内容及日期。

第七十六条　对于药品监督管理部门要求开展的药品上市后安全性研究，研究方案和报告应当按照药品监督管理部门的要求提交。

第七十七条　持有人应当监测研究期间的安全性信息，发现任何可能影响药品获益－风险平衡的新信息，应当及时开展评估。

第七十八条　研究中发现可能严重危害患者的生命安全或公众健康的药品安全问题时，持有人应当立即采取暂停生产、销售及召回产品等风险控制措施，并向所在地省级药品监督管理部门报告。

第四节　定期安全性更新报告

第七十九条　定期安全性更新报告应当以持有人在报告期内开展的工作为基础进行撰写，对收集到的安全性信息进行全面深入的回顾、汇总和分析，格式和内容应当符合药品定期安全性更新报告撰写规范的要求。

第八十条　创新药和改良型新药应当自取得批准证明文件之日起每满1年提交一次定期安全性更新报告，直至首次再注册，之后每5年报告一次。其他类别的药品，一般应当自取得批准证明文件之日起每5年报告一次。药品监督管理部门或药品不良反应监测机构另有要求的，应当按照要求提交。

第八十一条　定期安全性更新报告的数据汇总时间以首次取得药品批准证明文件的日期为起点计，也可以该药物全球首个获得上市批准日期（即国际诞生日）为起点计。定期安全性更新报告数据覆盖期应当保持完整性和连续性。

第八十二条　定期安全性更新报告应当由药物警戒负责人批准同意后，通过国家药品不良反应监测系统提交。

第八十三条　对定期安全性更新报告的审核意见，持有人应当及时处理并予以回应；其中针对特定安全性问题的分析评估要求，除按药品监督管理部门或药品不良反应监测机构要求单独提交外，还应当在下一次的定期安全性更新报告中进行分析评价。

第八十四条　持有人可以提交定期获益－风险评估报告代替定期安全性更新报告，其撰写格式和递交要求适用国际人用药品注册技术协调会相关指导原则，其他要求同定期安全性更新报告。

第八十五条　定期安全性更新报告中对于风险的评估应当基于药品的所有用途。

开展获益－风险评估时，对于有效性的评估应当包括临床试验的数据，以及按照批准的适应证在实际使用中获得的数据。获益－风险的综合评估应当以批准的适应证为基础，结合药品实际使用中的风险开展。

第八十六条　除药品监督管理部门另有要求外，以下药品或按药品管理的产品不需要提交定期安全性更新报告：原料药、体外诊断试剂、中药材、中药饮片。

第六章　风险控制

第一节　风险控制措施

第八十七条　对于已识别的安全风险，持有人应当综合考虑药品风险特征、药品的可替代性、社会经济因素等，采取适宜的风险控制措施。

常规风险控制措施包括修订药品说明书、标签、包装，改变药品包装规格，改变药品管理状态等。特殊风险控制措施包括开展医务人员和患者的沟通和教育、药品使用环节的限制、患者登记等。需要紧急控制的，可采取暂停药品生产、销售及召回产品等措施。当评估认为药品风险大于获益的，持有人应当主动申请注销药品注册证书。

第八十八条　持有人采取药品使用环节的限制措施，以及暂停药品生产、销售，召回产品等风险控制措施的，应当向所在地省级药品监督管理部门报告，并告知相关药品经营企业和医疗机构停止销售和使用。

第八十九条　持有人发现或获知药品不良反应聚集性事件的，应当立即组织开展调查和处置，必要时应当采取有效的风险控制措施，并将相关情况向所在地省级药品监督管理部门报告。有重要进展应当跟踪报告，采取暂停生产、销售及召回产品等风险控制措施的应当立即报告。委托生产的，持有人应当同时向生产企业所在地省级药品监督管理部门报告。

第九十条　持有人应当对风险控制措施的执行情况和实施效果进行评估，并根据评估结论决定是否采取进一步行动。

第二节　风险沟通

第九十一条　持有人应当向医务人员、患者、公众传递药品安全性信息，沟通药品风险。

第九十二条　持有人应当根据不同的沟通目的，采用不同的风险沟通方式和渠道，制定有针对性的沟通内容，确保沟通及时、准确、有效。

第九十三条　沟通方式包括发送致医务人员的函、患者安全用药提示以及发布公告、召开发布会等。

致医务人员的函可通过正式信函发送至医务人员，或可通过相关医疗机构、药品生产企业、药品经营企业或行业协会发送，必要时可同时通过医药学专业期刊或报纸、具有互联网医药服务资质的网站等专业媒体发布。

患者安全用药提示可随药品发送至患者，或通过大众媒体进行发布，其内容应当简洁、清晰、通俗易懂。

第九十四条　沟通工作应当符合相关法律法规要求，不得包含任何广告或产品推广性质的内容。一般情况下，沟通内容应当基于当前获批的信息。

第九十五条　出现下列情况的，应当紧急开展沟通工作：

（一）药品存在需要紧急告知医务人员和患者的安全风险，但正在流通的产品不能及时更新说明书的；

（二）存在无法通过修订说明书纠正的不合理用药行为，且可能导致严重后果的；

（三）其他可能对患者或公众健康造成重大影响的情况。

第三节　药物警戒计划

第九十六条　药物警戒计划作为药品上市后风险管理计划的一部分，是描述上市后药品安全性特征以及如何管理药品安全风险的书面文件。

第九十七条　持有人应当根据风险评估结果，对发现存在重要风险的已上市药品，制定并实施药物警戒计划，并根据风险认知的变化及时更新。

第九十八条　药物警戒计划包括药品安全性概述、药物警戒活动，并对拟采取的风险控制措施、实施时间周期等进行描述。

第九十九条　药物警戒计划应当报持有人药品安全委员会审核。

第七章　文件、记录与数据管理

第一节　制度和规程文件

第一百条　持有人应当制定完善的药物警戒制度和规程文件。

可能涉及药物警戒活动的文件应当经药物警戒部门审核。

第一百零一条　制度和规程文件应当按照文件管理操作规程进行起草、修订、审核、批准、分发、替换或撤销、复制、保管和销毁等，并有相应的分发、撤销、复制和销毁记录。制度和规程文件应当分类存放、条理分明，便于查阅。

第一百零二条　制度和规程文件应当标明名称、类别、编号、版本号、审核批准人员及生效日期等，内容描述应当准确、清晰、易懂，附有修订日志。

第一百零三条　持有人应当对制度和规程文件进行定期审查，确保现行文件持续适宜和有效。制度和规程文件应当根据相关法律法规等要求及时更新。

第二节　药物警戒体系主文件

第一百零四条　持有人应当创建并维护药物警戒体系主文件，用以描述药物警戒体系及活动情况。

第一百零五条　持有人应当及时更新药物警戒体系主文件，确保与现行药物警戒体系及活动情况保持一致，并持续满足相关法律法规和实际工作需要。

第一百零六条　药物警戒体系主文件应当至少包括以下内容：

（一）组织机构：描述与药物警戒活动有关的组织架构、职责及相互关系等；

（二）药物警戒负责人的基本信息：包括居住地区、联系方式、简历、职责等；

（三）专职人员配备情况：包括专职人员数量、相关专业背景、职责等；

（四）疑似药品不良反应信息来源：描述疑似药品不良反应信息收集的主要途径、方式等；

（五）信息化工具或系统：描述用于开展药物警戒活动的信息化工具或系统；

（六）管理制度和操作规程：提供药物警戒管理制度的简要描述和药物警戒管理制度及操作规程目录；

（七）药物警戒体系运行情况：描述药品不良反应监测与报告，药品风险的识别、评估和控制等情况；

（八）药物警戒活动委托：列明委托的内容、时限、受托单位等，并提供委托协议清单；

（九）质量管理：描述药物警戒质量管理情况，包括质量目标、质量保证系统、质量控制指标、内审等；

（十）附录：包括制度和操作规程文件、药品清单、委托协议、内审报告、主文件修订日志等。

第三节　记录与数据

第一百零七条　持有人应当规范记录药物警戒活动的过程和结果，妥善管理药物警戒活动产生的记录与数据。记录与数据应当真实、准确、完整，保证药物警戒活动可追溯。关键的药物警戒活动相关记录和数据应当进行确认与复核。

第一百零八条　记录应当及时填写，载体为纸质的，应当字迹清晰、易读、不易擦除；载体为电子的，应当设定录入权限，定期备份，不得随意更改。

第一百零九条　电子记录系统应当具备记录的创建、审核、批准、版本控制，以及数据的采集与处理、记录的生成、复核、报告、存储及检索等功能。

第一百一十条　对电子记录系统应当针对不同的药物警戒活动和操作人员设置不同的权限，保证原始数据的创建、更改和删除可追溯。

第一百一十一条　使用电子记录系统，应当建立业务操作规程，规定系统安装、设置、权限分配、用户管理、变更控制、数据备份、数据恢复、日常维护与定期回顾的要求。

第一百一十二条　在保存和处理药物警戒记录和数据的各个阶段应当采取特定的措施，确保记录和数据的安全性和保密性。

第一百一十三条　药物警戒记录和数据至少保存至药品注册证书注销后十年，并应当采取有效措施防止记录和数据在保存期间损毁、丢失。

第一百一十四条　委托开展药物警戒活动所产生的文件、记录和数据，应当符合本规范要求。

第一百一十五条　持有人转让药品上市许可的，应当同时移交药物警戒的所有相关记录和数据，确保移交过程中记录和数据不被遗失。

第八章　临床试验期间药物警戒

第一节　基本要求

第一百一十六条　与注册相关的药物临床试验期间，申办者应当积极与临床试验机构等相关方合作，严格落实安全风险管理的主体责任。申办者应当建立药物警戒体系，全面收集安全性信息并开展风险监测、识别、评估和控制，及时发现存在的安全性问题，主动采取必要的风险控制措施，并评估风险控制措施的有效性，确保风险最小化，切实保护好受试者安全。

药物警戒体系及质量管理可参考本规范前述上市后相关要求，并可根据临床试验期间药物警戒要求进行适当调整。

第一百一十七条　对于药物临床试验期间出现的安全性问题，申办者应当及时将相关风险及风险控制措施报告国家药品审评机构。鼓励申办者、临床试验机构与国家药品审评机构积极进行沟通交流。

第一百一十八条　申办者应当指定专职人员负责临床试验期间的安全信息监测和严重不良事件报告管理；应当制订临床试验安全信息监测与严重不良事件报告操作规程，并对相关人员进行培训；应当掌握临床试验过程中最新安全性信息，及时进行安全风险评估，向试验相关方通报有关信息，并负责对可疑且非预期严重不良反应和其他潜在的严重安全性风险信息进行快速报告。

第一百一十九条　开展临床试验，申办者可以建立独立的数据监查委员会（数据和安全监查委员会）。数据监查委员会（数据和安全监查委员会）应当有书面的工作流程，定期对临床试验安全性数据进行评估，并向申办者建议是否继续、调整或停止试验。

第一百二十条　临床试验过程中的安全信息报告、风险评估和风险管理及相关处理，应当严格遵守受试者保护原则。申办者和研究者应当在保证受试者安全和利益的前提下，妥善安排相关事宜。

第一百二十一条　临床试验期间药物警戒活动需要结合《药物临床试验质量管理规范》等要求。

第一百二十二条　申办者为临床试验期间药物警戒责任主体，根据工作需要委托受托方开展药物警戒活动的，相应法律责任由申办者承担。

第二节　风险监测、识别、评估与控制

第一百二十三条　临床试验期间，申办者应当在规定时限内及时向国家药品审评机构提交可疑且非预期严重不良反应个例报告。

第一百二十四条　对于致死或危及生命的可疑且非预期严重不良反应，申办者应当在首次获知后尽快报告，但不得超过 7 日，并应在首次报告后的 8 日内提交信息尽可能完善的随访报告。

对于死亡或危及生命之外的其他可疑且非预期严重不良反应，申办者应当在首次获知后尽快报告，但不得超过 15 日。

提交报告后，应当继续跟踪严重不良反应，以随访报告的形式及时报送有关新信息或对前次报告的更改信息等，报告时限为获得新信息起 15 日内。

第一百二十五条　申办者和研究者在不良事件与药物因果关系判断中不能达成一致时，其中任一方判断不能排除与试验药物相关的，都应当进行快速报告。

在临床试验结束或随访结束后至获得审评审批结论前发生的严重不良事件，由研究者报告申办者，若属于可疑且非预期严重不良反应，也应当进行快速报告。

从其他来源获得的与试验药物相关的可疑且非预期严重不良反应也应当进行快速报告。

第一百二十六条　个例安全性报告内容应当完整、规范、准确，符合相关要求。

申办者向国家药品审评机构提交个例安全性报告应当采用电子传输方式。

第一百二十七条　除非预期严重不良反应的个例安全性报告之外，对于其他潜在的严重安全性风险信息，申办者也应当作出科学判断，同时尽快向国家药品审评机构报告。

一般而言，其他潜在的严重安全性风险信息指明显影响药品获益－风险评估的、可能考虑药品用法改变的或影响总体药品研发进程的信息。

第一百二十八条　申办者应当对安全性信息进行分析和评估，识别安全风险。个例评估考虑患者人群、研究药物适应证、疾病自然史、现有治疗方法以及可能的获益－风险等因素。申办者还应当定期对安全性数据进行汇总分析，评估风险。

第一百二十九条　临床试验期间，申办者应当对报告周期内收集到的与药物相关的安全性信息进行全面深入的年度回顾、汇总和评估，按时提交研发期间安全性更新报告，研发期间安全性更新报告及其附件应当严格按照《研发期间安全性更新报告管理规范》完整撰写，并应包含与所有剂型和规格、所有适应证以及研究中接受试验药物的受试人群相关的数据。

原则上，应当将药物在境内或全球首次获得临床试验许可日期（即国际研发诞生日）作为研发期间安全性更新报告报告周期的起始日期。首次提交研发期间安全性更新报告应当在境内临床试验获准开展后第一个国际研发诞生日后两个月内完成。

当药物在境内外获得上市许可，如申办者需要，可在该药品全球首个获得上市批准日期的基础上准备和提交安全性更新报告。调整后的首次提交，报告周期不应超过一年。

第一百三十条　申办者经评估认为临床试验存在一定安全风险的，应当采取修改临床试验方案、修改研究者手册、修改知情同意书等风险控制措施；评估认为临床试验存在较大安全风险

的，应当主动暂停临床试验；评估认为临床试验存在重大安全风险的，应当主动终止临床试验。

修改临床试验方案、主动暂停或终止临床试验等相关信息，应当按照相关要求及时在药物临床试验登记与信息公示平台进行更新。

第一百三十一条　申办者应当对风险控制措施的执行情况和实施效果进行评估，并根据评估结论决定是否采取进一步行动。

第九章　附　则

第一百三十二条　本规范下列术语的含义：

药品不良反应：是指合格药品在正常用法用量下出现的与用药目的无关的有害反应。

信号：是指来自一个或多个来源的，提示药品与事件之间可能存在新的关联性或已知关联性出现变化，且有必要开展进一步评估的信息。

药品不良反应聚集性事件：是指同一批号（或相邻批号）的同一药品在短期内集中出现多例临床表现相似的疑似不良反应，呈现聚集性特点，且怀疑与质量相关或可能存在其他安全风险的事件。

已识别风险：有充分的证据表明与关注药品有关的风险。

潜在风险：有依据怀疑与关注药品有关，但这种相关性尚未得到证实的风险。

第一百三十三条　国务院卫生健康主管部门和国务院药品监督管理部门对疫苗疑似预防接种异常反应监测等药物警戒活动另有规定的，从其规定。

第一百三十四条　本规范自 2021 年 12 月 1 日起施行。

主要参考文献

［1］韩宇，张冰，张晓朦，等.从"法－药－人"角度探讨经方药物警戒思想［J］.河北中医药学报，2023，38（01）：44–47.

［2］张冰，吕锦涛，张晓朦，等."性－效－毒"：中药临床效益－风险评价之根基［J］.中华中医药杂志，2022，37（01）：15–19.

［3］张冰，张晓朦，林志健，等.《上市中成药说明书安全信息项目修订技术规范》系列团体标准［J］.中国中药杂志，2022，47（02）：285–294.

［4］张冰，吕锦涛，张晓朦，等.基于"药性"的中药"毒－效"认知与药物警戒思考［J］.中国药物警戒，2021，18（05）：411–415.

［5］张冰，林志健.临床中药学理论与实务研究［M］.北京：中国中医药出版社，2022.

［6］吴昊，张冰，林志健，等.国际中药及天然药物的药物警戒对比与思考［J］.中国药物警戒，2021，18（05）：406–410.

［7］张冰.中药不良反应与警戒概论［M］.3版.北京：中国中医药出版社，2017.

［8］张冰.中药药物警戒［M］.北京：人民卫生出版社，2015.

［9］张冰，周祯祥.临床中药药物治疗学［M］.北京：人民卫生出版社，2016.

［10］邓中甲.方剂学［M］.北京：中国中医药出版社，2010.

［11］李凡，张晓朦，张冰.化痰止咳平喘类中药饮片安全问题分析与用药警戒思考［J］.中华中医药杂志，2016，31（12）：5149–5156.

［12］李佩艳.中药品种的混淆与临床不良反应［J］.中国实用医药，2009，4（9）：133–134.

［13］梁爱华，叶祖光.千里光属植物的毒性研究进展［J］.中国中药杂志，2006，31（2）：93–96.

［14］曾鸿超，张文斌，冯光泉，等.文山三七栽培土壤铜、铅、镉和锌含量水平及污染评价［J］.中成药，2009，31（2）：317–320.

［15］张婷婷，鄢良春，赵军宁，等.苍耳子"毒性"及现代毒理学研究进展［J］.药物评价研究，2010（5）：361–366.

［16］王加志，刘树民，赵艳，等.黄药子中二萜内酯类成分对大鼠肝细胞损伤的研究［J］.药物不良反应杂志，2009，11（1）：13–16.

［17］马鸿雁，辛征骏，孙翠萍，等.中药注射剂不良反应文献分析［J］.药物流行病学杂志，2010，7（19）：419–423.

［18］吴嘉瑞，马利彪，张冰，等.活血类中药注射剂不良反应流行病学特点研究［J］.中国中医药信息杂志，2013（7）：24–26.

［19］牟稷征，刘颖，仝小林，等.基于临床的含黄连中药汤剂安全性主动监测研究［J］.世界中医药，

2014，10（9）：1373-1378.

　　［20］宁艳阳，杨悦，魏晶.我国药品上市后安全性监测现状的文献研究［J］.中国药物警戒，2011（7）：419-422.

　　［21］凌霄，李春晓，李学林，等.中成药上市后临床安全性再评价研究的思考［J］.中华中医药杂志，2021，36（9）：5363-5367.

　　［22］宇文亚，谢雁鸣，王永炎.自发呈报在药品上市后安全性监测中的应用分析［J］.辽宁中医杂志，2009（5）：806-807.

　　［23］班雅倩，常新义，袁晓龙，等.对我国药品上市后再评价工作的文献分析［J］.中国药房，2014（9）：859-862.

　　［24］朱秀芳.临床药师对临床不合理用药的药学干预分析［J］.临床合理用药杂志，2016（6）：133-134.

　　［25］刘颖翔.制药企业实施药品生产质量管理规范中存在的问题与对策［J］.经营管理者，2015（28）：72-73.

　　［26］吴嘉瑞，张冰，董玲，等.药物流行病学在药品不良反应监测与评价中的应用［J］.中国医药指南，2012（21）：57-58.

　　［27］曾繁典，吴健鸿.基本药物与药物流行病学［J］.中国药房，2010（20）：1843-1845.

　　［28］智勇刚，潘蕾羽，匡丽萍.药物流行病学方法在中药注射剂上市后安全性研究中的应用［J］.中国药房，2010（16）：1463-1465.

　　［29］张冰，林志健，张晓朦，等.中药药物警戒思想的挖掘与实践［J］.药物流行病学杂志，2016，31（7）：405-408.

　　［30］张冰，孙小霞，林志健，等.理气类中药饮片安全问题分析与用药警戒思考［J］.中华中医药杂志，2016，31（2）：572-577.

全国中医药行业高等教育"十四五"规划教材
全国高等中医药院校规划教材（第十一版）

教材目录

注：凡标☆号者为"核心示范教材"。

（一）中医学类专业

序号	书　名	主　编		主编所在单位	
1	中国医学史	郭宏伟	徐江雁	黑龙江中医药大学	河南中医药大学
2	医古文	王育林	李亚军	北京中医药大学	陕西中医药大学
3	大学语文	黄作阵		北京中医药大学	
4	中医基础理论☆	郑洪新	杨　柱	辽宁中医药大学	贵州中医药大学
5	中医诊断学☆	李灿东	方朝义	福建中医药大学	河北中医药大学
6	中药学☆	钟赣生	杨柏灿	北京中医药大学	上海中医药大学
7	方剂学☆	李　冀	左铮云	黑龙江中医药大学	江西中医药大学
8	内经选读☆	翟双庆	黎敬波	北京中医药大学	广州中医药大学
9	伤寒论选读☆	王庆国	周春祥	北京中医药大学	南京中医药大学
10	金匮要略☆	范永升	姜德友	浙江中医药大学	黑龙江中医药大学
11	温病学☆	谷晓红	马　健	北京中医药大学	南京中医药大学
12	中医内科学☆	吴勉华	石　岩	南京中医药大学	辽宁中医药大学
13	中医外科学☆	陈红风		上海中医药大学	
14	中医妇科学☆	冯晓玲	张婷婷	黑龙江中医药大学	上海中医药大学
15	中医儿科学☆	赵　霞	李新民	南京中医药大学	天津中医药大学
16	中医骨伤科学☆	黄桂成	王拥军	南京中医药大学	上海中医药大学
17	中医眼科学	彭清华		湖南中医药大学	
18	中医耳鼻咽喉科学	刘　蓬		广州中医药大学	
19	中医急诊学☆	刘清泉	方邦江	首都医科大学	上海中医药大学
20	中医各家学说☆	尚　力	戴　铭	上海中医药大学	广西中医药大学
21	针灸学☆	梁繁荣	王　华	成都中医药大学	湖北中医药大学
22	推拿学☆	房　敏	王金贵	上海中医药大学	天津中医药大学
23	中医养生学	马烈光	章德林	成都中医药大学	江西中医药大学
24	中医药膳学	谢梦洲	朱天民	湖南中医药大学	成都中医药大学
25	中医食疗学	施洪飞	方　泓	南京中医药大学	上海中医药大学
26	中医气功学	章文春	魏玉龙	江西中医药大学	北京中医药大学
27	细胞生物学	赵宗江	高碧珍	北京中医药大学	福建中医药大学

序号	书 名	主 编		主编所在单位	
28	人体解剖学	邵水金		上海中医药大学	
29	组织学与胚胎学	周忠光	汪 涛	黑龙江中医药大学	天津中医药大学
30	生物化学	唐炳华		北京中医药大学	
31	生理学	赵铁建	朱大诚	广西中医药大学	江西中医药大学
32	病理学	刘春英	高维娟	辽宁中医药大学	河北中医药大学
33	免疫学基础与病原生物学	袁嘉丽	刘永琦	云南中医药大学	甘肃中医药大学
34	预防医学	史周华		山东中医药大学	
35	药理学	张硕峰	方晓艳	北京中医药大学	河南中医药大学
36	诊断学	詹华奎		成都中医药大学	
37	医学影像学	侯 键	许茂盛	成都中医药大学	浙江中医药大学
38	内科学	潘 涛	戴爱国	南京中医药大学	湖南中医药大学
39	外科学	谢建兴		广州中医药大学	
40	中西医文献检索	林丹红	孙 玲	福建中医药大学	湖北中医药大学
41	中医疫病学	张伯礼	吕文亮	天津中医药大学	湖北中医药大学
42	中医文化学	张其成	臧守虎	北京中医药大学	山东中医药大学
43	中医文献学	陈仁寿	宋咏梅	南京中医药大学	山东中医药大学
44	医学伦理学	崔瑞兰	赵 丽	山东中医药大学	北京中医药大学
45	医学生物学	詹秀琴	许 勇	南京中医药大学	成都中医药大学
46	中医全科医学概论	郭 栋	严小军	山东中医药大学	江西中医药大学
47	卫生统计学	魏高文	徐 刚	湖南中医药大学	江西中医药大学
48	中医老年病学	王 飞	张学智	成都中医药大学	北京大学医学部
49	医学遗传学	赵丕文	卫爱武	北京中医药大学	河南中医药大学
50	针刀医学	郭长青		北京中医药大学	
51	腧穴解剖学	邵水金		上海中医药大学	
52	神经解剖学	孙红梅	申国明	北京中医药大学	安徽中医药大学
53	医学免疫学	高永翔	刘永琦	成都中医药大学	甘肃中医药大学
54	神经定位诊断学	王东岩		黑龙江中医药大学	
55	中医运气学	苏 颖		长春中医药大学	
56	实验动物学	苗明三	王春田	河南中医药大学	辽宁中医药大学
57	中医医案学	姜德友	方祝元	黑龙江中医药大学	南京中医药大学
58	分子生物学	唐炳华	郑晓珂	北京中医药大学	河南中医药大学

（二）针灸推拿学专业

序号	书 名	主 编		主编所在单位	
59	局部解剖学	姜国华	李义凯	黑龙江中医药大学	南方医科大学
60	经络腧穴学☆	沈雪勇	刘存志	上海中医药大学	北京中医药大学
61	刺法灸法学☆	王富春	岳增辉	长春中医药大学	湖南中医药大学
62	针灸治疗学☆	高树中	冀来喜	山东中医药大学	山西中医药大学
63	各家针灸学说	高希言	王 威	河南中医药大学	辽宁中医药大学
64	针灸医籍选读	常小荣	张建斌	湖南中医药大学	南京中医药大学
65	实验针灸学	郭 义		天津中医药大学	

序号	书 名	主 编		主编所在单位	
66	推拿手法学☆	周运峰		河南中医药大学	
67	推拿功法学☆	吕立江		浙江中医药大学	
68	推拿治疗学☆	井夫杰	杨永刚	山东中医药大学	长春中医药大学
69	小儿推拿学	刘明军	邰先桃	长春中医药大学	云南中医药大学

（三）中西医临床医学专业

序号	书 名	主 编		主编所在单位	
70	中外医学史	王振国	徐建云	山东中医药大学	南京中医药大学
71	中西医结合内科学	陈志强	杨文明	河北中医药大学	安徽中医药大学
72	中西医结合外科学	何清湖		湖南中医药大学	
73	中西医结合妇产科学	杜惠兰		河北中医药大学	
74	中西医结合儿科学	王雪峰	郑 健	辽宁中医药大学	福建中医药大学
75	中西医结合骨伤科学	詹红生	刘 军	上海中医药大学	广州中医药大学
76	中西医结合眼科学	段俊国	毕宏生	成都中医药大学	山东中医药大学
77	中西医结合耳鼻咽喉科学	张勤修	陈文勇	成都中医药大学	广州中医药大学
78	中西医结合口腔科学	谭 劲		湖南中医药大学	
79	中药学	周祯祥	吴庆光	湖北中医药大学	广州中医药大学
80	中医基础理论	战丽彬	章文春	辽宁中医药大学	江西中医药大学
81	针灸推拿学	梁繁荣	刘明军	成都中医药大学	长春中医药大学
82	方剂学	李 冀	季旭明	黑龙江中医药大学	浙江中医药大学
83	医学心理学	李光英	张 斌	长春中医药大学	湖南中医药大学
84	中西医结合皮肤性病学	李 斌	陈达灿	上海中医药大学	广州中医药大学
85	诊断学	詹华奎	刘 潜	成都中医药大学	江西中医药大学
86	系统解剖学	武煜明	李新华	云南中医药大学	湖南中医药大学
87	生物化学	施 红	贾连群	福建中医药大学	辽宁中医药大学
88	中西医结合急救医学	方邦江	刘清泉	上海中医药大学	首都医科大学
89	中西医结合肛肠病学	何永恒		湖南中医药大学	
90	生理学	朱大诚	徐 颖	江西中医药大学	上海中医药大学
91	病理学	刘春英	姜希娟	辽宁中医药大学	天津中医药大学
92	中西医结合肿瘤学	程海波	贾立群	南京中医药大学	北京中医药大学
93	中西医结合传染病学	李素云	孙克伟	河南中医药大学	湖南中医药大学

（四）中药学类专业

序号	书 名	主 编		主编所在单位	
94	中医学基础	陈 晶	程海波	黑龙江中医药大学	南京中医药大学
95	高等数学	李秀昌	邵建华	长春中医药大学	上海中医药大学
96	中医药统计学	何 雁		江西中医药大学	
97	物理学	章新友	侯俊玲	江西中医药大学	北京中医药大学
98	无机化学	杨怀霞	吴培云	河南中医药大学	安徽中医药大学
99	有机化学	林 辉		广州中医药大学	
100	分析化学（上）（化学分析）	张 凌		江西中医药大学	

序号	书 名	主 编		主编所在单位	
101	分析化学（下）（仪器分析）	王淑美		广东药科大学	
102	物理化学	刘 雄	王颖莉	甘肃中医药大学	山西中医药大学
103	临床中药学☆	周祯祥	唐德才	湖北中医药大学	南京中医药大学
104	方剂学	贾 波	许二平	成都中医药大学	河南中医药大学
105	中药药剂学☆	杨 明		江西中医药大学	
106	中药鉴定学☆	康廷国	闫永红	辽宁中医药大学	北京中医药大学
107	中药药理学☆	彭 成		成都中医药大学	
108	中药拉丁语	李 峰	马 琳	山东中医药大学	天津中医药大学
109	药用植物学☆	刘春生	谷 巍	北京中医药大学	南京中医药大学
110	中药炮制学☆	钟凌云		江西中医药大学	
111	中药分析学☆	梁生旺	张 彤	广东药科大学	上海中医药大学
112	中药化学☆	匡海学	冯卫生	黑龙江中医药大学	河南中医药大学
113	中药制药工程原理与设备	周长征		山东中医药大学	
114	药事管理学☆	刘红宁		江西中医药大学	
115	本草典籍选读	彭代银	陈仁寿	安徽中医药大学	南京中医药大学
116	中药制药分离工程	朱卫丰		江西中医药大学	
117	中药制药设备与车间设计	李 正		天津中医药大学	
118	药用植物栽培学	张永清		山东中医药大学	
119	中药资源学	马云桐		成都中医药大学	
120	中药产品与开发	孟宪生		辽宁中医药大学	
121	中药加工与炮制学	王秋红		广东药科大学	
122	人体形态学	武煜明	游言文	云南中医药大学	河南中医药大学
123	生理学基础	于远望		陕西中医药大学	
124	病理学基础	王 谦		北京中医药大学	
125	解剖生理学	李新华	于远望	湖南中医药大学	陕西中医药大学
126	微生物学与免疫学	袁嘉丽	刘永琦	云南中医药大学	甘肃中医药大学
127	线性代数	李秀昌		长春中医药大学	
128	中药新药研发学	张永萍	王利胜	贵州中医药大学	广州中医药大学
129	中药安全与合理应用导论	张 冰		北京中医药大学	
130	中药商品学	闫永红	蒋桂华	北京中医药大学	成都中医药大学

（五）药学类专业

序号	书 名	主 编		主编所在单位	
131	药用高分子材料学	刘 文		贵州医科大学	
132	中成药学	张金莲	陈 军	江西中医药大学	南京中医药大学
133	制药工艺学	王 沛	赵 鹏	长春中医药大学	陕西中医药大学
134	生物药剂学与药物动力学	龚慕辛	贺福元	首都医科大学	湖南中医药大学
135	生药学	王喜军	陈随清	黑龙江中医药大学	河南中医药大学
136	药学文献检索	章新友	黄必胜	江西中医药大学	湖北中医药大学
137	天然药物化学	邱 峰	廖尚高	天津中医药大学	贵州医科大学
138	药物合成反应	李念光	方 方	南京中医药大学	安徽中医药大学

序号	书 名	主 编		主编所在单位	
139	分子生药学	刘春生	袁 媛	北京中医药大学	中国中医科学院
140	药用辅料学	王世宇	关志宇	成都中医药大学	江西中医药大学
141	物理药剂学	吴 清		北京中医药大学	
142	药剂学	李范珠	冯年平	浙江中医药大学	上海中医药大学
143	药物分析	俞 捷	姚卫峰	云南中医药大学	南京中医药大学

（六）护理学专业

序号	书 名	主 编		主编所在单位	
144	中医护理学基础	徐桂华	胡 慧	南京中医药大学	湖北中医药大学
145	护理学导论	穆 欣	马小琴	黑龙江中医药大学	浙江中医药大学
146	护理学基础	杨巧菊		河南中医药大学	
147	护理专业英语	刘红霞	刘 娅	北京中医药大学	湖北中医药大学
148	护理美学	余雨枫		成都中医药大学	
149	健康评估	阚丽君	张玉芳	黑龙江中医药大学	山东中医药大学
150	护理心理学	郝玉芳		北京中医药大学	
151	护理伦理学	崔瑞兰		山东中医药大学	
152	内科护理学	陈 燕	孙志岭	湖南中医药大学	南京中医药大学
153	外科护理学	陆静波	蔡恩丽	上海中医药大学	云南中医药大学
154	妇产科护理学	冯 进	王丽芹	湖南中医药大学	黑龙江中医药大学
155	儿科护理学	肖洪玲	陈偶英	安徽中医药大学	湖南中医药大学
156	五官科护理学	喻京生		湖南中医药大学	
157	老年护理学	王 燕	高 静	天津中医药大学	成都中医药大学
158	急救护理学	吕 静	卢根娣	长春中医药大学	上海中医药大学
159	康复护理学	陈锦秀	汤继芹	福建中医药大学	山东中医药大学
160	社区护理学	沈翠珍	王诗源	浙江中医药大学	山东中医药大学
161	中医临床护理学	裘秀月	刘建军	浙江中医药大学	江西中医药大学
162	护理管理学	全小明	柏亚妹	广州中医药大学	南京中医药大学
163	医学营养学	聂 宏	李艳玲	黑龙江中医药大学	天津中医药大学
164	安宁疗护	邸淑珍	陆静波	河北中医药大学	上海中医药大学
165	护理健康教育	王 芳		成都中医药大学	
166	护理教育学	聂 宏	杨巧菊	黑龙江中医药大学	河南中医药大学

（七）公共课

序号	书 名	主 编		主编所在单位	
167	中医学概论	储全根	胡志希	安徽中医药大学	湖南中医药大学
168	传统体育	吴志坤	邵玉萍	上海中医药大学	湖北中医药大学
169	科研思路与方法	刘 涛	商洪才	南京中医药大学	北京中医药大学
170	大学生职业发展规划	石作荣	李 玮	山东中医药大学	北京中医药大学
171	大学计算机基础教程	叶 青		江西中医药大学	
172	大学生就业指导	曹世奎	张光霁	长春中医药大学	浙江中医药大学

序号	书 名	主 编		主编所在单位	
173	医患沟通技能	王自润	殷 越	大同大学	黑龙江中医药大学
174	基础医学概论	刘黎青	朱大诚	山东中医药大学	江西中医药大学
175	国学经典导读	胡 真	王明强	湖北中医药大学	南京中医药大学
176	临床医学概论	潘 涛	付 滨	南京中医药大学	天津中医药大学
177	Visual Basic 程序设计教程	闫朝升	曹 慧	黑龙江中医药大学	山东中医药大学
178	SPSS 统计分析教程	刘仁权		北京中医药大学	
179	医学图形图像处理	章新友	孟昭鹏	江西中医药大学	天津中医药大学
180	医药数据库系统原理与应用	杜建强	胡孔法	江西中医药大学	南京中医药大学
181	医药数据管理与可视化分析	马星光		北京中医药大学	
182	中医药统计学与软件应用	史周华	何 雁	山东中医药大学	江西中医药大学

（八）中医骨伤科学专业

序号	书 名	主 编		主编所在单位	
183	中医骨伤科学基础	李 楠	李 刚	福建中医药大学	山东中医药大学
184	骨伤解剖学	侯德才	姜国华	辽宁中医药大学	黑龙江中医药大学
185	骨伤影像学	栾金红	郭会利	黑龙江中医药大学	河南中医药大学洛阳平乐正骨学院
186	中医正骨学	冷向阳	马 勇	长春中医药大学	南京中医药大学
187	中医筋伤学	周红海	于 栋	广西中医药大学	北京中医药大学
188	中医骨病学	徐展望	郑福增	山东中医药大学	河南中医药大学
189	创伤急救学	毕荣修	李无阴	山东中医药大学	河南中医药大学洛阳平乐正骨学院
190	骨伤手术学	童培建	曾意荣	浙江中医药大学	广州中医药大学

（九）中医养生学专业

序号	书 名	主 编		主编所在单位	
191	中医养生文献学	蒋力生	王 平	江西中医药大学	湖北中医药大学
192	中医治未病学概论	陈涤平		南京中医药大学	
193	中医饮食养生学	方 泓		上海中医药大学	
194	中医养生方法技术学	顾一煌	王金贵	南京中医药大学	天津中医药大学
195	中医养生学导论	马烈光	樊 旭	成都中医药大学	辽宁中医药大学
196	中医运动养生学	章文春	邬建卫	江西中医药大学	成都中医药大学

（十）管理学类专业

序号	书 名	主 编		主编所在单位	
197	卫生法学	田 侃	冯秀云	南京中医药大学	山东中医药大学
198	社会医学	王素珍	杨 义	江西中医药大学	成都中医药大学
199	管理学基础	徐爱军		南京中医药大学	
200	卫生经济学	陈永成	欧阳静	江西中医药大学	陕西中医药大学
201	医院管理学	王志伟	翟理祥	北京中医药大学	广东药科大学
202	医药人力资源管理	曹世奎		长春中医药大学	
203	公共关系学	关晓光		黑龙江中医药大学	

序号	书 名	主 编		主编所在单位	
204	卫生管理学	乔学斌	王长青	南京中医药大学	南京医科大学
205	管理心理学	刘鲁蓉	曾 智	成都中医药大学	南京中医药大学
206	医药商品学	徐 晶		辽宁中医药大学	

（十一）康复医学类专业

序号	书 名	主 编		主编所在单位	
207	中医康复学	王瑞辉	冯晓东	陕西中医药大学	河南中医药大学
208	康复评定学	张 泓	陶 静	湖南中医药大学	福建中医药大学
209	临床康复学	朱路文	公维军	黑龙江中医药大学	首都医科大学
210	康复医学导论	唐 强	严兴科	黑龙江中医药大学	甘肃中医药大学
211	言语治疗学	汤继芹		山东中医药大学	
212	康复医学	张 宏	苏友新	上海中医药大学	福建中医药大学
213	运动医学	潘华山	王 艳	广东潮州卫生健康职业学院	黑龙江中医药大学
214	作业治疗学	胡 军	艾 坤	上海中医药大学	湖南中医药大学
215	物理治疗学	金荣疆	王 磊	成都中医药大学	南京中医药大学